Le bien-être de la personne âgée en institution

Un défi au quotidien

Perspective soignante

Collection dirigée par Walter Hesbeen

Les ouvrages de cette collection – des essais, des expériences, des recherches – ont pour point commun l'intention de poser un regard critique et d'alimenter le débat sur la perspective donnée aux actions humaines afin d'interroger leur contribution à un univers plus soignant, plus porteur de sens et respectueux des personnes.

Véronique Bitouzé, *Le Fœtus, un singulier patient. Espoirs et doutes chez les soignants de médecine fœtale*, 2001

Laure Burger, *Humour et formation infirmière. Réflexions sur la relation pédagogique*, 2005

Marie-Ange Coudray, *Le Cadre soignant en éveil. La fonction d'encadrement au défi de la quête de sens*, 2004

Pierre Dominicé, Catherine Favario et Laurence Lataillade (dir.), *La Pratique des infirmières spécialistes cliniques*, 2000

Raymond Gueibe, *L'alcoolisme au quotidien. De la consommation agréable à la dépendance*, 2008

Marc Hees, *Le management à l'hôpital. Science, art, magie ?*, 2e éd. revue et augmentée, 2010

Walter Hesbeen (dir.), *Prendre soin dans le monde*, 2000

Walter Hesbeen, *La Réadaptation. Aider à créer de nouveaux chemins*, 2001

Walter Hesbeen (dir.), *Dire et écrire la pratique soignante du quotidien. Révéler la quête du sens du soin*, 2009

Bernard Honoré, *Soigner. Persévérer ensemble dans l'existence*, 2001

Bernard Honoré, *Le soin en perspective. Au cœur d'un humanisme humanisant*, 2009

Alexandre Lhotellier, *Tenir conseil. Délibérer pour agir*, 2001

Catherine Mercadier, *Le Travail émotionnel des soignants à l'hôpital. Le corps au cœur de l'interaction soignant-soigné*, 2002

Christophe Niewiadomski, *Histoires de vie et alcoolisme – À la recherche d'un espace de construction de sens avec les personnes alcooliques*, 2000

Christophe Niewiadomski et Philippe Bagros, *Penser la dimension humaine à l'hôpital. Une démarche d'histoire de vie de collectivité dans un service hospitalier*, 2003

Philippe Svandra, *Éloge du soin. Une éthique au cœur de la vie. Sources philosophiques, pratique et conditions de l'engagement soignant*, 2009

Le bien-être de la personne âgée en institution

Un défi au quotidien

Sous la direction de

Éliane Christen-Gueissaz

Sophie Besson, Sylvie Freudiger,
Delphine Roulet Schwab, Olivier Schnegg,
Évelyne Singy, Brigitte Zellner Keller

2e tirage

Seli Arslan

Éditions Seli Arslan
14 rue du Repos
75020 Paris

Illustration de la couverture :
Carolina Borer

ISBN : 978-2-84276-144-8

Sommaire

Introduction

La notion de bien-être recouvre de multiples définitions, dans des contextes très divers. Le bien-être (« *well-being* ») fait l'objet de recherches scientifiques à partir d'échelles ad hoc visant à le mesurer, mais le concept appartient aussi à certaines cultures professionnelles ; il est également présent dans le langage populaire et marchand. Par exemple, le « bien-être biopsychosocial » est devenu un terme à la mode et on le retrouve de plus en plus dans les slogans publicitaires.

Il ne s'agit cependant pas de « jeter le bébé avec l'eau du bain » : si les définitions et les applications de la notion de bien-être sont très larges, si le terme est souvent galvaudé, il recouvre néanmoins une réalité, complexe mais effective. C'est pourquoi nous n'avons pas renoncé – dans le titre de cet ouvrage déjà – à l'utiliser. Notre intérêt porte à la fois sur la dimension subjective et dynamique que constitue le sentiment de bien-être des résidents âgés et sur les facteurs qui peuvent ou non l'optimiser, compte tenu d'un quotidien fait de nombreuses et inévitables frustrations liées à leur état de santé et à la vie collective en institution. Dès lors, comment comprendre cette alchimie complexe et cerner notre objet sans tomber dans une définition contestable ? Nous avons choisi d'adapter une définition de l'Organisation mondiale de la santé (Whoqol Group, 1993), relative à la qualité de vie subjective :

> C'est la perception qu'a un individu de sa place dans l'existence, dans le contexte de la culture et du système de valeurs dans lesquels il vit en relation avec ses objectifs, ses attentes, ses normes et ses inquiétudes. [Cette perception] est influencé[e] de manière complexe par la santé physique du sujet, son état psychologique, son niveau d'indépendance, ses relations sociales ainsi que sa relation aux éléments essentiels de son environnement.

Cette définition nous permet de considérer le bien-être à la fois dans sa dimension subjective et dans ses conditions contextuelles.

La référence au bien-être est fédératrice des questions développées par les auteurs, qui ont tous participé – de près ou de loin – à une recherche qualitative sur les convergences et les décalages observés entre la portée institutionnelle des « démarches qualité » (réalisées par des établissements d'hébergement gériatrique et psychogériatrique) et le bien-être des résidents au quotidien (Genton Trachsel et Christen-Gueissaz, 2005)[1]. Le lecteur trouvera de fréquents recours aux abondantes données récoltées dans cette recherche.

L'intérêt pour le bien-être des personnes âgées vivant en institution peut emprunter différentes voies de compréhension. Dans cet ouvrage, la perspective est psychosociale ; nous ne développons pas en effet la dimension biologique ou physiologique du bien-être et des soins. Quant aux thématiques abordées – sous des angles d'analyse liés à la culture professionnelle et la formation des auteurs –, elles résultent nécessairement d'un choix. Cela étant, la diversité des éclairages permet une approche attentive à la complexité de la problématique.

Quelles sont les thématiques privilégiées ? D'une réflexion philosophique sur le bonheur et ses liens avec le vécu subjectif du temps chez les résidents âgés (chapitre 1) aux représentations des professionnels de l'accompagnement sur la maltraitance et la bientraitance (chapitre 7), le questionnement se déploie autour de l'importance du sentiment de chez-soi (chapitre 2), des enjeux identitaires propres à cette étape de vie dans un contexte d'hébergement (chapitre 3), de la qualité de l'accueil institutionnel du résident et de ses proches (chapitre 4), de l'importance de prendre en compte leurs souhaits et leurs habitudes (chapitre 5), de l'enjeu d'une communication dans laquelle chacun des partenaires trouve son compte (chapitre 6).

Toutes les facettes de ce questionnement renvoient à un défi pour les accompagnants (professionnels, proches) : comment préserver, améliorer la qualité de vie des résidents âgés, pour qui les circonstances présentes sont particulièrement confrontantes, voire douloureuses ? Le défi est bien réel aussi pour les résidents : comment s'adapter à une réalité nouvelle, celle de l'hébergement, en y puisant des ressources pour leur sentiment de bien-être ?

Les auteurs sont conscients de la singularité des situations : la variabilité interindividuelle, la diversité des contextes institutionnels sont irréductibles. Cependant, les nombreuses citations et la diversité des cas de figure considérés permettent un ancrage concret de la démarche de compréhension. En outre, la pluralité des regards portés sur la problématique du bien-être évite tout dogmatisme en la matière. Nous souhaitons que cet ouvrage ouvre des portes plutôt qu'il n'en ferme, et que sa lecture stimule la réflexion.

---

1. Le rapport de recherche intégral est accessible sur le site www.uniger.ch

Un dernier mot pour guider le lecteur : le terme général d'institution utilisé dans le titre se décline ensuite en « maison de retraite », « établissement d'hébergement gériatrique ou psychogériatrique », « établissement médico-social », etc. Sans être synonymes, ces termes se rapportent tous à un lieu d'hébergement collectif de personnes âgées dépendantes d'aide et de soins au quotidien – avec des modalités d'accompagnement différenciées en fonction de l'importance du handicap (physique ou psychique)[1].

RÉFÉRENCE

Whoqol Group (1993), « Study protocol for the World Health Organization project to develop a quality of life assessment instrument (WHOQOL) », *Quality of Life Research,* n° 2, p. 153-159.

1. Chaque pays, voire région, a sa terminologie. À partir de la définition générale que nous venons d'en donner (lieu d'hébergement collectif de personnes âgées dépendantes d'aide et de soins au quotidien...), le lecteur pourra appliquer sa propre dénomination.

1

Bonheur et figures du temps en maison de retraite : un éclairage philosophique

Sophie Besson

Introduction

Dans ce chapitre, nous traiterons des liens entre le bonheur et l'expérience subjective du temps chez les résidents de maisons de retraite, d'établissements d'hébergement pour personnes âgées dépendantes ou d'établissements médico-sociaux (EMS)[1]. Autrement dit : comment ces derniers vivent-ils le temps ; et à travers quels types d'expérience du temps paraissent-ils les plus heureux ?

Nous voyons au moins deux raisons de nous intéresser à ce sujet. En premier lieu, alors que les résidents âgés étaient considérés, il y a encore un quart de siècle, avant tout comme des « pensionnaires », voire des « assistés », ils deviennent aujourd'hui des « clients », tendance que révèlent entre autres les démarches qualité entreprises dans les maisons de retraite depuis une dizaine d'années (cf. Amyot et Mollier, 2002). En outre, les personnes âgées, dont le pouvoir d'achat a augmenté ces dernières décennies, ainsi que leurs familles, souhaitent participer activement aux décisions qui les concernent. Dans ce contexte, la toute-puissance des institutions décrites par Goffman (1968) dans *Asiles* peut paraître bien loin. Aujourd'hui, c'est à l'institution qu'il revient d'adapter son organisation et son mode de fonctionnement à la diversité des besoins et aux droits des résidents (Amyot et Mollier, 2002). Aussi, à l'heure où l'on parle de plus en plus de « projet institutionnel », de « projet de vie personnalisé », ou encore d'« individualisation de l'accompagnement », il nous paraît utile d'aborder des questions telles que : Comment les

1. Il s'agit de l'équivalent des maisons de retraite en Suisse romande.

personnes qui vivent en maison de retraite évoquent-elles la vie collective, son organisation, plus particulièrement ses horaires et ses rythmes ? Comment parviennent-elles effectivement à s'affirmer en tant que personnes singulières et à se sentir libres ? Quelles sont les situations dans lesquelles, au contraire, elles subissent le temps ? Et quelles en sont les implications par rapport au bonheur ?

En second lieu, le vieillissement s'accompagne d'une « rupture contradictoire entre le vouloir et le pouvoir » (Barus-Michel et al., 1984, p. 148). En effet,

> l'être humain est traversé par le temps selon des registres paradoxaux. Le temps biologique s'inscrit dans le corps en termes d'usure et d'involution, [alors que] pour le psychisme le temps est invariant ou circulaire et laisse intacts le désir, la libido et l'imaginaire. L'inconscient l'ignore. Un tel paradoxe peut avoir des effets de déchirure douloureuse. (*Ibid.*, p. 21)[1]

La rupture dont parlent les auteurs cités se matérialise dans l'emménagement en maison de retraite, puisque cet événement est encore peu souvent souhaité, d'une part, et qu'il signifie à la personne l'incapacité dans laquelle elle se trouve de poursuivre sa vie de manière plus ou moins indépendante dans son logement et son environnement familier, d'autre part[2].

Comment les personnes concernées peuvent-elles s'y prendre pour investir positivement leur nouvel environnement et le temps qu'elles ont à

---

1. Nous retrouvons cette idée chez le psychanalyste Bianchi (1987) qui écrit : « Le sujet est toujours “ce qui reste”, ce qui n'est pas entraîné par le temps et les changements qu'il implique, le point fixe de référence relativiste, celui à partir duquel est “vu” le vieillissement. Mais la conséquence en est que le sujet – qui est, en définitive, cela seul qui ne peut vieillir, qui est exclu d'un vieillissement qu'il ne cesse d'apercevoir – est aussi le lieu de la déception que rencontre un désir qui s'oppose à l'ordre des choses, à la fluence du temps. Le sujet, par construction pourrait-on dire, ressent toute chose et lui-même comme lui échappant » (p. 55). Cette idée est également présente chez le psychiatre phénoménologue Minkowski (1968) : « Voyons la vie d'un homme. C'est d'abord la période de croissance et de formation ; l'être vivant se développe tout entier, ses forces physiques et ses forces mentales vont de pair. Mais *le corps a vite fait de s'arrêter dans sa croissance et dans son développement ; l'âme, par contre, ne s'arrête point* ; l'être humain, d'œuvre en œuvre, d'étape en étape, ne cesse de progresser ; il donne de l'avant, son corps pourtant ne suit point cette marche ascendante ; il reste sur place, s'il ne décline point » (p. 132, souligné par nous).
2. Certaines personnes peuvent néanmoins vivre cette rupture comme une coupure positive. Ainsi, un résident dit vivre *« une nouvelle vie de repos »* depuis son entrée en établissement médico-social.

y vivre ? Comment parlent-elles de leur capacité de réaliser ou non leurs désirs ? Comment, le cas échéant, parlent-elles du hiatus entre leurs désirs et leurs possibilités ? Comment parviennent-elles à s'en accommoder ? Nous aborderons ces différentes interrogations à travers les propos de résidents interviewés dans le cadre d'une recherche portant, entre autres, sur le sentiment de bien-être (Genton Trachsel et Christen-Gueissaz, 2005).

Le temps

Qu'est-ce que le temps ?

Chacun d'entre nous entretient d'étroits liens d'intimité avec le temps, étant donné qu'il encadre nos activités quotidiennes, cadre qui peut passer inaperçu (lorsque nous sommes pris dans une activité sans nous préoccuper du temps qui s'écoule), mais qui parfois nous oppresse (lorsque nous sommes en retard, que nous nous en voulons d'avoir remis telle tâche au lendemain, lorsque nous nous ennuyons, etc.). Le temps est omniprésent dans nos vies, comme bien sûr dans la philosophie :

> Le temps n'est pas seulement un grand problème philosophique, [...] il est le problème central de la philosophie, celui qui engendre tous les autres et qui fait, pour ainsi dire, qu'il y a des problèmes. En effet, il est facile de voir que notre vie tout entière n'est un problème pour nous que parce qu'elle se déroule dans le temps : le mystère de la vie, c'est celui de son origine et de son dénouement. C'est en vertu de la contexture du temps que le monde, la vie et notre conscience elle-même se présentent à nous sous la forme d'autant de questions auxquelles nous devons répondre. (Chenet, 2000, p. 17)

Bien que familier, le temps reste pourtant mystérieux et difficile à définir. En témoigne le questionnement de saint Augustin :

> Qu'est-ce donc que le temps ? Si personne ne me le demande, je le sais. Si quelqu'un me pose la question et que je veuille l'expliquer, je ne sais plus. (*Confessions*, XI, XIV. 17)

En effet, comment s'exprimer et arrêter sa pensée sur quelque chose de fuyant qui ne cesse de bouger et de changer, sur quelque chose qui, de surcroît, entraîne et transforme avec lui celui qui tente de le définir ?

Notre propos n'étant pas de présenter une histoire du temps dans la philosophie, nous avons choisi de partir de la conception du temps développée par Bergson. C'est en effet de ce dernier que Minkowski s'inspire pour ses analyses phénoménologiques du temps vécu, analyses sur lesquelles nous appuyons une partie de notre réflexion.

C'est à partir d'une insatisfaction par rapport aux conceptions du temps élaborées jusque-là par la science et la philosophie que Bergson tente de saisir l'expérience du temps dans ce qu'elle a de plus intime et de plus essentiel, autrement dit, de plus immédiat. Il observe « que le temps scientifique ne *dure* pas [...] et que la science positive consiste essentiellement dans l'élimination de la durée » (Bergson, *Mélanges*, cité par Vieillard-Baron, 1993, p. 32).

Lorsque Bergson commence sa carrière de philosophe à la fin du XIXe siècle, la psychologie, dominée par une vision atomiste de la vie psychique, appréhende les faits de conscience à l'aide de méthodes issues du domaine de la physique et conçues pour l'étude de la nature. Ainsi, les états psychologiques étudiés par la psychophysique sont supposés ne varier qu'en quantité, les sentiments et les sensations devenant plus ou moins intenses, plus ou moins grands ou plus ou moins petits, mais sans changer de nature ou de qualité (Vieillard-Baron, 1993, p. 33-34). C'est sur la base de ce constat que Bergson identifie deux conceptions du temps : le temps quantitatif, qu'il appelle aussi temps spatial ou temps homogène, et la durée, temps qualitatif et hétérogène.

Le premier temps, celui de la science, du sens commun et du langage[1], relève plus de l'espace que de la durée, puisqu'il est le résultat d'une projection du temps dans l'espace. Il peut être représenté sous la forme d'une ligne droite, dont les différents segments se juxtaposent les uns à la suite des autres, se touchent et se succèdent, sans jamais se pénétrer (Bergson, 2001, p. 75).

Quant au temps qualitatif, la durée pure, il « est la forme que prend la succession de nos états de conscience quand notre moi se laisse vivre, quand il s'abstient d'établir une séparation entre l'état présent et les états antérieurs » (*ibid.*, p. 74-75). La durée est donc continue, perpétuellement en voie de formation, elle est dynamisme, progression permanente, « jaillissement ininterrompu de nouveauté » (Bergson, 1963, p. 1291), et c'est précisément ce qui la rend si difficile à saisir et à qualifier, ce qui fait aussi que nous avons naturellement tendance à l'assimiler à de l'espace.

---

1. Pour Bergson (2001), « notre langage est mal fait pour rendre les subtilités de l'analyse psychologique » (p. 10), notamment pour rendre compte du dynamisme et de la progression de notre vie psychique.

Nous retrouvons cette distinction entre temps spatial et durée chez Minkowski, psychiatre et philosophe, disciple de Bergson.

Comment vivons-nous le temps ?

Minkowski appréhende le phénomène du temps à travers l'étude des diverses modifications que subit la notion du temps dans les psychoses[1]. Pour lui, le phénomène du temps vécu ne se laisse épuiser ni par l'idée du *temps mesurable* dans le domaine du normal, ni par la notion de *désorientation temporelle* dans le domaine du pathologique. Vivre le temps de manière pathologique ne revient donc pas à se trouver « désorienté » dans le temps, mais représente bien « une manière d'être autrement » (Chenet, 2000, p. 99).

Dans son ouvrage *Le Temps vécu*, Minkowski (1968) définit le temps comme étant le devenir. Il en relève le caractère primitif, irrationnel et immédiat[2], et explique ainsi notre embarras à nous exprimer sur lui et à le décrire autrement qu'en passant par une projection dans l'espace (ce que souligne également Bergson). Mais cette difficulté est en quelque sorte la preuve que le temps vécu et le temps assimilé à l'espace sont liés, et qu'il existe un passage entre ces deux représentations. Les recherches de Minkowski sur le temps ont donc pour objet l'étude de ce qu'il appelle les « phénomènes intercalaires », phénomènes à deux faces : d'un côté, ils ne peuvent être ramenés totalement à des phénomènes d'ordre spatial ; d'un autre côté, ils portent en eux une dimension spatiale. Ce sont ces phénomènes que nous présentons ci-après : l'élan vital, l'élan personnel et le contact vital avec la réalité.

---

1. « Plus que jamais, dit-il, je suis persuadé aujourd'hui que toute une série de manifestations psychopathiques se laissent comprendre et approfondir sous l'angle du phénomène du temps et que la confrontation constante du normal et du pathologique considérés de ce point de vue est la voie principale, pour ne pas dire l'unique voie par où élargir suffisamment nos études relatives à ce phénomène. Le pathologique, en nous montrant que le phénomène du temps et probablement aussi celui de l'espace se situent et s'organisent dans la conscience morbide *autrement* que nous ne les concevons d'habitude, met en relief des caractères essentiels de ces phénomènes, qui, en raison même du peu de distance qui nous en sépare dans la vie, passeraient inaperçus ou seraient considérés comme tout naturels » (Minkowski, 1968, p. 6).
2. « Le temps se présente à nous comme phénomène *primitif*, toujours là, vivant et tout proche de nous, infiniment plus proche que tous les changements concrets que nous arrivons à discerner dans le temps » (*ibid.*, p. 16-17).

Pour Minkowski, lorsque nous pensons à une direction ou à une orientation du temps, c'est naturellement et spontanément vers l'avenir que nous tendons. Il s'agit là du phénomène fondamental de *l'élan vital*, qui fait que notre vie est orientée essentiellement vers l'avenir. Comme tous les phénomènes temporels, l'élan vital a deux faces : d'un côté, il est irrationnel ; d'un autre côté, il contient de l'espace en lui. Si nous le rationalisons, nous avons tendance à le réduire à un but précis, ou plutôt, à une tension vers une suite de buts qui se succèdent dans le temps. Toutefois,

> l'élan vital ne [s'épuise] point dans les buts atteints, quel qu'en soit le nombre et quelle qu'en soit la portée objective, car dès que ces buts sont atteints, c'est-à-dire dès qu'ils commencent à appartenir au passé, l'élan vital, toujours le même, toujours avec la même puissance, sans être diminué en rien, donne de l'avant et recrée l'avenir [...] devant nous. (*Ibid*., p. 35)

L'élan vital est un phénomène bien plus général et indéfini[1], les élans et les buts particuliers ne se succédant pas indépendamment les uns des autres ; au contraire, ils s'enchaînent de manière naturelle, « ils forment une *trame*, une *histoire* et c'est ce phénomène de suite ou de trame qui nous paraît bien plus essentiel que les éléments dont il se compose » (*ibid*., p. 38).

Si l'élan vital crée l'avenir, on pourrait dire qu'il crée également une solidarité entre nous et le monde ambiant, puisqu'il s'accompagne du sentiment que tout autour de nous progresse dans le même sens : « il n'y a pas : "je donne de l'avant *et* le monde progresse en même temps", mais "je donne de l'avant et le monde progresse" ne font qu'un » (*ibid*., p. 35).

Le phénomène de l'*élan personnel* est un dérivé de l'élan vital. En plus de ce dernier, l'élan personnel contient une dimension d'affirmation du moi. En nous épanouissant par nos actions, nous affirmons notre moi « en lui superposant d'emblée, dans le devenir [...] un non-moi » (*ibid*., p. 45). Autrement dit, lorsque nous réalisons une action par notre élan personnel, nous ne nous limitons pas ensuite à observer que nous avons fait quelque chose, mais nous constatons que la chose réalisée est *une œuvre*. Celle-ci, tout en demeurant nôtre,

> vient *s'intégrer* dans un complexus entièrement différent de celui dont elle semble être issue en tant que *notre* œuvre, et bien plus puissant, bien plus

1. « Il crée la forme, le cadre indispensable à toute activité particulière, l'atmosphère sans laquelle une telle activité ne pourrait jamais se produire » (*ibid*., p. 35).

> grand qu'elle. L'œuvre a toujours une portée, un caractère objectif, ou mieux *transsubjectif*, et c'est là le sens même d'une œuvre personnelle. (*Ibid.*, p. 52)

L'œuvre accomplie au travers de l'affirmation du moi se détache de nous et poursuit sa propre vie, rejoint le monde en marche pour s'y intégrer et l'enrichir. Pour Minkowski, l'œuvre n'est jamais une fin en soi ; elle est au contraire appelée à être imparfaite et à faire naître en nous le désir d'aller de l'avant.

Si l'élan personnel est fait de devenir et de progression, il porte aussi en lui un facteur de limitation ou de perte. En effet, en même temps que nous réalisons une activité, nous sentons qu'il se passe d'autres choses dans le devenir ambiant, auxquelles nous ne sommes pas en train de participer. L'élan personnel n'est donc pas un phénomène purement positif : il s'accompagne d'un sentiment d'incomplétude (*ibid.*, p. 56). Cette restriction et cet enfermement ne sont néanmoins pas absolus car l'élan personnel s'affirme encore et toujours pour reléguer à l'arrière-plan les événements auxquels il renonce.

Alors que le phénomène de l'élan personnel se caractérise par un sentiment de tension entre nous-mêmes et la chose que nous sommes en train de réaliser, le *contact vital* avec la réalité, ou synchronisme vécu, désigne le sentiment de détente, de contemplation et d'harmonie avec le devenir ambiant : « Ce que nous avons en vue, c'est la faculté d'*avancer* harmonieusement avec le devenir ambiant, tout en nous pénétrant de lui et en nous sentant un avec lui » (*ibid.*, p. 59).

Il renvoie au principe de *pénétration*. En outre, lorsque nous sommes absorbés par ce que nous faisons et contemplons, il n'y a plus d'opposition entre un sujet et un objet, car la chose ou l'activité qui nous occupe « *s'anime*, devient aussi vivante que [nous], pénètre jusqu'au fond de [notre] être, devient la source de [notre] inspiration » (*ibid.*, p. 60). Il y a aussi de la *sympathie* et de la *participation* dans le phénomène de contact vital avec la réalité, où nous nous sentons en parfaite communion avec le monde, l'ambiance et les autres. Le contact vital avec la réalité nous donne, en somme, le sentiment de marcher simultanément avec le temps, de progresser en accord avec lui (*ibid.*, p. 63).

L'élan vital et le contact vital avec la réalité sont tous deux nécessaires et se complètent parfaitement pour former ce que Minkowski appelle *le cycle de l'élan personnel :*

> [Ce cycle] vise surtout l'enchevêtrement et l'interpénétration des deux principes essentiels de notre vie : l'élan personnel, en tant qu'il creuse un fossé

entre nous et l'ambiance, et le contact vital avec la réalité, en ce qu'il a d'harmonieux et de reposant en lui. Tous les deux sont nécessaires, l'un autant que l'autre. (*Ibid.*, p. 70)

Minkowski s'est intéressé aux différentes formes que peut prendre notre expérience du temps, du passé, du présent et de l'avenir. C'est ainsi qu'il en vient à décrire et à analyser ce qu'il a appelé des « figures temporelles », par exemple l'ennui, l'activité, l'attente, ou encore le souvenir, le regret, le remords, etc. Nous aurons l'occasion de revenir sur ces modes de vécu du temps dans le cadre de l'analyse des propos des résidents présentée plus loin (cf. infra « Bonheur et figures du temps en maison de retraite »).

Le bonheur

Bien-être ou bonheur ?

Voyons pour commencer la définition du bien-être que proposent Foulquié et Saint-Jean (1978) dans le *Dictionnaire de la langue philosophique*. Pour eux, le bien-être renvoie :

- à un « état affectif agréable résultant de ce que les diverses fonctions, principalement physiques, s'exercent, non seulement sans douleur mais encore avec un certain plaisir » ;
- aux « conditions matérielles de vie permettant la satisfaction des besoins » (p. 72).

On éprouve donc un sentiment de bien-être lorsque certaines conditions sont remplies, en particulier lorsque les besoins physiologiques et matériels se trouvent comblés et que, par conséquent, on ne ressent aucune tension psychologique ou interne. Or le bien-être, ainsi défini, est nécessaire, mais non suffisant pour combler l'existence vécue et à vivre, pour donner du sens à notre vie, pour apprivoiser l'idée que celle-ci a nécessairement une fin, et celle aussi que viendra « un maintenant qui ne sera pas *mon* maintenant, et qui sera sans moi » (Delamarre, 1996, p. 16). Les propos de Mme R., résidente en maison de retraite, laissent entendre qu'il existe une différence entre se « sentir bien » et « être heureux » :

Écoutez, comme j'ai dit à Mme M. [cette dernière rend régulièrement visite à Mme R.] : « Demandez-moi comment je me sens ici, je ne peux pas dire que je suis très malheureuse, mais je ne peux pas dire non plus que je suis très heureuse. » Voilà tout ce que je peux dire d'après mon état. Premièrement, je suis nourrie. J'ai un bon lit. J'ai une chambre pour moi toute seule. On a ce qu'il faut. On est nourri, on est logé.

Si Mme R. a tout pour se sentir bien – un toit, à manger, à boire –, elle ne peut pourtant pas se déclarer particulièrement heureuse.

Parce qu'elle contient une dimension morale propre à l'homme (contrairement à la notion de bien-être qui peut tout aussi bien s'appliquer à l'animal[1]) – à travers la recherche de la vie bonne et réussie, la recherche de la victoire sur la peur de la mort –, la notion de bonheur nous paraît plus appropriée que celle de bien-être pour traiter notre sujet.

Qu'est-ce que le bonheur ?

Mais n'allons-nous pas trop vite en besogne en parlant de « dimension morale » et de « recherche de la vie bonne » ? En effet, l'une des réponses à la question de savoir ce qu'est le bonheur est de dire qu'il réside dans le fait d'avoir ce que l'on désire. Cette idée est moins simple qu'il n'y paraît à première vue. Sa complexité tient à la façon dont on conçoit le désir. Que dit la philosophie à propos du désir ? Pour répondre à cette question, nous suivrons différents auteurs auxquels renvoient les travaux de Comte-Sponville (Comte-Sponville, 2000 et Comte-Sponville et al., 2004).

Pour le Socrate de Platon, le désir est de nature insatiable, il est inséparable du manque. Lors de la conversation du *Banquet*, Socrate dit en effet à Agathon, son hôte :

> Vois [...] si, au lieu de vraisemblablement, il ne faut pas dire nécessairement que celui qui désire désire une chose qui lui manque et ne désire pas ce qui ne lui manque pas. Pour ma part, c'est merveille comme je trouve cela nécessaire, et toi ? (200 a-200 b)[2]

Pour sa part, Comte-Sponville (2000) ne trouve pas irréfutable le raisonnement de Socrate – et celui d'autres penseurs à sa suite, comme Pascal, pour qui le désir, incorrectement assimilé à l'espérance, ne peut porter que sur l'avenir. Car, « si le désir est manque, on ne désire, par définition, que ce qu'on n'a pas. Or, si l'on ne désire que ce qu'on n'a pas, on n'a jamais ce qu'on désire, donc on n'est jamais heureux » (p. 23).

---

1. « Si le bonheur résidait dans les plaisirs corporels, on dirait que les bœufs sont heureux lorsqu'ils trouvent du pois chiche à manger » (Héraclite, B 8, 1988).
2. Cette conception du désir en terme de manque a traversé l'histoire de la philosophie.

Comment alors concevoir le désir, pour dépasser cette situation qui nous conduit inévitablement à l'insatisfaction perpétuelle ? Épicure, Sénèque et Spinoza, par exemple, offrent d'autres réponses :

Épicure propose une classification des désirs en trois catégories :

- les *désirs naturels et nécessaires*, « les uns sont pour le bonheur, les autres pour l'absence de souffrances du corps, les autres pour la vie même » (*Lettre à Ménécée*, 127). Les désirs qui portent « sur la santé du corps » (manger, boire, avoir un toit) et ceux qui portent sur « l'absence de trouble de l'âme » (philosopher, par exemple) sont les seuls compatibles avec le bonheur (*ibid.*, 128) ;
- les *désirs naturels et non nécessaires*, tels les désirs sexuels et esthétiques ;
- les *désirs vains*, comme « les beuveries et les festins continuels, [...] la jouissance des garçons et des femmes » (*ibid.*, 132).

Le bonheur épicurien se caractérise par le plus de plaisir possible, puisque « le plaisir est le principe et la fin de la vie bienheureuse » (*ibid.*, 129), mais pas n'importe lequel :

> Il s'agit d'augmenter le plaisir, mais par la réduction de ses objets : jouir le plus possible, en désirant le moins possible ! L'éthique épicurienne se présente comme un travail du désir sur lui-même, comme une volonté de sélectionner, parmi les désirs, ceux qui peuvent aboutir au bonheur, et de rejeter, au contraire, ceux qui nous vouent à une quête indéfinie, donc à l'insatisfaction et au malheur. (Comte-Sponville et al., 2004, p. 27-28)

Pour atteindre le bonheur le plus grand, il faut donc ne désirer que ce qui est absolument naturel et nécessaire.

Pour les stoïciens, tel Sénèque, il existe deux types de désirs (*ibid.*, p. 34) :

- les *désirs qui portent sur ce qui ne dépend pas de nous*, ce qui revient à faire reposer la satisfaction de nos désirs et, partant, notre bonheur, sur le hasard et la fortune. Dans ce cas, nous ne pouvons qu'être malheureux. « Il faut donc trouver une issue vers la liberté, et rien d'autre ne nous la donnera que l'indifférence à la fortune » (Sénèque, *De la vie heureuse*, 5) ;
- les *désirs qui portent sur ce qui dépend de nous*. Dans ce cas, nous ne pouvons que voir nos désirs satisfaits et, par conséquent, être heureux, puisque la satisfaction de nos désirs ne dépend que de nous et de notre volonté de les satisfaire.

Le bonheur ne relève pas (et ne doit pas relever) de ce qui ne dépend pas de nous ; autrement dit, il s'agit de ne pas placer nos espérances de bonheur dans le hasard ou la fortune, mais uniquement dans ce qui peut être soumis à notre volonté :

> Nous avons prêté le serment de supporter le sort des mortels et de ne point nous troubler pour ce qui n'est pas en notre pouvoir d'éviter. Nous sommes nés dans un royaume : être libre, c'est obéir à Dieu. (*Ibid.*, p. 15)[1]

Dans cette perspective, qui place le bonheur dans la vertu[2], il serait inutile (et peu sage) de se rendre malheureux à cause, par exemple, de la maladie, de la vieillesse, du fait que nous devons quitter notre appartement pour entrer en maison de retraite, ou encore de l'approche de la mort, notre volonté étant impuissante à influer sur cette sorte de processus et d'événements.

Les conceptions épicurienne et stoïcienne du désir, qui valorisent respectivement la jouissance ascétique et la volonté, se distinguent de celle de Platon, puisqu'elles ne portent pas sur l'absence, ou le manque, mais bien plutôt sur la présence. Mais comme le souligne Aristote avant Épicure et Sénèque, si le bonheur est une affaire de vertu et de plaisirs, il dépend également de la chance et de conditions ou de biens extérieurs tels la santé, l'argent, la position sociale, ou encore la beauté, la force, l'intelligence (*Éthique à Nicomaque*, I, 9).

Pour terminer, nous rendons compte brièvement de la conception du désir de Spinoza. Ce dernier ne conçoit absolument pas le désir en terme de manque. Au contraire, pour lui, le désir se rapproche de l'appétit, qui n'est « rien d'autre que l'essence même de l'homme » (*L'Éthique* III, scolie de la proposition IX). L'homme est donc désir.

---

1. Épictète, esclave affranchi et philosophe, présente la même idée, mais de manière nettement plus radicale. En effet, dans l'un de ses entretiens, il s'adresse ainsi à son interlocuteur : « [...] il faut aussi chaque jour nous exercer sur les représentations ; car, elles aussi, elles nous proposent des questions. Le fils d'un tel est mort. Réponds : "Ne dépend pas de la volonté, n'est pas un mal." Le père d'un tel l'a exclu de l'héritage ; que t'en semble ? "Ne dépend pas de la volonté, n'est pas un mal." César l'a condamné. "Ne dépend pas de la volonté, n'est pas un mal." Il en a eu du chagrin : "Dépend de la volonté, c'est un mal." Il l'a supporté généreusement : "Dépend de la volonté, c'est un bien" » (Épictète, *Entretiens*, III, VIII).
2. Chez Sénèque, c'est en effet la vertu qui mène au bonheur, et non le bonheur qui mène à la vertu, comme c'est le cas chez Epicure : « Aussi les Anciens ont prescrit de rechercher la vie la plus vertueuse et non la plus agréable, de façon que le plaisir soit non pas le guide mais le compagnon d'une volonté droite et bonne » (Sénèque, *De la vie heureuse*, 8).

> D'ailleurs, entre l'Appétit et le Désir, il n'y a aucune différence, sinon que le désir se rapporte généralement aux hommes en tant qu'ils sont conscients de leur appétit, et c'est pourquoi il peut être ainsi défini : *le Désir est l'appétit accompagné de* [...] *la conscience de lui-même*. Il est donc établi par tout ce qui précède que nous ne faisons effort vers aucune chose, que nous ne la voulons pas et ne tendons pas vers elle par appétit [...] ou désir, parce que nous jugeons qu'elle est bonne ; c'est l'inverse : nous jugeons qu'une chose est bonne, parce que nous faisons effort vers elle, que nous la voulons et tendons vers elle par appétit ou désir. (*Ibid.*)

Ce dernier point est important, car il rompt également avec la vision socratique et platonique du désir. Avec Spinoza, ce que nous désirons n'est plus ce qui nous manque, mais c'est ce qui est présent, ce dont nous jouissons ici et maintenant, ce qui nous donne de la joie et du plaisir.

Bonheur et temps vécu

Il est difficile d'envisager le temps et le bonheur l'un sans l'autre : ne faut-il pas vivre le temps d'une certaine manière pour être heureux ? Et vivre le temps de telle façon ou de telle autre n'exige-t-il pas d'être plus ou moins heureux ? Autrement dit, à quel(s) temps les philosophes conjuguent-ils le bonheur : au futur, au présent ou au passé ?

Pour exprimer les choses de manière un peu grossière, il existe deux positions : l'une qui accorde une large part à l'avenir à travers l'espérance ; l'autre qui parie bien davantage sur le présent et sur une certaine forme de désespoir.

Le bonheur conjugué au futur

Dans ses *Pensées*, Pascal (1976) explique que les hommes ne peuvent « habiter » le temps présent et être heureux tout à la fois[1]. La raison tient

1. « C'est que le présent, d'ordinaire, nous blesse. Nous le cachons à notre vue, parce qu'il nous afflige ; et s'il nous est agréable, nous regrettons de le voir échapper. Nous tâchons de le soutenir par l'avenir, et pensons à disposer les choses qui ne sont pas en notre puissance, pour un temps où nous n'avons aucune assurance d'arriver. Que chacun examine ses pensées, il les trouvera toutes occupées au passé et à l'avenir. Nous ne pensons presque point au présent ; et, si nous y pensons, ce n'est que pour en prendre la lumière pour disposer de l'avenir. Le présent n'est jamais notre fin : le passé et le présent sont nos moyens ; le seul avenir est notre fin. Ainsi nous ne vivons jamais, mais nous espérons de vivre ; et, nous disposant toujours à être heureux, il est inévitable que nous ne le soyons jamais » (Pascal, Pensée 172).

au fait que nous nous savons mortels, réalité à laquelle nous ne supportons pas d'être confrontés sans éprouver tristesse, chagrin et désespoir (Pensée 131).

C'est ainsi que nous recherchons le bonheur dans le divertissement : « Si notre condition était véritablement heureuse, il ne nous faudrait pas divertir d'y penser pour nous rendre heureux » (Pascal, Pensée 165)[1].

Pour Pascal, le bonheur, le vrai, réside dans l'espérance en une vie après la mort. Il n'y a donc pas, pour lui, de bonheur sans religion ni espérance :

> Qu'on fasse réflexion là-dessus, et qu'on dise ensuite s'il n'est pas indubitable qu'il n'y a de bien en cette vie qu'en l'espérance d'une autre vie, qu'on n'est heureux qu'à mesure qu'on s'en approche, et que, comme il n'y aura plus de malheurs pour ceux qui avaient une entière assurance de l'éternité, il n'y a point aussi de bonheur pour ceux qui n'en ont aucune lumière (Pensée 194).

Le bonheur conjugué au présent

Dans son ouvrage *Apprendre à vivre. Traité de philosophie à l'usage des jeunes générations*, Ferry (2006) rappelle que, pour bon nombre de penseurs, des Grecs anciens aux philosophes contemporains en passant par Pascal, comme nous venons de le voir, « la crainte de la mort nous empêche de bien vivre » (p. 22). La perspective de notre propre mort, moment à partir duquel nous cessons de vivre et d'exister pour nous-mêmes et pour les autres, est angoissante. Et « *l'irréversibilité du cours des choses*, [...] forme de mort au cœur même de la vie », représente un grave danger pour notre bonheur, car elle « menace toujours de nous entraîner dans une dimension du temps qui corrompt l'existence : celle du passé où viennent se loger ces grands corrupteurs de bonheur que sont la

---

1. Plus concrètement sur le divertissement et le bonheur, ce passage des *Pensées* : « Ce n'est pas qu'il y ait en effet du bonheur, ni qu'on s'imagine que la vraie béatitude soit d'avoir l'argent qu'on peut gagner au jeu, ou dans le lièvre qu'on court : on n'en voudrait pas, s'il était offert. Ce n'est pas cet usage mol et paisible, et qui nous laisse penser à notre malheureuse condition, qu'on recherche, ni les dangers de la guerre, ni la peine des emplois, mais c'est le tracas qui nous détourne d'y penser et nous divertit. [...] Voilà tout ce que les hommes ont pu inventer pour se rendre heureux. Et ceux qui font sur cela les philosophes, et qui croient que le monde est bien peu raisonnable de passer tout le jour à courir après un lièvre qu'ils ne voudraient pas avoir acheté, ne connaissent guère notre nature. Ce lièvre ne nous garantirait pas de la vue de la mort et des misères, mais la chasse – qui nous en détourne – nous en garantit » (*ibid.*, Pensée 139).

nostalgie et la culpabilité, le regret et le remords » (*ibid.*, p. 22, souligné par nous) ; celle de l'avenir, dans lequel nous plaçons nos espérances et formons des projets, autant de bonheurs chimériques.

Si Ferry, entre autres auteurs, associe l'irréversibilité du cours du temps à la mort, c'est parce que celle-ci renvoie à tout ce qui, dans notre vie, fait inexorablement partie du passé et ne sera par conséquent *jamais plus présent* ou *jamais plus comme avant* : l'obtention d'un diplôme signe la fin de la vie estudiantine ; la naissance du premier enfant est associée à une nouvelle vie de couple. L'entrée en maison de retraite, elle, est souvent vécue difficilement[1] en raison des nombreux deuils qu'elle occasionne – quartier, domicile, meubles, objets chers et autres souvenirs que la personne ne peut pas emmener avec elle par manque de place dans son nouveau lieu de vie, réseau social s'il existe, voisins, facteur, ainsi qu'une certaine image de soi et de ses capacités –, mais aussi parce que l'établissement d'hébergement est la plupart du temps le dernier lieu de vie : dans l'entrée en maison de retraite se matérialise la fin de la vie.

Pour les stoïciens notamment, nous ne pouvons mener une vie réussie et connaître le bonheur que si nous vivons dans le présent, « la seule et unique dimension de l'existence qui vaille d'être vécue – tout simplement parce qu'elle est la seule réelle » (*ibid.*, p. 22-23). La conception du bonheur de Spinoza rejoint celle des stoïciens :

> Le bonheur spinoziste est [...] un bonheur désespéré, au sens littéral du mot : non pas un bonheur triste, ce qui serait contradictoire et très peu spinoziste, mais un bonheur qui n'espère rien. Le réel lui suffit. (Comte-Sponville et al., 2004, p. 56-57)

Bonheur et figures du temps en maison de retraite

Nous venons de voir que certains philosophes conjuguent le bonheur au présent, d'autres au futur. Qu'en est-il des personnes qui vivent en maison de retraite ? Comment les personnes qui vivent en maison de retraite font-elles l'expérience du temps ? Plus précisément, quelles sont les expériences du temps identifiables à travers ce qu'elles racontent de leur vie quotidienne, et en quoi ces expériences paraissent-elles plutôt heureuses ou malheureuses ?

---

1. Il n'en reste pas moins que, pour certaines personnes, ce passage représente un véritablement soulagement, le début d'une vie meilleure, d'un point de vue matériel, mais aussi relationnel.

Les données empiriques qui étayent notre propos sont partielles ; en effet, la recherche dont elles sont issues ne s'intéressait pas en particulier au rapport au temps vécu ou à l'expérience subjective du temps. Nous avons pu néanmoins mettre en évidence quelques figures temporelles dans le discours des résidents interviewés : l'activité, l'attente, le souvenir, les regrets et l'ennui.

L'activité

Parmi les personnes interviewées, plusieurs déclarent prendre un très grand plaisir aux activités organisées par l'institution dans laquelle elles vivent, en particulier les séances d'activités physiques lorsqu'elles existent. C'est le cas de Mme G.[1] ; à la question de savoir quels sont les moments de la journée qu'elle considère comme les plus importants pour elle, elle répond :

> *Je dois dire que quand on a, par exemple, le matin la gym, j'aime bien la gym. Et on l'a deux fois, le lundi et le vendredi. C'est bien. [...] L'après-midi on a, au troisième étage, ce qu'on appelle « les coccinelles ». On est des fois cinq, des fois huit, des fois neuf, tous en chaise roulante et avec l'ergothérapeute, on fait de la gym aussi. Naturellement plus doucement [...].*

Si Mme G. apprécie la gymnastique, c'est apparemment parce que cette activité, au même titre que d'autres, rythme les semaines et apporte de la variété dans un temps qui serait sinon monotone. De plus, c'est une activité où le fait d'être en chaise roulante n'est pas un motif d'exclusion, au contraire.

Mais il est selon nous une autre raison pour laquelle la gymnastique est si appréciée. Pour l'expliquer, il nous faut faire un détour par Minkowski (1968). Pour lui, l'activité (entendons par là aussi l'activité physique) est un phénomène à la fois temporel et spatial. C'est un phénomène temporel, parce que

> par son activité l'être vivant se porte en avant, tend vers l'avenir, le crée devant soi. [...] Prise dans une de ses tranches, l'activité se continue tout naturellement plus loin. Elle ne se laisse ni fixer ni arrêter. Elle touche ainsi toujours à un avenir *immédiat*. C'est elle qui nous donne, de façon élémentaire, la notion de cet avenir immédiat. (p. 75-76)

---

1. Mme G. souffre d'une sclérose en plaques depuis de nombreuses années ; elle était déjà en chaise roulante bien avant son entrée en maison de retraite.

C'est un phénomène simultanément spatial, car l'activité contient en elle de l'expansion :

> l'être vivant s'épanouit dans son activité et on aurait envie de dire qu'il devient « plus grand ». [...] Dans l'activité, nous nous sentons nous épanouir, tout en restant les mêmes au fond. (p. 76-77)

En somme, l'activité est essentielle à la vie, elle est ce par quoi l'être s'éprouve vivant, puisque « tout ce qui vit est actif et tout ce qui est actif vit » (p. 75)[1]. C'est ce que laisse entendre une autre résidente, Mme A., lorsqu'elle explique la différence qui existe pour elle entre se déplacer en chaise roulante et se déplacer à l'aide d'un déambulateur :

> *[...] je veux de nouveau essayer d'aller dehors, de marcher dehors. Je ne vais pas abandonner. Avec le [déambulateur] ou... J'aime mieux le [déambulateur] que la chaise. Elle me fait peur. Il me semble toujours que je vais naviguer. Alors j'aime mieux marcher avec le [déambulateur]. On fait ses pas comme on veut.*

Contrairement aux déplacements en chaise roulante, la marche à l'aide du déambulateur lui procure un sentiment de liberté et d'autodétermination (« On fait ses pas comme on veut »). Ce qui importe dans le déplacement pour Mme A., ce n'est pas de passer d'un point à un autre – de se déplacer précisément –, mais c'est bien de s'éprouver vivante et libre à travers les sensations corporelles qui accompagnent les mouvements de la marche[2].

Par ailleurs, nombre d'activités auxquelles participent les résidents donnent lieu à des créations, comme l'explique Mme G. à la question de savoir s'il lui arrive de s'ennuyer :

> *Oh non. Je vous dis j'ai appris à... Je ne sais pas si vous les avez vues quand on sort de l'ascenseur, il y a ces plaques et c'est nous qui les avons faites. Et puis [...] ils les ont aussi cuites, c'était de la molasse et après ils ont cuit*

---

1. L'on pourrait rapprocher cette idée de Minkowski à la déclaration de Comte-Sponville et al. (2004), pour qui « le bonheur n'est pas dans l'avoir, mais il n'est pas non plus dans l'être. Il est dans l'agir : l'homme ne peut jouir vraiment que de ce qu'il fait. Le seul bonheur humain est un bonheur en acte, un bonheur dans l'action » (p. 54).
2. Il en va de même pour Mme M. qui dit : « *J'ai un [déambulateur] parce que j'ai un problème avec la hanche. J'arrive à marcher. Je peux sortir. Hier, j'ai marché [...] de 9 h 30 à 11 h 30, deux heures. Je suis montée derrière la maison, avec mon [déambulateur], j'ai admiré la vue. J'étais tellement fière. Aujourd'hui j'ai un peu mal mais bon. C'est tellement peu de chose... C'est un progrès pour moi d'avoir pu faire quelque chose d'un peu spécial. J'ai eu un moment d'indépendance.* »

> *[...]. Et on a fait des dessins. Des beaux dessins. Et on a fait des grandes marionnettes, ces grandes marionnettes, c'est nous qui les avons faites, donc les têtes. Les habits, alors c'est l'animation qui a fait ça. Et elle [l'animatrice] a fait un beau sketch. Chacun, on avait des feuilles. On ne devait pas dire par cœur parce que ça ne va plus maintenant, vous savez. Alors on avait nos feuilles. Il y avait nos noms quand on devait dire. [...] Et tout le monde a trouvé que c'était tellement beau qu'on a dû leur refaire une fois.*

Mme G. est donc très enthousiaste lorsqu'elle raconte ce qu'elle-même et les autres résidents qui participent aux animations *réalisent* dans ce cadre. Les décorations en terre cuite, les dessins, les marionnettes, la pièce de théâtre présentée au public peuvent selon nous être considérés comme des œuvres au sens où Minkowski (1968) l'entend : « l'œuvre qui se détache de nous pour mener sa propre vie, pour pénétrer dans la sphère de l'inconnu, rend, du fait même de ce détachement, la vie comme plus large, comme plus riche autour de nous » (p. 54). Comme nous l'avons dit précédemment, l'œuvre n'est pas supposée être une fin en elle-même ; au contraire, en s'intégrant dans le devenir ambiant, elle nous pousse à aller de l'avant et à accomplir d'autres œuvres.

L'activité est vécue de manière positive parce qu'elle permet à la personne de s'éprouver vivante ici et maintenant – elle procure donc un plaisir dans le présent – d'une part, et parce qu'elle alimente le désir de l'avenir, le désir de continuer de vivre, d'autre part. Peut-être est-ce là le désir et le bonheur au sens de Spinoza, comme puissance de jouir ?

L'attente

Pour Minkowski, le phénomène temporel qui s'oppose à l'activité est l'attente[1]. En effet, alors que dans l'activité nous tendons positivement vers l'avenir, dans l'attente, au contraire, c'est l'avenir qui vient vers nous ou plutôt qui fonce sur nous :

> L'attente primitive est ainsi toujours liée à une angoisse intense ; elle est toujours une attente anxieuse. Cela n'a d'ailleurs rien de surprenant puisqu'elle est une *suspension* de l'activité qui, elle, est la vie même. (*Ibid.*, p. 80)

De plus, si l'activité se déploie dans la durée, l'attente se rapproche quant à elle de la succession :

---

1. Tout en se situant sur le même plan qu'elle, car toutes deux contiennent en elles un avenir qui est immédiat.

> L'attente a [...] ceci de commun avec la succession qu'elle repose, comme elle, sur une limite vécue entre deux événements, mais en diffère en ce que le moment à venir domine entièrement la situation. (*Ibid.*, p. 82)

Dans l'attente, il n'y a donc pas d'organisation, pas de progression dans le temps, mais suspension et arrêt du temps. Par ailleurs, il existe non pas un épanouissement du moi, comme c'est le cas dans l'activité, mais un « devenir plus petit », un rétrécissement.

Ces deux aspects de l'attente soulignés par Minkowski (suspension du temps et rétrécissement du moi) nous semblent particulièrement ressortir de ce que dit Mme K. à propos de ses soirées :

> *Je réfléchis. C'est long les soirées comme ça. Je n'ai pas de radio, je n'ai pas de télévision, je ne peux plus lire parce que j'ai un œil mort [...] depuis 1972. J'ai un œil qui est mort et l'autre va fondre. On m'a dit que j'allais devenir aveugle alors j'attends. [...] Je n'ai pas beaucoup de possibilité de... je réfléchis c'est tout. Je pense à mon passé.*

Ses possibilités de se réaliser non seulement sont diminuées par le fait qu'elle ne voit plus que d'un œil, mais elles apparaissent également « barrées » par la certitude que son second œil va être atteint et qu'elle va devenir tout à fait aveugle.

L'attente est également évoquée par les résidents au sujet de l'organisation de la vie en collectivité. Plusieurs mentionnent en effet de longs moments d'attente peu agréables à vivre. Par exemple, à propos du moment qui suit le repas du soir, Mme A. explique :

> *Ça aussi, c'est un peu une bêtise : à la fin du repas, le soir, on doit remonter. Ils [les soignants] nous montent là-haut. Mais c'est une histoire jusqu'à ce que tout le monde soit couché ! On est là assis. Moi, ça m'énerve. Ils disent : « Un petit moment et on vient ! » Après, ça dure un moment. Alors, je commence à me déshabiller. C'est trop long.*

L'attente semble renvoyer cette résidente au fait qu'elle est limitée dans sa capacité d'agir seule ; autrement dit, qu'elle a besoin de quelqu'un d'autre pour pouvoir réaliser telle ou telle activité désirée. Par ailleurs, en relevant que les soignants mettent plus de temps à venir qu'ils ne le laissent entendre, Mme A. met en évidence un manque de cohérence entre ce qu'ils disent et ce qu'ils font. Or, pour Chenet (2000), la cohérence est une vertu, elle relève du temps moral. Parce qu'« elle est inséparable de [l']idée de prolongement, de permanence » (p. 174), la cohérence permet de lutter contre le temps, de faire que celui-ci ne soit pas « aventure » et « fortune ou infortune du moment », mais continuité.

Parce qu'elle est rassurante et sécurisante, la cohérence nous paraît particulièrement importante à observer dans des moments angoissants de la journée, comme celui qui suit le repas du soir et précède le coucher. À propos du coucher, Mme A. poursuit dans la même veine :

> *[...] là c'est un tort, ils attendent trop longtemps quand on est assis sur le lit et qu'on attend jusqu'à ce qu'ils viennent. Forcément, ils ne peuvent pas nous mettre tous en même temps alors ils ne devraient pas nous poser déjà. Ils devraient nous laisser dans la chaise au corridor. Comme ça, on ne sentirait pas qu'on est déjà au lit. Tandis que quand ils nous mènent... L'autre jour, d'ailleurs je suis tombée, il y en a une [une soignante] qui m'a enfilée là et après je me suis reculée. Je suis tombée en avant. Heureusement, ça ne m'a pas fait grand-chose. Il faut faire attention pour ne pas tomber. [...] c'est justement toujours une de ces bringues. Il faut toujours bringuer pour qu'ils viennent.*

L'attente est accompagnée non seulement d'une privation de liberté personnelle (ou d'autonomie : Mme A. et ses compagnons n'ayant pas le choix de rester ou non à table après la fin du repas), mais aussi d'une réification[1] des résidents, que Mme A., malgré sa colère, semble avoir intégrée : « ils ne peuvent pas *nous mettre* tous en même temps alors ils ne devraient pas *nous poser* déjà » ; « ils devraient *nous laisser* dans la chaise » ; « tandis que quand ils *nous mènent* » ; « il y en a une qui *m'a enfilée* là ».

À moins qu'elle ne porte sur un événement heureux et dont on sait quand il va advenir – à moins, donc, qu'elle ne soit synonyme de réjouissance –, l'attente n'est pas vécue avec plaisir. Au contraire, l'un de ses corollaires est l'inactivité et l'impossibilité de progresser (au sens d'avancer) dans le temps. Elle renvoie donc à un temps spatialisé ou subi (c'est le temps dans lequel évoluent les objets), bien plus qu'à un temps vécu et créé. Par ailleurs, elle peut faire naître le sentiment d'être oublié, voire abandonné[2].

---

1. La réification est un processus de « chosification » de l'autre, c'est-à-dire une façon de le considérer non plus comme une personne, comme un alter ego, mais comme un objet. Ploton (1990) a été l'un des premiers à utiliser cette terminologie dans le domaine des soins psychogériatriques, à propos de la personne âgée transformée inconsciemment et de manière défensive par les professionnels en « objet de soins ».

2 Certains établissements ont organisé le service des repas de telle manière que les résidents éprouvent le moins possible ce sentiment d'abandon. C'est le cas de la maison de retraite où vit Mme G. Elle dit : *« Alors il y a quelqu'un du service qui vient me chercher et me mettre à ma place [à table]. Et il faut attendre. Et c'est bien :*

Relevons que les moments d'attente sont souvent consécutifs de moments où les résidents se sentent « stressés » par les membres du personnel et où ils subissent les contraintes de la vie en collectivité. C'est par exemple le cas de Mme A. et de Mme B., qui disent respectivement :

Ça aussi, c'est un problème qu'on a eu ce matin. Il y en a c'est « vite vite vite ». Forcément, ils [les soignants] ont leur temps pour faire. Ça, ça fait quelque chose. [...] Ils n'ont pas assez de temps.

Elles [les infirmières ou les aides-soignantes] n'ont pas tellement le temps de s'occuper de nous pendant leur travail, vous savez. Et quand elles ont fini, elles partent.

Ces réflexions sur l'attente, et, plus généralement, sur les contraintes temporelles liées au fonctionnement institutionnel, peuvent laisser penser que le bonheur des stoïciens[1] est particulièrement difficile à mettre en œuvre pour des personnes qui sont en maison de retraite et qui dépendent des autres pour la réalisation de bon nombre de leurs désirs. Comme nous le verrons plus loin, ce n'est toutefois pas toujours le cas : d'autres aspects du bonheur stoïcien (le renoncement, la volonté d'adaptation) rencontrent un écho positif dans la parole de certains résidents interviewés (cf. infra « L'ennui »).

Le souvenir

Il est probablement banal de dire que les souvenirs occupent une place importante dans la vie des résidents qui ne peuvent plus se distraire avec des activités telles que la lecture, la télévision, les jeux, etc. C'est le cas pour Mme K., qui passe de longs moments à repenser à son passé. Les souvenirs meublent un temps trop lent à s'écouler.

Mais les souvenirs semblent avoir aussi d'autres fonctions ; ils représentent une sorte de réservoir de vie et de forces permettant à la personne qui se les remémore de vivre le présent et d'envisager l'avenir avec plus de plaisir et d'assurance. Nous supposons que c'est ce qui se joue lorsque Mme M. déclare, à propos de son entrée en maison de retraite :

---

les jours pairs, ils [les membres du personnel qui font le service] commencent devant et les [jours] impairs c'est derrière. Comme ça, personne ne peut dire : "On est toujours délaissé". »

1. Rappelons que, pour eux, le bonheur relève uniquement de ce qui dépend de nous : pour être heureux, il faut désirer des choses que nous pouvons obtenir par notre volonté, et non des choses qui dépendent du hasard, de la chance, ou encore du bon vouloir d'autres personnes.

Je m'attendais à ce que cela fasse une grosse coupure avec ma vie d'avant. Ça, c'est indiscutable. Mais je me raisonne. J'ai eu une belle vie. J'ai eu beaucoup de chance, très riche en toutes sortes de choses. Maintenant, je vis avec les souvenirs que j'ai.

Nous formulons la même hypothèse à propos des nombreuses références aux souvenirs qui jalonnent l'entretien avec Mme E. Les souvenirs qu'elle évoque sont connotés plutôt positivement que négativement et renferment, pour certains d'entre eux, une dimension morale (au sens commun du terme, qui renvoie aux « habitudes et [...] règles de conduite admises et pratiquées dans une société » [*Le Petit Robert*, 1988, p. 1227]). Par exemple, à la question de savoir si elle a du plaisir à manger, elle répond :

Oui mais il faut vous dire : je ne suis pas gourmande. Et chez nous, on ne pouvait pas être gourmand. Si on ne mangeait pas à midi, on nous réchauffait pour notre souper. Voilà. On avait de très gentils parents. Moi, j'avais un père qui n'allait pas au café, rien du tout. Je crois que je l'ai vu une fois en ayant bu un verre de trop. Et c'était à une occasion vraiment... [...]. Moi aussi je crache pas dans un verre de vin. Vous ne voulez pas que j'aie travaillé toute ma vie dans les vignes et qu'on ne boive pas un verre de vin...

Autre exemple, à la question de savoir comment est l'ambiance pendant le repas :

Écoutez, chez nous, on ne devait pas parler quand on mangeait. Alors, moi je dis qu'on doit manger tranquillement et après on peut babiller. [Donc, ici vous ne parlez pas pendant que vous mangez ?] *Si on me cause, je réponds. Mais je n'entame pas de conversations quand on mange. On a été élevé comme ça.*

Mme E. se réfère également à son enfance lorsqu'il s'agit de parler du déroulement de la toilette du matin :

Je ne me douche pas. Quand l'eau m'arrive là, ça me coupe le souffle. Ça a toujours été comme ça, déjà gamine [...].

Les façons de faire qui avaient cours lorsque Mme E. était enfant[1], de même que sa culture familiale, semblent jouer le rôle de repères qui lui permettent de savoir quelle attitude et quelle conduite adopter dans le présent. Les souvenirs viennent éclairer les expériences présentes.

Que dire de ce « mouvement » de référence aux souvenirs ; et, plus profondément, de la *fidélité* dans le présent aux habitudes et aux valeurs

---

1. Ou « *chez nous* », comme elle le dit à plusieurs reprises.

du passé ? Pour Chenet (2000), la fidélité, la cohérence et la promesse sont des « sentiments de permanence » qui, comme le regret et le remords pour le passé, comme l'espoir et l'espérance pour l'avenir, sont des manières de vivre le temps moral, c'est-à-dire d'engager notre conscience et notre volonté contre la fuite du temps ou contre les variations auxquelles il nous soumet. Plus précisément,

> la fidélité consiste à maintenir une décision en la revivifiant à la lueur de faits nouveaux. S'il est vrai que le sens de l'existence temporelle est celui d'une constante déviation, la fidélité consiste alors à corriger sans cesse les écarts, à ramener dans la ligne choisie la direction d'une action qui tend continuellement à s'en écarter. (p. 174)

À travers la fidélité (à nous-mêmes, à nos valeurs, aux personnes qui nous entourent) s'exprimerait donc notre capacité de construire de la continuité entre les vicissitudes de la vie plutôt que d'être la proie de ces dernières et de les subir.

Les références fréquentes que fait Mme E. à ses souvenirs dans le récit de ses expériences présentes, et plus particulièrement les liens de similitude qu'elle établit entre le présent et le passé, participeraient à donner un goût de familiarité aux expériences du présent et à les rendre plus faciles à vivre ; elles auraient en somme une valeur adaptative par la continuité établie entre la vie présente et la vie passée.

Le regret

Les regrets sont une autre façon de faire l'expérience du passé, mais avec des conséquences nettement moins heureuses qu'à travers les souvenirs. C'est ce que nous allons illustrer à l'aide de l'entretien avec Mme B., qui évoque son passé et les souvenirs qui s'y rattachent principalement sur le mode du regret :

> *On était bien avant. [...] J'aimais mieux être chez moi. Mais ma foi... Là ce n'est plus la même chose. Moi j'aimais bien. J'avais mon petit travail à faire le matin et l'après-midi je partais. J'allais promener. Ça allait très bien. Après, il a fallu qu'ils me bousculent parce que soi-disant j'allais trop loin.*

Si le regret désigne un sentiment de chagrin ou de nostalgie à la suite de la perte d'un être cher, d'un objet, ou, comme dans la situation de Mme B., de son chez-soi, de ses habitudes, de sa liberté, de son indépendance, il s'accompagne simultanément de la difficulté, voire de l'incapacité d'investir le présent et l'avenir. Pour Minkowski (1968) :

> C'est que dans le regret [...] nous immobilisons, après l'avoir isolé du flux de la vie, un fait du passé et y restons attachés, plus ou moins longtemps, comme si nous nous trouvions sous son emprise. (p. 315-316)[1]

Il en est ainsi pour Mme B., qui s'ennuie, comme nous aurons l'occasion de le montrer plus loin.

À la question de savoir comment s'est prise la décision qu'elle vienne vivre en établissement, Mme B. répond :

> *On ne m'a pas demandé la permission. On m'a mise ici.*

Elle parle d'elle-même comme d'un objet, d'une chose déplacée au gré de la volonté des autres, en l'occurrence les personnes, proches parents ou professionnels, qui ont décidé de son placement en établissement :

> *On m'a mise ici...*
>
> *Il a fallu qu'ils me bousculent...*
>
> *Qu'on m'ait fourrée là, non...*

Ses propos laissent entendre qu'à aucun moment elle n'a eu le choix, n'a pu décider pour elle-même des conditions de son entrée et de son installation en maison de retraite. Les considérations telles que : « On est obligé d'accepter », « On n'a pas le choix », « Pour le moment, ma foi, c'est comme ça », « Qu'est-ce que vous voulez faire ? » – cette interrogation revient à plusieurs reprises dans ses propos, ainsi que d'autres déclarations tout aussi empreintes de fatalisme – montrent bien que Mme B. subit les événements bien plus qu'elle n'y prend part de façon active.

L'ennui

La grande majorité des résidents affirment ne jamais s'ennuyer ; c'est par exemple le cas de M. S. qui, à la question de savoir si les journées sont longues, répond : « Je dois vous dire que je ne m'ennuie jamais. Je suis tout le temps occupé. Tout le temps. C'est très varié. On fait beaucoup de choses », ou de Mme Z. :

> *Eh bien justement, je me disais : « Mais mon Dieu, comment vais-je passer mes journées ? Mais ça va être long, ça va être long... » Je me faisais toutes*

---

1. Ou, comme le dit Chenet (2000) : « Le regret déplore un passé absent qu'il voudrait prolonger, il voudrait éterniser un passé perdu, mais, ce faisant, il rive l'homme aux occasions perdues : l'homme du regret est celui qui épilogue, rumine, refait le passé sans cesse, et laisse ainsi fuir des possibilités nouvelles » (p. 166-167), ou se trouve dans l'impossibilité de les saisir.

sortes d'idées, et puis non. Les jours passent encore assez... je vous dis, si on a... elles [les soignantes, les animatrices] font tout ce qu'elles peuvent pour nous distraire [...].

Parmi les résidents interviewés, seuls quelques-uns disent s'ennuyer. Ils évoquent l'ennui de manière pudique, soit en le rapportant au manque de personnel et de distraction (ce manque est ressenti de manière plus forte le dimanche et durant l'hiver), soit en l'associant avec la peur de la mort qui revient chaque soir.

Mais Mme B., elle, ne fait *que* s'ennuyer. Elle considère qu'elle a peu à attendre et à espérer de l'avenir (et, comme nous l'avons vu précédemment, beaucoup à regretter du passé). Dans ces conditions, il n'est guère étonnant que son expérience du présent soit dominée par l'ennui. Lorsque l'intervieweuse lui demande s'il lui arrive de s'ennuyer, elle répond :

Tout le temps. Je m'ennuie tout le temps. On peut me changer et me mettre ailleurs, c'est la même chose. On m'a sortie de là où j'étais, là où j'ai fait toute ma vie, alors après, ma foi, on n'est plus nous. À présent, déjà maintenant, on n'est plus nous. On ne commande plus. On fait ce qu'on nous dit de faire et voilà. Ce n'est pas juste. Ce n'est pas normal.

Mme B. semble abandonnée à l'ennui, au « présent indéfiniment recommencé ». On peut dire que son existence « est éprouvée comme le contraire même de la vie, qui est par essence changement ou promesse de changement » (Grimaldi, 1993, p. 65). Le « On ne commande plus » et le « On n'est plus nous » de Mme B. laissent respectivement entendre qu'elle n'a plus de liberté et que, par conséquent (?), elle se perçoit réduite à l'état de chose, en tout cas dépossédée de sa capacité de s'autodéterminer, dépossédée d'elle-même et de sa vie, ou, pour parler comme Minkowski, de son élan vital[1].

Pour Mme B., c'est son entrée, ou plutôt son placement en institution qui est à la source de tous ses maux. Elle a, de son point de vue, réellement signé le début de la fin de sa vie. Dans un sens, et en mesurant nos mots, nous pourrions dire qu'elle est une « résidente goffmanienne » :

> [...] dans la plupart des cas, les reclus ont le sentiment très vif que le temps passé dans l'institution est perdu, détruit, arraché à leur vie ; c'est du temps à porter au compte des pertes, c'est un temps que l'on doit « faire », « tirer » ou « tuer ». Dans les prisons et dans les hôpitaux psychiatriques, les termes qui permettent de décrire la façon dont un individu « fait son temps », sans mal ou péniblement, permettent aussi de mesurer le degré d'adaptation de cet

1. À relever qu'en cela l'expérience de l'ennui ressemble à celle de l'attente.

individu à l'institution. Ce temps est, pour ceux qui doivent le « faire », une chose qu'ils ont placée en exergue et à laquelle ils accordent une attention soutenue et constante dont on ne trouve aucun équivalent à l'extérieur. En conséquence, le reclus finit par penser que la période correspondant à la durée de son séjour forcé – sa peine – a été pour lui une période d'exil total, hors de la vie. C'est dans ce contexte qu'il faut envisager les condamnations à perpétuité ou à de longues périodes de réclusion si l'on veut mesurer – et encore, partiellement – leur influence démoralisante. (Goffman, 1968, p. 112-113)

L'insatisfaction et le mal-être de Mme B. ne tiennent pas au fonctionnement et à l'organisation de l'institution dans laquelle elle vit. Ils sont bien plutôt le résultat de sa difficulté à s'adapter aux nombreuses pertes vécues. Or le processus de deuil est important à réaliser, car il permet un certain « ressaisissement de soi » et de sa vie, comme le pardon dans le cas du remords :

Alors que le temps du remords se replie sur la faute au point d'en être prisonnier, le temps du repentir se reprend, se déploie, retrouve le sens vectoriel de la vie, en sa créativité. Le temps du remords est le temps de l'irrémédiable, de l'impossible [...] celui du repentir est celui de la reprise sur soi d'un temps nouveau. Le présent manifeste de nouveau l'appel de l'avenir. C'est alors qu'intervient, dans l'éclair de l'instant, le miracle du *pardon*, qui scelle, pour la conscience repentante, sa résurrection. Le pardon est la modalité morale de l'oubli, c'est un oubli actif et créateur qui scelle le grand dégel de l'âme. À l'irréversibilité, la seule réponse est le pouvoir de pardonner : déliant ce qui est lié, l'acte du pardon a vaincu l'irréversibilité. (Chenet, 2000, p. 169)

Les regrets éprouvés par Mme B. la tiennent prisonnière du passé, l'empêchant d'envisager ce temps nouveau dont parle Chenet. Or le « travail du deuil » est peut-être au regret ce que le pardon est au remords, c'est-à-dire une sorte de miracle libérateur qui permet à la personne ayant dépassé le deuil de recouvrer son élan vital et de rouvrir son avenir devant elle.

C'est ce processus de réouverture au terme d'un travail de deuil qu'illustrent les réflexions d'une autre résidente, Mme M. :

Et vous savez, je dis en passant, ce mot « accepter », je l'ai au moins cent fois dans la tête, dans la bouche, toujours quand il y a quelque chose qui me heurte, je me dis « il faut accepter ». Et, vous savez, je crois que j'accepte. Et si on a accepté, ça va mieux. Tandis que si on veut : « Pourquoi ci, pourquoi ça c'était pas bien ? », on n'avance pas. Et depuis que je raisonne comme ça je suis beaucoup mieux. Il n'y a pas de problème. Il faut se faire une raison et puis voilà.

Les propos d'autres résidents vont dans ce sens. À la question de savoir s'ils vivent des moments creux (où rien ne se passe et où le temps leur paraît long), ils répondent respectivement :

> *Non. Je ne peux pas dire. L'ennui, je ne sais pas ce que c'est. Je ne sais pas ce que c'est. Vous savez, [...] quand j'ai pris la décision de venir, j'ai dit : « Tu vas voir les jours creux. Tu vas peut-être t'ennuyer. » Mais non, pas du tout. Je sentais que je ne pouvais plus être seule, que je ne pouvais plus faire, alors ça a très bien été tout de suite.* (Mme D.)

> *Non. Jamais. Heureusement. Vous comprenez, la chose qui était nécessaire, c'est que je ne pouvais pas rester dans mon appartement. Alors ma décision a été prise.* (Mme J.)

> *Non, jamais. Je lis. Je me suis décidé, dès le premier jour de mon immobilité, de ne jamais me plaindre de quoi que ce soit. J'ai toujours quelque chose à lire ou à relire.* (M. C.)

Ailleurs dans l'entretien, M. C., dernier résident cité, relève que ses activités, quoique limitées depuis sa seconde attaque et son entrée en maison de retraite, *« suffisent amplement à [son] bonheur »*. Le bonheur semble donc être une affaire de renoncement, de volonté d'adaptation. Nous retrouvons dans les propos de ces trois résidents l'idée du bonheur épicurien, c'est-à-dire du bonheur comme travail sur le désir, mais aussi la perspective du bonheur stoïcien, comme travail sur la volonté. En témoignent par exemple leurs expressions *« quand j'ai pris la décision de venir »*, *« alors ma décision a été prise »*, *« Je me suis décidé »*.

Conclusion

Dans ce chapitre, nous avons tenté d'établir une rencontre entre les points de vue de quelques philosophes qui se sont intéressés au temps et au bonheur, et les propos de résidents et résidentes de maisons de retraite qui nous ont parlé de leur vie quotidienne. Notre analyse des figures du temps et de leur rapport avec le bonheur n'est bien sûr pas exhaustive, mais elle nous paraît suffisante pour fonder la réflexion qui suit.

Nous sommes partie de l'hypothèse que le bonheur était nécessairement lié à la question du sens de la vie, et que c'était précisément cela qui le distinguait du bien-être, plus fondamental, plus immédiat, moins moral. Nous devons reconnaître que la distinction n'est pas si évidente. En effet, le bonheur et le malheur semblent dépendre également du travail de deuil, du renoncement, de l'acceptation, de la volonté d'adaptation, de l'action, ou même d'une activité banale comme la marche – autant de moyens d'accéder au bonheur à première vue moins porteurs d'ouverture et d'épanouissement qu'une quête de sens, mais peut-être tout aussi efficaces pour être heureux. Comte-Sponville et al. (2004) écrivent : « Le plus grand bonheur, c'est l'expérience d'un moment [...] où la question du sens ne se pose plus, parce que la vie, ici et maintenant, suffit à nous combler » (p. 63). Peut-être faut-il alors comprendre que le plus grand bonheur, c'est d'éprouver un sentiment de bien-être.

Il est deux questions particulières pour lesquelles nous souhaitons avancer des éléments de réponse.

La première question est d'ordre théorique, et concerne le bonheur chez Minkowski. Nous nous sommes référée à sa conception du temps, sans toutefois chercher à expliciter sa vision du bonheur. Il est donc utile de nous demander si ce dernier est pour Minkowski une affaire de présent ou une affaire d'avenir. Minkowski (1968) revient souvent sur la valeur positive de la capacité d'« habiter » le temps, ou le présent. Il parle en effet du « sentiment de *repos* et de *détente* » qui caractérise le contact vital avec la réalité[1]. Il évoque également « l'harmonie parfaite » (p. 59) et le « sentiment d'harmonie [...] qui se dégage de cette union intime avec le devenir ambiant » (p. 60). « Harmonie », « repos », « détente », ou encore « union intime » renvoient à notre sens à la notion de bien-être, au plaisir ou à la jouissance. C'est ainsi que l'activité, qui nous met en contact *immédiat* avec le devenir, semble porteuse d'un sentiment de bien-être :

> C'est [...] l'activité elle-même qui détermine sa propre sphère. Les limites de cette sphère ne me sont pas données par ailleurs ni appliquées ensuite du dehors, pour ainsi dire, par un acte constatant que mon activité va jusque-là et ne va pas plus loin ; non, elles me sont données par l'activité elle-même. C'est ce qui fait que, loin de me sentir emprisonné dans la sphère de mon activité et de venir me heurter à ses parois, je m'y sens, au contraire, à l'aise et prends plaisir à m'y ébattre sans entraves. (*Ibid.*, p. 77)

L'avenir, quant à lui, n'existe que par notre élan vital, son horizon ne nous est dévoilé que par la puissance de notre élan, de nos actions, de nos désirs, etc. :

1. Alors que « nous nous sentons comme emportés en avant par le devenir, comme bercés doucement par lui [...] nous goûtons en même temps ce qu'il y a de sublime dans la faculté de se confondre avec le devenir ambiant, de se sentir uni aussi intimement que possible à lui, de se dissoudre, pour ainsi dire, en lui » (Minkowski, 1968, p. 58).

> Il serait inexact de dire que nous *savons* qu'il existe un avenir *et* que nous orientons vers cet avenir notre élan. Non, l'avenir et l'élan vital sont si intimement liés l'un à l'autre qu'ils ne font qu'un. C'est l'élan vital qui nous dévoile l'existence de l'avenir, qui lui donne un sens, qui l'ouvre et le crée devant nous. (*Ibid.*, p. 35)

Là où Minkowski parle d'élan vital, Spinoza parlerait probablement d'appétit ou de *conatus*, c'est-à-dire de l'effort de tout être humain à persévérer dans son être et dans son existence.

La seconde question a des implications plus pratiques, et nous la formulerons ainsi : lorsque l'on est soignant, peut-on aider au bonheur et au bien-être de l'autre ; si oui comment ? Peut-être s'agit-il, entre autres, de reconnaître à la personne âgée non seulement une vie passée, mais aussi une vie en devenir. Mais comment lui manifester, concrètement, cette reconnaissance ? Si nous acceptons la définition de Comte-Sponville et des autres philosophes qui placent le bonheur dans le présent, une partie de la réponse pourrait se situer dans les notions de présence et d'attention, de sollicitude et de rencontre. Buber, le philosophe de la rencontre[1], écrit dans *Je et Tu* : « L'instant présent, [...] l'instant véritablement présent et plein n'existe que s'il y a présence, rencontre, relation. Dès que le Tu devient présent, la présence naît » (1969, p. 31). Buber distingue deux attitudes fondamentales, deux manières d'être en relation avec l'autre : le *Je-Tu* et le *Je-Cela*. Ce second mode de relation tend à réifier l'autre, à le réduire à ce que nous pensons savoir de lui, à une somme de déterminants. Alors que dans le premier mode de relation, « le *Je* et le *Tu* s'affrontent librement dans une réciprocité d'action qui n'est liée à aucune causalité et qui n'en a pas la moindre teinture » (p. 82). L'homme n'est libre que dans la relation *Je-Tu*, qui implique la réciprocité et la présence.

RÉFÉRENCES

Amyot, J.-J. et Mollier, A. (2002), *Mettre en œuvre le projet de vie dans les établissements pour personnes âgées*, Paris, Dunod.

Aristote (2004), *Éthique à Nicomaque*, trad. fr. R. Bodéüs, Paris, Flammarion.

Barus-Michel, J. et al. (1984), *Les Retraités et l'expérience du temps*, Paris, Fondation nationale de gérontologie–GERAL.

Bergson, H. (2001), *Essai sur les données immédiates de la conscience*, Paris, PUF [1ère éd. : 1889].

1. « Toute vie véritable est rencontre » (Buber, 1969, p. 30).

Bergson, H. (1963), « La Pensée et le mouvant », in *Œuvres*, Paris, PUF [1ère éd. : 1934].
Bianchi, H. (1987), *Le Moi et le temps. Psychanalyse du temps et du vieillissement*, Paris, Dunod.
Buber, M. (1969), *Je et Tu*, Paris, Aubier [1ère éd. : 1923].
Chenet, F. (2000), *Le Temps. Temps cosmique, Temps vécu*, Paris, Armand Colin.
Comte-Sponville, A. (2000), *Le Bonheur, désespérément*, Paris, Pleins Feux.
Comte-Sponville, A., Delumeau, J. et Farge, A. (2004), *La Plus belle histoire du bonheur*, Paris, Le Seuil.
Delamarre, B. (1996), *L'Existence : la mort, le bonheur*, Paris, Ellipses, coll. « Philo-Notions ».
Épictète (2002), *Entretiens*, in *Les Stoïciens*, Paris, Gallimard, coll. « Bibliothèque de La Pléiade ».
Épicure (1992), *Lettre à Ménécée*, in *Épicure. Lettres et maximes*, Paris, PUF.
Ferry, L. (2006), *Apprendre à vivre. Traité de philosophie à l'usage des jeunes générations*, Paris, Plon.
Foulquié, P. et Saint-Jean, R. (1978), *Dictionnaire de la langue philosophique*, Paris, PUF.
Genton Trachsel A. et Christen-Gueissaz E. (2005), *Convergences et décalages entre la portée institutionnelle des « démarches qualité » et le bien-être de résidents d'EMS certifiés*, Lausanne, UNIGER.
Goffman, E. (1968), *Asiles. Études sur la condition sociale des malades mentaux et autres reclus*, Paris, Minuit.
Grimaldi, N. (1993), *Ontologie du temps. L'attente et la rupture*, Paris, PUF.
Héraclite (1988), in *Les Présocratiques*, Paris, Gallimard, coll. « Bibliothèque de La Pléiade ».
Minkowski, E. (1968), *Le Temps vécu*, Paris, Delachaux et Niestlé [1ère éd. : 1933].
Pascal (1976), *Pensées*, texte établi par L. Brunschvicg, Paris, Hachette, 1897 ; rééd. Paris, Garnier-Flammarion.
Ploton, L. (1990), *La Personne âgée, son accompagnement médico-social et la question de la démence*, Lyon, Chronique Sociale.
Saint Augustin (1998), *Confessions*, Paris, Gallimard, coll. « Bibliothèque de La Pléiade ».
Sénèque (2002), *De la vie heureuse*, in *Les Stoïciens*, Paris, Gallimard, coll. « Bibliothèque de La Pléiade ».
Spinoza (1954), *L'Éthique*, Paris, Gallimard.
Vieillard-Baron, J.-L. (1993), *Bergson*, Paris, PUF.

2

Se sentir chez soi en institution d'hébergement collectif

Sylvie Freudiger

En vue d'accroître le bien-être des personnes âgées accueillies, les institutions d'hébergement de long séjour cherchent, de nos jours, à associer différentes logiques d'accompagnement complémentaires, parfois difficiles à concilier. Elles proposent généralement au minimum des soins infirmiers, des prestations hôtelières et des offres en matière d'animation. Pour souligner leur spécificité et se démarquer des institutions connexes, hospitalières en particulier, elles se définissent volontiers comme des « lieux de vie ». Si une telle définition se veut garante d'une bonne qualité de vie pour les résidents âgés, un certain embarras se profile pourtant lorsqu'il s'agit d'aller plus avant dans l'explicitation de ce à quoi de tels « lieux de vie » correspondent précisément. Ces institutions en pleine évolution semblent être actuellement marquées par un certain flou identitaire, accentué par la coexistence de deux tendances émergentes et paradoxales. D'un côté, nous observons une augmentation et une spécialisation des soins, liées aux besoins accrus de la population âgée accueillie, de plus en plus atteinte dans sa santé, tant physique que psychique. L'ampleur prise par cet aspect de l'accompagnement conduit même certains professionnels à renoncer à faire appel au concept de lieu de vie et à considérer ces institutions comme une modalité hospitalière parmi d'autres. D'un autre côté s'exprime une volonté toujours plus forte d'offrir aux personnes accueillies un substitut du domicile, où elles peuvent vivre de la manière la plus personnalisée possible et en continuité avec leur vie d'avant.

Ces institutions accueillent et accueilleront, il est vrai, de plus en plus de personnes âgées extrêmement fragilisées et dépendantes, nécessitant des soins spécialisés importants. Il n'en demeure pas moins qu'elles ont une spécificité qu'il est essentiel de ne pas négliger : elles représentent le lieu d'habitation principal et la plupart du temps dernier pour les personnes accueillies qui n'ont, dans la majorité des cas, pas de perspective d'un changement possible vers un type d'hébergement alternatif et plus individuel. Cet élément compte parmi les aspects centraux de leur identité. S'interroger sur la place que tient la notion de chez-soi dans la conceptualisation du mode d'accompagnement que les institutions proposent paraît être, dans ce contexte, incontournable. Une telle interrogation est d'autant plus nécessaire que le sentiment de chez-soi est un élément essentiel au bien-être de tout individu, quels que soient son âge et son état de santé.

Dans ce chapitre, nous proposons d'interroger le concept de « lieu de vie » et d'examiner comment la question du chez-soi peut s'y inscrire. Le sentiment de chez-soi est éminemment subjectif et tire ses sources de la conjonction de multiples facteurs, tant individuels que contextuels, plus ou moins propices à son apparition. Notre objectif est d'explorer les destins possibles de ce sentiment dans le contexte particulier de l'institution d'hébergement collectif et ce qui contribue ou non à lui donner vie. Nous évoquerons les diverses contraintes institutionnelles rendant délicate la naissance d'un tel sentiment, ainsi que les éléments pouvant la faciliter. Une telle démarche appelle une réflexion sur la place effective que prend le sentiment de chez-soi dans le vécu des personnes accueillies ; l'analyse de propos tenus par des personnes âgées vivant en institution nourrira nos réflexions[1].

Les institutions d'hébergement collectif : des lieux de vie…

Nous l'avons dit, les institutions d'hébergement au long cours ont généralement pour principe de se définir comme des « lieux de vie ». Si une telle dénomination paraît, de prime abord, relativement évidente et anodine, on s'aperçoit rapidement que tel n'est pas le cas.

Dans l'analyse sémantique à laquelle il procède, Dupront (1990) montre que le mot « lieu » est « un mot simple et secret à la fois, d'une simplicité telle que nous l'utilisons sans question, sans nous interroger sur ce qu'il apporte avec lui et en lui » (p. 58).

1. L'équipe de l'Unité de Recherche et d'Intervention en Gérontologie psychosociale (UNIGER) a conduit une recherche entre 2001 et 2005 qui portait, entre autres, sur le sentiment de bien-être des personnes âgées hébergées en institution (Genton Trachsel, Christen-Gueissaz, 2005). À cette occasion, nous avons recueilli de très nombreuses données (auprès de professionnels, de proches et de résidents de 12 établissements médico-sociaux). Notre analyse des propos de personnes âgées vivant en institution, à propos de la question du chez-soi, se fonde sur les 62 interviews réalisées avec elles.

C'est chez Chrétien (1983) que nous trouvons une approche particulièrement constructive de ce concept : « La pensée du lieu est une pensée de la limite [...]. [Celle-ci] n'est pas enclôture mais éclosion, elle n'est pas fin, mais origine, elle n'est pas ce qui enferme, mais ce qui ouvre » (p. 132). Le lieu se définit par des limites à l'intérieur desquelles quelque chose doit advenir, *avoir lieu*.

Or, pour des auteurs tels que Ponet (2004), reprenant une réflexion développée par Foucault (1984), certaines institutions – couvents, prisons, hôpitaux psychiatriques, maisons de retraite, cimetières aussi – se caractériseraient avant tout par leur fonction de mise à l'écart du reste de la société, de fermeture. Elles représenteraient des lieux de stigmatisation, d'exclusion et de relégation ; définies par la négative, elles seraient en définitive des non-lieux.

Comment ne pas voir dans le choix de l'expression « lieu de vie » pour désigner les établissements qui nous occupent ici une volonté de se démarquer clairement de telles institutions ? Nous pouvons comprendre l'emploi de cette expression dans une double perspective. Elle est d'un usage suffisamment courant et étendu pour ne pas distinguer clairement ces institutions d'autres lieux pleinement intégrés à la société. De plus, si un lieu est toujours un lieu *de quelque chose*, spécifier que c'est la vie qui doit y prendre place permet de se départir des images que ces institutions véhiculent encore souvent dans notre société, celles de maladie et de mort. Une telle expression indique clairement qu'il ne s'agit pas de gérer des aboutissements de vie, mais bien d'accompagner la vie des personnes accueillies (Champvert, 2001). Son choix témoigne d'un projet d'intégration à part entière de ces institutions et de leurs habitants dans la société.

Des efforts importants sont faits dans ce sens depuis plusieurs années déjà. Une perspective socio-historique montre l'évolution de ces institutions. En effet, les établissements d'hébergement destinés aux personnes âgées sont les héritiers des hospices d'antan qui accueillaient tous ceux dont la société ne voulait pas (pauvres, dangereux, aliénés, vieux, etc.) et, plus tard, des asiles de vieillards où ceux-ci étaient « casés » dans des salles communes impersonnelles, et où ils ne bénéficiaient que de réponses rudimentaires à leurs besoins. L'évolution de ces institutions a été marquée par une amélioration considérable de la qualité des soins, mais elles ont donné pendant longtemps une importance prépondérante à la culture hospitalière. Paradoxalement, c'est avec le développement des services de maintien à domicile, sous-tendu par l'émergence d'une volonté marquée d'intégration sociale des personnes âgées, que les institutions d'hébergement ont amorcé un changement radical dans la conceptualisation de leur mission, dans une tentative de s'aligner sur cette nouvelle conception de la place des personnes âgées dans la société (Mallon, 2001). On voit alors petit à petit naître la nécessité de faire coexister deux logiques principales :

- une logique soignante, qui aborde les personnes âgées comme des patients à traiter ;
- une logique d'accueil, qui fait la spécificité du « lieu de vie », centrée sur le respect de l'individualité des résidents, de leurs attentes, souhaits et désirs propres.

Compte tenu de l'aggravation de l'état de santé des personnes âgées qui entrent en institution, la logique hospitalière ne pourra que prendre de l'importance dans les années à venir ; mais elle implique une approche avant tout collective des personnes accueillies, centrée sur leurs pathologies et déficiences. Pour contrebalancer cette tendance, les institutions gériatriques cherchent à aménager une place à la vie individuelle et quotidienne. C'est dans cette nouvelle optique que l'on voit apparaître l'élaboration de projets de vie pour les résidents, dans le souci d'un accompagnement personnalisé de chacun, tout comme l'intégration d'un secteur « animation » dans ces établissements. Par ailleurs, la prise de conscience progressive que les souhaits des personnes hébergées ne s'inscrivent pas forcément dans la logique soignante en vigueur – la logique du soin et de la prévention de la maladie peut aller à l'encontre des désirs profonds des personnes prises en charge[1] – rend nécessaire le développement d'une conception de l'accompagnement qui leur restitue leur plein statut d'acteur de leur vie. C'est ainsi qu'il faut comprendre la multiplication des efforts pour s'adapter autant que possible aux résidents, à leur volonté et leur mode de vie propres.

Ces quelques éléments nous permettent de mieux saisir les fondements d'une mission qui consiste à offrir un « lieu de vie » aux personnes âgées vivant dans une institution d'hébergement collectif : se démarquer des lieux de soins purs, en proposant davantage qu'une prise en charge focalisée sur les déficiences de personnes vieillissantes. Une telle perspective prend en compte qu'il s'agit avant tout d'un accompagnement de la vie

1. Il suffit ici d'évoquer les nombreux débats institutionnels concernant l'autorisation ou non du tabac, ou plus encore concernant la question de l'euthanasie, qui divisent souvent résidents et soignants.

quotidienne de citoyens à part entière et maîtres de leur sort, placés au centre de l'institution et intégrés à la société.

Dans la recherche déjà citée (Genton Trachsel et Christen-Gueissaz, 2005), l'analyse des propos des professionnels et des observations conduites in situ à des moments différents de la journée (repas et fin d'après-midi) démontre que les 12 établissements médico-sociaux de l'étude sont en mouvement vers une conception de « lieu de vie » de qualité, même s'ils sont à des étapes différenciées de ce cheminement. Divers concepts institutionnels en témoignent, comme la personnalisation de l'accompagnement, le maintien d'une continuité entre vie d'avant et vie en institution, l'ouverture de l'établissement sur l'extérieur. Mais il ressort également de nos interviews avec les professionnels, les résidents et leurs proches que certaines difficultés continuent d'entraver, parfois de façon marquée, un sentiment de bien-être chez les personnes âgées hébergées en institution.

Les propos suivants de deux personnes âgées, qui décrivent leur vie en institution gériatrique en termes de vie « à l'hôpital », suffisent à eux seuls à nous interpeller :

> *J'ai fait l'apprentissage de la vie d'hôpital. [...] Comme dans tous les hôpitaux, il y a toujours une salle de réception, un endroit où les gens se rassemblent un moment l'après-midi, il y a toujours une salle à manger. Ce qu'il y a surtout, c'est une grande liberté, on peut recevoir des visites, on peut les retenir à midi [...].*
>
> *Quand on va dans un hôpital, on ne peut pas faire comme on veut.*

En définitive, sur quels éléments forts les institutions peuvent-elles aujourd'hui se fonder pour poursuivre leur évolution vers un accompagnement toujours mieux orienté sur le « lieu de vie » ? Dans l'optique d'un accroissement du bien-être des personnes accueillies, prendre en compte la dimension du chez-soi nous paraît incontournable, et nous émettons l'hypothèse que l'accès au sentiment de chez-soi et la volonté de mettre tout en œuvre pour le rendre possible sont au cœur de cette perspective du « lieu de vie ».

Intégrer cette notion du chez-soi dans la réflexion présente un double intérêt : d'une part, celui de prendre en compte l'importance fondamentale que revêt la satisfaction du besoin de se sentir chez soi quelque part pour le bien-être de tout individu ; d'autre part, celui d'apporter un repère supplémentaire pour guider, très concrètement, les modes d'accompagnement proposés par les professionnels, en vue de favoriser toujours plus le bien-être des personnes hébergées.

La situation suivante en témoigne, a contrario. Une des personnes âgées interviewées parle à plusieurs reprises au cours de l'entretien du contrat, certes personnalisé mais très restrictif, que l'établissement a élaboré pour elle ; celui-ci règle non seulement le nombre de douches et de cigarettes auxquelles elle a droit, mais également le nombre de lettres qu'elle peut écrire par semaine :

> *Je peux écrire deux lettres par semaine. C'est dans mon contrat. Puis j'ai déjà demandé, on m'a dit non, Mme [nom], c'est deux, et pas plus. On m'a dit, si vous pouviez écrire, vous écririez un peu à tout le monde. Et puis on m'a dit, votre fils, il dirait, ma maman, ça va pas.*

L'institution pénètre, plus ou moins insidieusement, profondément dans la vie des résidents et dans leur intimité, en s'octroyant un droit de regard sur la quasi-totalité des aspects de leur vie. Ainsi, même lorsque l'accompagnement est effectué dans une perspective personnalisée, il n'est pas rare d'observer une réduction conséquente du sentiment de maîtrise que les personnes accueillies ont de leur vie. De fait, toute institution, même de services, contient en germe les conditions pour développer des tendances à la domination, à un moment ou un autre de son existence. Henrard (2001) note qu'il n'est pas rare que les droits élémentaires, comme le contrôle de ses biens personnels, de son propre corps, de la décision d'aller et venir librement, de l'accès à l'information, n'y soient pas respectés. Il est ainsi capital de mettre en place un maximum de moyens pour limiter ces risques de dérive intrinsèquement liés au fonctionnement institutionnel lui-même. Des aspects importants de la vie des personnes accueillies doivent pouvoir rester inaccessibles à l'institution, hors de toute visibilité et de tout contrôle, pour autant que celle-ci renonce à se vouloir totalitaire. Or, placer la notion de chez-soi au centre de la conceptualisation de l'accompagnement restitue à l'individu hébergé, en termes forts, son droit irréductible de disposer d'une sphère personnelle, d'intimité, de maîtrise et de liberté, conditions essentielles à son sentiment de bien-être.

Nous pouvons espérer que les tentatives d'évolution, des plus prudentes aux plus innovantes, participent d'un processus de *désinstitutionnalisation des établissements* (Mallon, 2001) qui permette aux personnes hébergées de recréer un chez-soi, même si celui-ci est inévitablement différent de l'ancien domicile parce qu'il s'adapte à leurs nouveaux besoins.

La question du chez-soi n'est toutefois encore que très rarement abordée de façon frontale dans les institutions gériatriques. Lorsqu'elle l'est, c'est souvent de façon insatisfaisante : soit en évacuant prématurément la possibilité de son existence en institution dans une volonté de ne pas enjoliver une réalité que l'on sait difficile, soit en négligeant au contraire la complexité d'un tel sentiment et les obstacles à son émergence dans le contexte institutionnel. Ainsi peut-on évoquer les injonctions maladroites de professionnels bien intentionnés qui invitent tout nouvel arrivant à « se sentir ici chez lui ». Une telle attitude fait en outre fi du fait que l'affirmation « vous êtes ici chez vous » n'est précisément prononcée que par un hôte s'adressant à un invité, qui n'est justement pas réellement chez lui.

Il n'est guère souhaitable, bien sûr, que les institutions se définissent d'emblée comme le nouveau chez-soi des personnes qui y emménagent. Une telle attitude serait peu réaliste, prématurée, et peu respectueuse du travail personnel important qu'exige l'élaboration, le cas échéant, d'un sentiment de chez-soi chez les résidents. Et pour ceux qui n'y parviennent pas, cette situation induirait un nouveau sentiment d'échec, après celui de ne plus pouvoir vivre de manière indépendante dans leur ancien domicile. Il importe également de ne pas négliger les difficultés pragmatiques liées à la promiscuité et à la nécessité de trouver un juste équilibre entre libertés individuelles des personnes hébergées et imposition de règles pour assurer leur sécurité et le confort collectif. Reste que la notion de chez-soi mérite, selon nous, d'être prise sérieusement en considération dans la conceptualisation de la mission des institutions.

La difficulté des établissements d'hébergement à aborder cette question du chez-soi de manière directe et constructive dépend sans doute entre autres d'un manque d'outils conceptuels pour l'aborder. C'est la raison pour laquelle nous désirons, dans la suite de ce chapitre, contribuer à une meilleure compréhension du chez-soi et de la manière dont il peut s'articuler avec la réalité du contexte institutionnel gériatrique.

Vivre en institution *comme* chez soi

Les institutions destinées à l'accueil à long terme de personnes âgées sont désignées comme des « maisons », des « résidences », des « établissements », des « foyers », ou des « homes ». Il serait intéressant d'analyser si ces choix reposent sur des philosophies institutionnelles distinctes et retentissent sur le sentiment de chez-soi chez les usagers. À notre connaissance, rien n'indique que tel est effectivement le cas. Pourtant, dans la démarche entreprise par Serfaty-Garzon (2003) qui analyse quels sont les mots qui disent l'habiter au quotidien – habitation, logis, domicile, demeure, résidence, home, etc. –, il apparaît que ceux-ci sont liés à des facettes et des sentiments du chez-soi nuancés.

En approchant la réalité institutionnelle des établissements qui nous occupent ici sous l'angle du sentiment de chez-soi, il est par ailleurs frappant de constater que les personnes âgées qui y vivent sont le plus souvent désignées par le terme de « résidents ». Pourquoi ce choix ? L'analyse sémantique de Serfaty-Garzon (2003) déjà citée montre que des 12 synonymes du terme « résidence », aucun ne véhicule une dimension sensible du chez-soi ou l'attachement à ce dernier. La résidence est avant tout associée à des fonctions officielles. Le terme « résident » semble correspondre à un statut assigné de l'extérieur, assez froidement en somme, aux personnes accueillies. Ce choix pourrait aussi bien être celui d'un promoteur immobilier ; il ne révèle rien de plus qu'un projet de gestion administrative des personnes accueillies. Une des 12 institutions partenaires de la recherche déjà citée (Genton Trachsel et Christen-Gueissaz, 2005) a, quant à elle, opté pour le terme « habitant ». Une telle option nous semble particulièrement intéressante. Elle est le signe d'une volonté affirmée que les personnes accueillies puissent créer un lien profondément signifiant avec leur nouveau lieu de vie ; le signe, au fond, d'une ouverture véritable à la possibilité d'y reconstruire un sentiment de chez-soi[1].

Le verbe *habiter* contient en effet ceci d'essentiel qu'il pointe une des spécificités fondamentales de la condition humaine : si l'animal se contente de s'abriter, l'homme quant à lui a la capacité d'habiter, c'est-à-dire d'établir une relation à son lieu d'habitation, d'agir sur lui et de lui donner du sens. L'habiter va ainsi bien au-delà de « l'action de se loger » : il tire le lieu d'habitation de sa dimension purement matérielle et fonctionnelle pour en faire un lieu investi subjectivement, un lieu doté de significations personnelles propres et profondes, et finalement un point d'appui au sentiment d'exister pleinement en tant que soi. En abordant le concept d'habiter sous différents angles, nous nous apercevons en effet rapidement à quel point les liens entre l'*habiter* et le *soi* auxquels renvoie l'idée de *chez-soi* sont étroits.

Liiceanu (1983) indique que l'habitation en grec se traduit de deux façons distinctes selon que l'on cherche à désigner l'aspect matériel de celle-ci – auquel cas on emploie le terme *doma* –, ou le lieu de

1. C'est pour cette raison que nous utiliserons désormais le terme d'habitants plutôt que de résidents.

l'habitation comme forme de retour à soi – dans ce cas, c'est le terme *oikos* qui s'impose. En allemand également, le verbe *habiter* renvoie à celui d'*être*. C'est ce que Heidegger démontre par une exploration étymologique, indiquant qu'*être* signifie littéralement *j'habite auprès de* (Chrétien, 1983).

C'est à la perspective phénoménologique en particulier que l'on doit d'avoir analysé finement les liens entre l'*habiter*, l'*être* et le *chez-soi* : succinctement résumé, *habiter*, c'est travailler à se sentir chez soi quelque part, condition nécessaire pour être soi. Villela-Petit (1989) montre ainsi comment, dans l'expression *chez soi*, la question de l'habiter se trouve immédiatement reliée à celle du soi :

> Quelle indication l'expression « chez moi » nous donne-t-elle, dans la mesure où, en elle, la question de la maison se trouve déjà reliée à celle du soi ou de « self », pour dire en anglais ? N'est-ce pas tout d'abord qu'elle nous oriente vers une compréhension de la maison – voire de l'espace habité – qui ne s'arrête pas à la sphère de l'avoir ou à la simple localisation [...] ? Risquons donc, en première approche, cette affirmation : le « chez-soi » est cet espace à travers lequel, et plus que nulle part ailleurs, on peut devenir soi, à partir duquel on peut « revenir à soi ». (p. 128-129)

Un des intérêts majeurs de l'approche phénoménologique réside dans le fait qu'elle tente d'expliciter la relation qu'entretiennent des êtres corporels avec leur environnement social et matériel (Graumann, 1989). Or ce qui fait toute la richesse mais aussi la complexité du chez-soi provient bien de l'intrication de deux niveaux de réalité[1] : un niveau matériel – l'habitat – et un niveau psychique – le mouvement intérieur du sujet habitant créant des liens avec l'espace habité. Le chez-soi lie ainsi un

---

1. Il faut compter sur le fait que, si le chez-soi comporte un aspect de stabilité et d'ancrage dans une certaine matérialité, il comporte également un aspect dynamique. L'on doit à Amphoux et Mondada (1989) d'avoir démontré l'existence de deux visions du chez-soi, l'une statique et l'autre dynamique, qui, loin de s'opposer l'une à l'autre, se complètent au contraire dans un mouvement dialectique : « Ces deux conceptions sont tout aussi critiquables l'une que l'autre lorsqu'on les considère séparément : la première tombe sous la menace du réductionnisme positiviste et du conventionnalisme, solidaires d'attitudes conservatrices, voire franchement réactionnaires ou racistes (le chez-soi comme valeur en soi, immuable et attachée à la matérialité spatiale du logis et à l'immuabilité de son passé) ; la seconde tombe sous celle de la fiction et de la mystification, qui arrachent la notion à la réalité (le chez-soi comme valeur pour soi, changeante et détachée de toute matérialité spatiale). Excès d'objectivisme dans un concept dur et précis d'un côté, excès de subjectivisme dans une notion floue et fluctuante de l'autre » (p. 139).

espace matériel et l'expérience qu'en fait l'habitant. L'identité personnelle de ce dernier se révèle au travers d'une telle expérience. Mallon (2004) explique ainsi que le chez-soi est

> un lieu où se déploie l'identité, par un investissement affectif et symbolique dans les objets, les décors, les paysages, organisés subjectivement en une configuration unique. (p. 21)

Si nombre de lieux sont liés à des significations personnelles et investis émotionnellement, le chez-soi est bien celui avec lequel nous entretenons la relation la plus intime, affective et symbolique.

Le sentiment de chez-soi ressort comme indispensable au sentiment de bien-être. Bachelard (1981) propose, au sujet du chez-soi, l'image du nid – en tant que refuge, repos et tranquillité – et celle de coquille – en tant que forteresse protégeant un être vulnérable et fragile –, ce qui, selon l'auteur, ne manque pas de renvoyer à une image première de bien-être. Il développe également l'idée que tant le nid que la coquille – entendons le chez-soi – sont des points de départ indispensables pour pouvoir s'ouvrir au monde extérieur avec confiance. Serfaty-Garzon (2003), dans sa riche analyse du chez-soi, montre également comment celui-ci ouvre l'accès à un sentiment de sécurité fondamental qui donne à l'individu confiance en sa capacité d'affronter les crises et les difficultés de l'existence. Il est le lieu à partir duquel l'individu mesure son identité et sa disponibilité à l'égard du monde, le lieu aussi qui conforte l'individu quant à ses possibilités d'avoir une certaine maîtrise sur sa vie. L'auteur résume ainsi :

> Notion faussement familière, dont la charge affective est intense [...], le chez-soi offre un territoire possible à l'habitation en intimité avec soi-même. Parce qu'il est l'espace de cette prise de conscience, il est celui de la connaissance de soi, de ses capacités, et de ses responsabilités. Intimité avec soi-même, avec ses forces et ses faiblesses. Intimité avec la tentation de l'ancrage, de l'arrêt, de la stabilité et de ses sécurités. Partir de chez soi prend le sens d'une prise assumée du risque de la vie sociale, tandis que rentrer chez soi devient un repli vers le repos en soi. (p. 72)

Nous nous attendions à ce que la question du chez-soi, ou plus précisément du sentiment de chez-soi, figure en bonne place dans les préoccupations des personnes âgées interviewées (Genton Trachsel et Christen-Gueissaz, 2005). Or ce n'est pas le cas. La majorité d'entre elles ont fait état de leur satisfaction générale ou ont identifié certaines sources de bien-être. Ainsi, pour elles, la qualité des relations, de l'ambiance et de la participation au sein de l'établissement – regroupant la qualité des contacts dans l'établissement, la présence d'animaux de compagnie, l'animation, le fait de pouvoir sortir et de se rendre utile – apparaît comme particulièrement importante ; tout comme la qualité des prestations et de l'environnement, que constituent leurs réponses en termes de tranquillité, de confort, de soins, de repas, de sécurité, de vue depuis l'établissement, de prix ou de propreté. Perçu comme nécessaire au sentiment de bien-être, le fait de se sentir libre et « comme chez soi » est aussi évoqué, mais dans une mesure bien moindre. Est-ce à dire que le besoin de se sentir chez soi est, dans une large mesure, devenu étranger au vécu des personnes âgées vivant en institution ? Un tel besoin, si fondamental, serait-il soudain devenu obsolète ? Nous ne le pensons pas. Si l'on part du postulat que le sentiment de chez-soi est fondamental à tout être humain pour se sentir bien, cette situation appelle quelques éclaircissements.

Nous pouvons d'abord évoquer deux modes de fonctionnement psychologiques de base qui ont pu jouer un rôle dans les propos tenus par les personnes âgées interviewées et qui rendent difficile l'accès à la réalité de leur vécu intime.

- Le premier consiste à contourner une difficulté devant laquelle on se trouve : ici, la difficulté de se reconstruire un chez-soi en institution, dans une tentative d'éviter une confrontation directe avec une réalité trop pénible.
- Le deuxième concerne un mécanisme fréquemment à l'œuvre dans les interactions humaines et qui pousse un interlocuteur à donner de lui et de sa vie une image positive, quitte à transformer un peu la réalité ; parler d'une souffrance liée à un manque fondamental – ici, de ne pas parvenir à se sentir chez soi dans son lieu de vie – ne permettrait pas de donner de soi une image narcissiquement satisfaisante.

Par ailleurs, le sentiment de chez-soi est, parmi les sentiments qui nous habitent, un des plus subjectifs et complexes ; il a pu se révéler plus aisé pour les personnes interviewées de parler d'éléments concrets ou facilement palpables que d'évoquer une réalité plus fuyante et intime. Le sens du sentiment de chez-soi se dérobe toujours partiellement aux tentatives d'approche objectivante, et c'est peut-être lors d'expériences extrêmes – telle celle d'emménager en institution – que la certitude d'en saisir la substance est la plus fortement ébranlée. Ces propos en témoignent :

> [Les premiers temps ici ont été difficiles ?] *Oh, ça a été terrible. Je ne saurais pas dire ce qui était désagréable. Je ne dirai jamais à personne d'aller dans un home. Il y a tout ce qu'il faut mais…*

Une analyse plus fine du discours des personnes âgées interviewées fait apparaître que cette quasi-absence du terme « chez-soi », que cela soit en plein – se sentir chez soi – ou en creux – souffrir de ne pouvoir se sentir chez soi – ne peut être simplement imputée au fait que le sentiment de chez-soi n'appartient pas à leurs préoccupations. Il s'y lit en filigrane. Pour analyser la place que prend chez les habitants d'institutions le sentiment de chez-soi, ainsi que les différents éléments qui le soutiennent ou au contraire l'entravent, il faut donc sortir d'une approche directe, s'appuyant sur l'explicite et l'observable. Nous nous attacherons plutôt à repérer, dans leur discours, divers éléments qui renvoient pour nous à l'expérience du chez-soi, en choisissant quelques aspects particulièrement pertinents par rapport au contexte institutionnel gériatrique.

L'entrée en institution : une expérience forte d'ébranlement du sentiment de chez-soi

Pour Serfaty-Garzon (2003), le déménagement constitue l'une des grandes épreuves de l'habiter qui oblige l'être à puiser à ses sources les plus intimes pour le surmonter et poursuivre son habitation.

> *Mon appartement a été remis. Ma fille et ma belle-fille ont pris des meubles. Tout a été distribué. J'ai distribué à une famille pauvre. [...] Ça s'est arrangé comme ça. Je n'ai plus de chez moi.*

C'est une épreuve en ceci qu'elle implique la perspective « de perdre la tonalité affective lentement construite de [sa] maison, ses articulations particulières, la place des objets et la disposition des pièces devenues si familières qu'elles autorisaient une routine rassurante » (Serfaty-Garzon, 2003, p. 213). Le déménagement impose une rupture, une mise en mouvement, alors que le sentiment de chez-soi aspire à la stabilité et à la sécurité. Il fait émerger la crainte de perdre prise sur son soi familier, engendrant parfois panique et anxiété.

> *Le gros départ ? Ça n'a pas été facile. C'était très très difficile. Ça faisait passé soixante ans que j'étais dans cet appartement. J'y ai vécu tout le temps avec mon mari jusqu'à sa mort. C'était un très bel appartement. J'étais en pleine campagne. C'était vraiment formidable. Alors quitter ça, un grand appartement de trois pièces et demi pour ne plus rien avoir... Ce n'était pas... Ce n'était pas la joie.*

Le fait de devoir trier meubles et objets et de déterminer lesquels feront le voyage avec soi et lesquels seront laissés derrière peut être très douloureusement vécu, d'autant plus lorsque, pour des raisons d'espace à disposition, le tri doit être drastique. Il faut se résoudre à se séparer de certains témoins de son passé chargés de signification, ce qui représente un véritable arrachement : l'attachement aux objets est tel que le renoncement aux choses peut retentir intérieurement comme un renoncement à la vie (Serfaty-Garzon, 2003).

> *J'ai quitté un six pièces magnifiquement meublé. Avec des meubles de famille. [...] Ils [ses enfants] n'avaient plus la place pour mettre des choses [chez eux]. Alors j'ai dit : « faites-ce que vous voulez. » [...] Au fond, je ne m'en suis pas occupée. Mais je dois dire que la période où je savais qu'ils déménageaient ça m'a vraiment fait quelque chose.*

Cette nécessaire séparation d'avec des objets emplis de significations personnelles peut engendrer une perte du sentiment de continuité de soi, très déstabilisante du point de vue identitaire.

Ce moment de rupture est rendu plus difficile encore par le fait qu'il s'agit d'emménager dans un lieu qui partage peu de caractéristiques communes avec l'ancienne habitation ; au plus peut-on espérer une certaine proximité socio-géographique. L'institution d'hébergement collectif est en effet un lieu qui bouleverse bien des aspects de la vie des personnes âgées concernées : outre la relative dépossession matérielle et la réduction de l'espace privé, il faut encore prendre en compte la perte de maîtrise concernant différents aspects de la vie, le renoncement à certaines activités coutumières, le bouleversement des habitudes malgré les efforts effectués en direction d'une continuité dans l'accompagnement proposé, la perte partielle de l'indépendance financière, la modification du rythme de vie pour s'aligner sur les horaires institutionnels, la transformation du réseau de sociabilité qui implique la perte de certains liens, et l'obligation de côtoyer quotidiennement de nouvelles personnes que l'on n'a pas choisies et qui peuvent renvoyer en miroir une image de soi très déstabilisante. Tout concourt à faire de ce changement un moment de crise important.

Le fait de devoir emménager dans une institution – décision de plus en plus souvent prise dans l'urgence – peut rompre brutalement l'illusion d'un chez-soi, vécu de façon quelque peu régressive comme un nid fournissant une protection contre l'hostilité du monde (Bachelard, 1981). Les propos d'Arbuz (2003) vont dans ce sens :

> L'habitation, outre son aspect fonctionnel, est considérée par beaucoup [...] comme un lieu hors du temps, une enveloppe qui protège contre les atteintes extérieures, y compris de la plus grave, celle des dernières étapes de la vieillesse et son aboutissement, la mort. [...] Comment éviter alors que le déménagement, le dernier, le vrai, la sortie définitive de sa maison, ne

provoque des angoisses, ne soit perçu comme une irruption, bien difficile à accepter, du principe de réalité, comme signe de notre mortalité, à laquelle s'oppose cette partie de nous qui y est farouchement hostile ? (p. 42)

« Ils m'ont mise ici pour mourir », nous explique une personne âgée interviewée.

Le déménagement oblige la personne concernée et son entourage à ouvrir les yeux sur la réalité du vieillissement, qu'ils pouvaient jusqu'alors feindre de ne pas voir. Mallon (2004) donne à l'entrée en institution la signification d'un véritable rite de passage tant les répercussions identitaires et le changement de statut sont importants à ce moment-là. L'emménagement en institution atteste de l'avancée en âge, de l'accroissement de la fragilité et du besoin d'aide. Une page se tourne, une étape le plus souvent irrévocable est franchie. La remise en question identitaire est forte, parfois brutale : la personne âgée ne peut plus se considérer de la même façon qu'auparavant et le regard que porte sur elle son entourage est également transformé.

Certaines personnes âgées, par refus de voir leur identité évoluer ainsi, réagissent par un violent rejet de leur nouveau lieu de vie et par une idéalisation de leur ancien domicile[1]. Leur réalité présente étant vécue comme intolérable, elles tentent de conserver une image d'elles-mêmes intacte et plus acceptable à leurs propres yeux ; cette image appartient à l'ancienne demeure, et elles nourrissent un attachement parfois désespéré à l'égard de cette dernière. C'est bien un tel mouvement qui semble être à l'œuvre chez une des personnes âgées interviewées. Il lui a été extrêmement difficile de se faire à la vie en institution ; elle l'explique par le fait qu'elle n'y a plus la possibilité d'organiser des excursions en montagne, ce qu'elle faisait avec grand bonheur lorsqu'elle vivait encore à domicile. Elle semble ainsi faire fi de toute la période où elle habitait dans son ancienne demeure mais où elle n'était plus à même de faire des balades en montagne.

---

1. Le regret de son habitation passée peut être d'autant plus puissant que, selon Bachelard (1983), nous sommes tous portés à vivre des attachements nostalgiques au passé centrés sur l'espace de la maison : « Nous vivons des fixations, des fixations de bonheur. Nous nous réconfortons en revivant des souvenirs de protection. Quelque chose de fermé doit garder les souvenirs en leur laissant leurs valeurs d'images. Les souvenirs du monde extérieur n'auront jamais la même tonalité que les souvenirs de la maison. En évoquant les souvenirs de la maison, nous additionnons des valeurs de songe ; nous ne sommes jamais de vrais historiens, nous sommes toujours un peu poètes et notre émotion ne traduit peut-être que de la poésie perdue » (p. 19).

La difficulté, on le voit, est de taille. La réponse d'une autre personne interviewée, lorsque nous lui demandons ce qu'il lui faudrait pour qu'elle se sente bien, est également significative :

Je ne peux pas dire. Me guérir, puis de rentrer chez moi, mais j'ai plus de chez moi.

L'adaptation est plus aisée pour les personnes qui ne dénient pas les difficultés rencontrées pendant la dernière période vécue à la maison. Généralement, en effet, le changement de lieu de vie n'est envisagé que lorsque l'ancien domicile n'est plus adéquat en regard de leurs nouveaux besoins. La vie quotidienne y est le plus souvent truffée d'obstacles ou de sources d'insécurité ; elle n'est plus réellement satisfaisante, et un changement de mode de vie s'impose. Les personnes qui en ont une pleine conscience ont plus de facilité à conduire un travail d'acceptation de leur nouveau domicile :

Je ne peux pas m'habiller. Je ne peux pas rester seule, ça je me rends compte. Et le docteur m'a dit : « Ce ne serait pas prudent. Vous voyez, si vous tombez un soir et qu'on ne vous retrouve que le lendemain matin morte ou écorchée. » Alors j'ai dit : « Je prends la décision. » J'ai dit : « je veux encore réfléchir cette nuit comme il faut » et j'ai bien réfléchi et je crois que j'ai pris la sage décision. Je sentais que je ne pouvais plus être seule, que je ne pouvais plus faire, alors ça a très bien été tout de suite.

Voilà, c'est mon curateur, M. X., qui m'a placée à [nom de l'établissement]. *Mais depuis le début, je n'étais pas d'accord. J'étais opposée. Et finalement [...] j'ai vu que ce n'était pas possible : je ne pouvais pas rester toute seule dans mon appartement. Alors j'ai décidé de le faire. Et j'ai été très heureuse de rencontrer un directeur comme nous avons [...]* [L'interviewer lui demande comment elle se sent dans l'établissement, et elle répond] *Ah ! Moi je me trouve bien. Très bien même.* [Elle en explique les raisons ainsi :] *Eh bien parce que je n'aurais pas pu faire autrement. J'étais obligée de passer par là et de me dire qu'il n'y a pas d'autre solution.*

L'adaptation est en revanche rendue plus délicate lorsque l'entrée en institution fait suite à une hospitalisation, due par exemple à un accident, sans la transition d'un retour momentané au domicile. L'opportunité de se rendre compte concrètement de l'impossibilité de rester à la maison, tout comme le temps pour prendre congé de celle-ci et pour se préparer à l'idée de recréer un chez-soi ailleurs font défaut. Malheureusement, ces situations sont de plus en plus fréquentes aujourd'hui (cf. Mirgot-Devenais, 2003).

Bien sûr, chaque personne a des ressources psychologiques propres et un parcours singulier qui modulent ses réactions. Certains habitants ont ainsi évoqué des conditions d'entrée en institution douloureuses et imprévues, ce qui ne les a pas empêchés de retrouver un équilibre de vie satisfaisant avec le temps. Plusieurs personnes interviewées soulignent d'ailleurs l'importance de leurs ressources personnelles dans le succès de leur adaptation et leur capacité de se sentir bien dans l'établissement :

Il y a bien des choses qui dépendent quand même de soi. Qu'on soit n'importe où. Qu'on soit très, très bien.

Pour plusieurs, les conditions de vie difficiles durant leur jeunesse (principalement liées au contexte historique et social de l'époque) ont rendu le changement moins pénible. Peut-être cela changera-t-il avec les cohortes suivantes :

Vous savez, si on n'est pas content, il ne faut pas venir dans une maison pareille. Il faut s'adapter. Heureusement que je peux le faire. J'ai appris ça parce que ma jeunesse en Autriche a été difficile. C'est pour ça que j'ai plus de facilité.

Mais un travail d'adaptation et d'acceptation ne garantit toutefois pas l'apparition d'un sentiment de chez-soi. Les propos suivants en témoignent :

On n'est pas chez soi. C'est pour ça que ce n'est pas 100 %. Mais c'est très bien comme ça. De toute façon, si j'étais retournée chez moi après cette série-là... J'étais toute seule dans mon appartement. Ma fille est très occupée. Donc, je me serais retrouvée toute seule chez moi. Je n'avais pas très envie.

Les résultats de l'étude de Mallon (2004) mettent en évidence que la capacité de reconstruire un chez-soi en institution dépend du parcours de vie, des modalités du vieillissement et des manières individuelles d'anticiper les atteintes de l'âge : les personnes âgées qui parviennent le mieux à reconstituer un chez-soi satisfaisant en maison de retraite – car cette étude met bien en évidence que ces personnes existent, quelles que soient les caractéristiques de l'établissement – sont principalement celles qui devancent les atteintes de l'âge et qui décident de leur destinée, avant que l'âge et la maladie ne décident pour elles. Ce sont généralement celles qui prennent la décision de déménager par elles-mêmes, souvent à la plus grande surprise de leur entourage. Les personnes qui, en revanche, ont été *placées* suite à une décision extérieure – prise par des professionnels ou la famille – ou du fait de la survenue soudaine d'un incident ressentent une terrible perte de maîtrise sur leur vie qui nuit au recouvrement d'un sentiment de chez-soi.

L'évocation d'un sentiment de chez-soi – lorsqu'il existe – se fait rarement sans détour. Et l'expression « comme chez soi », d'un usage fréquent, rend compte de manière probablement plus réaliste d'une appropriation partiellement réalisée :

Moi, je me plais là maintenant. Je suis comme chez moi tout à fait.

Cette citation est exemplaire de la difficulté à accéder à un plein sentiment de chez-soi : la force de la locution adverbiale « tout à fait » étant dès le départ nuancée par l'utilisation de la conjonction « comme ».

Si certaines personnes âgées parviennent à se sentir comme chez elles en établissement, elles sont nombreuses, nous l'avons dit, à ne pas y parvenir. Et cet « échec » s'accompagne d'une souffrance qu'il importe de prendre en compte : rappelons que la construction d'un chez-soi, la construction de soi et le recueillement apaisant en soi sont des éléments intimement liés, indispensables au sentiment de bien-être.

Les propos témoignant du fait que le chez-soi est ailleurs ne sont pas rares. Les citations suivantes en sont des illustrations :

Oui, j'aimais mieux être chez moi mais ma foi... Là, ce n'est plus la même chose.

Je suis bien là mais je retourne encore bien volontiers à la maison.

Cette dernière interviewée, ancienne tenancière de café, ajoute qu'elle va encore souvent boire un café chez elle, puis elle apporte une rectification qui montre l'ambiguïté de son sentiment :

Enfin, ce n'est plus chez moi, c'est chez moi, mais ce n'est plus moi qui tient.

Il importe alors d'aider les personnes emménageant en institution à retrouver la force et le désir de reconstruire un lieu personnel dans leur nouveau lieu de vie (Romero, 1999). En définitive, c'est le sentiment de chez-soi qui est unique et propre à un individu, et non les conditions de son émergence qui, elles, peuvent être nombreuses, tout comme les formes de leur manifestation (Amphoux et Mondada, 1989). Le chez-soi est de plus une notion relative, par rapport à l'espace mais aussi par rapport au temps : on peut occuper successivement, au cours de sa vie, plusieurs chez-soi ; ils n'en restent pas moins des chez-soi (Mallon, 2004). Ainsi, une personne âgée vivant en institution peut mobiliser plusieurs chez-soi : se sentir chez elle dans sa chambre ou dans l'établissement, tout en continuant à investir son ancien domicile comme un chez-soi. L'un n'est pas exclusif de l'autre. Un accompagnement psychologique peut se révéler nécessaire pour soutenir les efforts d'adaptation et d'acceptation des changements survenus, conditions premières pour entrevoir la possibilité de recréer un chez-soi dans un nouveau lieu de vie.

Outre ces éléments du sentiment de chez-soi relevant d'une forme de disponibilité intérieure, d'autres, propres à la réalité de la vie institutionnelle, sont également indispensables pour rendre possible la naissance d'un tel sentiment. Ainsi, les deux autres aspects essentiels que nous aborderons dans la suite de ce chapitre sont le processus d'appropriation du lieu et la nécessité de pouvoir disposer d'une sphère privée et intime.

Se sentir chez soi, la nécessité d'un processus d'appropriation du lieu

Nous avions signalé l'existence d'un saut qualitatif entre l'« abriter » et l'« habiter ». Le lieu d'habitation n'est pas vécu comme un chez-soi tant qu'il n'est qu'un instrument pour se loger. Pour que le lieu devienne véritablement signifiant pour l'habitant, un processus d'appropriation est nécessaire. L'appropriation est ainsi, selon Serfaty-Garzon (1999 et 2003), l'un des éléments de base formant le noyau de l'expérience de l'habiter.

Pour cet auteur, l'appropriation représente le versant actif du chez-soi : « l'appropriation est de l'ordre du faire et du retentissement de ce faire sur soi » (2003, p. 91). Elle recouvre un ensemble d'actions aux forts retentissements intérieurs : celles-ci sont effectuées par l'individu sur ce qui est en dehors de lui pour le rendre propre, l'adapter à lui et finalement s'y reconnaître. Elle est le signe d'une volonté d'engager l'espace habité dans la construction de son identité, signe d'une volonté de le transformer en un support de l'expression de soi.

L'appropriation passe d'abord par des gestes : ceux effectués sur les locaux eux-mêmes, ceux du choix et de l'agencement des meubles, ceux de la décoration, ou encore ceux du soin quotidien dont l'espace habité fait l'objet.

Chevalier (1993) a montré qu'un des premiers gestes des nouveaux locataires[1] est d'agir sur les revêtements muraux : changer la tapisserie, donner un coup de pinceau. Ce sont là des manières particulièrement prisées pour amorcer l'appropriation du nouveau lieu, qui peut, en outre,

1. Précisons toutefois que son étude porte sur des locataires d'HLM et non sur les personnes âgées emménageant en institution.

s'effectuer à peu de frais. On observe également certains rites de purification, par un nettoyage abondant et méticuleux par exemple, avant de pouvoir s'installer vraiment. C'est comme s'il fallait absolument effacer les traces de l'ancien locataire, pour asseoir un intérieur rien qu'à soi, d'où l'étranger, l'inconnu est exclu, premier pas vers la constitution d'un sentiment de chez-soi.

Que dire de la première prise de contact de la personne âgée avec son nouveau lieu d'habitation, sa nouvelle chambre en institution ? Lui donne-t-on la possibilité d'exercer ces gestes simples et peu coûteux – sur le plan du temps comme du point de vue financier –, et pourtant si importants symboliquement et affectivement ? Ce n'est le plus souvent pas le cas. L'emménagement est effectué dans la hâte, sous la pression de la rentabilité à laquelle sont soumises les institutions, puisqu'une chambre ne doit pas rester vide plus d'une ou deux nuits. La personne n'a que peu de temps pour accepter ou non la chambre qui lui est proposée et prendre possession des lieux.

Il faut également prendre en compte que le nouvel arrivant a généralement pleinement conscience de disposer d'une place en raison de la survenue d'un décès.

> [Avez-vous pu choisir votre chambre ?] *Non, alors les chambres, on ne peut pas les choisir parce que c'est au fur et à mesure qu'il y a une chambre qui se libère. Et malheureusement, elle se libère suite à un décès. C'est ça.*

Les murs sont habités de la mort du locataire précédent au moment où le nouveau doit prendre possession des lieux. Quels rituels sont à sa disposition pour en effacer la trace, tout en respectant celui qui vient de partir ? L'idée que c'est entre ces quatre murs que les derniers instants seront vécus, renforcée par le décès précédent, ne fait-elle pas obstacle à la volonté d'y reconstruire son chez-soi, sa vie ?

Les professionnels ont pour rôle de médiatiser ce premier contact, mais c'est là chose délicate pour eux également. Ils doivent accueillir le nouvel habitant, le mettre à l'aise, le soutenir dans ses efforts pour tisser des liens avec son nouveau lieu de vie, alors qu'ils sont encore imprégnés de la personne qui habitait la chambre quelques heures auparavant, et que leur travail de deuil est à peine entamé. L'intrus est parfois davantage le nouvel arrivant que celui qui est parti.

Les premiers contacts avec les lieux, avec la chambre en particulier, sont rendus plus difficiles du fait de telles circonstances. Mais les institutions encouragent généralement l'appropriation de diverses autres façons.

La personnalisation des chambres en fait partie[1]. Meubles et objets revêtent fréquemment une signification affective importante ; ils constituent des repères dans la vie quotidienne et sont des témoins importants d'une continuité personnelle dans le temps. Ils sont accueillis dans la nouvelle chambre dans la mesure où les contraintes spatiales le permettent et en fonction de la volonté des nouveaux habitants. Une telle possibilité favorise une première identification psychologique à leur espace privé. Que ce travail d'aménagement passe par l'installation d'objets conséquents ou par l'agencement de simples petits objets ayant valeur de souvenirs, il représente un véritable travail de re-création d'un univers personnel.

> *Et vous voyez que j'ai pas mal arrangé la chambre. Tout ce qui est là nous appartient. Donc on se retrouve un peu dans nos meubles. Donc le dépaysement est moins grand.*

Parce que l'espace et la souplesse d'aménagement qu'il offre sont considérablement restreints, les murs, comme support de l'expression de soi, peuvent revêtir une importance particulière :

> [Avez-vous pu aménager votre chambre ?] *Mes tableaux, il y a un tableau qui a été fait par mon mari. Et un ici par moi. Ça c'est aussi par moi, parce qu'une fois par semaine, on a la peinture. Non, ici, quand je suis dans cette chambre, je me sens chez moi. Tranquille.*

Une autre personne âgée a longuement évoqué le problème posé par le fait qu'il lui était interdit de planter des clous dans la paroi de sa chambre. Cet incident ainsi que les démarches qu'elle a dû entreprendre pour trouver le moyen de suspendre des tableaux auxquels elle tenait tout particulièrement semblent tenir une place importante dans les souvenirs de son emménagement et sont chargés affectivement.

Lorsque la personne est ainsi mue par un désir de personnaliser sa chambre et qu'elle rencontre un obstacle dans ce processus, cela peut représenter une source de souffrance. Une autre habitante nous en a également fait part :

> *Ce que je trouve de désolant, c'est que X.* [une professionnelle] *m'a dit : « C'est périmé, alors vous mettez tout ça dans la commode... » Alors moi je*

1. Outre l'importance de cette personnalisation pour la création d'un chez-soi, celle-ci a également une importance pour son potentiel individualisant : par le pouvoir de distinctivité des objets et par l'originalité de l'agencement, l'habitant peut exprimer sa singularité, élément particulièrement important dans un lieu de vie collectif où se distinguer des autres est un enjeu identitaire fort (cf. à ce sujet, Mallon, 2001 et 2004).

> *me suis permis de reprendre des choses qui sont personnelles, à moi.* [Nous lui demandons s'il s'agit d'objets ou de papiers...] *Des lettres, des cartes* [l'interviewée montre une carte affectueuse que son fils lui a écrite pour son anniversaire]. *X., elle a voulu que je bazarde tout...* [Il y a beaucoup de choses sur la commode et la table de l'interviewée, ce qui peut poser des problèmes pour faire le ménage.]

Notons que cet exemple révèle à lui seul toute la difficulté qu'il peut y avoir à concilier des considérations pratiques – d'hygiène notamment – relevant des nécessités de la gestion institutionnelle avec une volonté de favoriser la reconstitution d'un environnement familier et personnel dans l'espace de la chambre.

Il y a de grandes différences entre les personnes quant à leurs souhaits de personnaliser ou non leur chambre en apportant des objets de leur ancien domicile, à leur manière de procéder – parfois, l'affaire est tout simplement déléguée à la famille – et à leur façon de ressentir la présence d'objets personnels autour d'elles. Les modes d'appropriation de l'espace personnel sont, en définitive, très divers. Ainsi, si l'ouverture à la personnalisation des chambres est sans conteste une bonne chose, aucune pression ne devrait être exercée en ce sens.

Pour certaines personnes, nous l'avons dit, la possibilité de s'entourer d'objets significatifs du passé est très importante et source de bien-être. Celles-ci peuvent cependant ne pas avoir les ressources nécessaires au moment de l'emménagement pour entreprendre par elles-mêmes cette personnalisation : leur souffrance est parfois telle à ce moment qu'elles ne désirent pas se prononcer sur les objets dont elles souhaitent s'entourer. Il n'est pas rare, dans ce cas, de voir les familles se charger de l'aménagement de la chambre de leur parent. Une telle initiative peut se révéler, à long terme, fondamentale. Parfois, la personne âgée peut prendre le relais au bout d'un certain temps, comme en atteste la citation suivante :

> [C'est vous qui avez pu aménager votre chambre ?] *Non, c'est ma fille qui a tout choisi. C'est elle qui a mis les photos. Elle me connaissait bien. [...] Elle a tout installé, y compris des meubles de la maison. Elle m'avait mis des photos au-dessus. Et, après, j'ai mis les fleurs. Je ne sais plus où les mettre. Et mon cheval de ma mère. C'était ma mère qui l'avait fait. Ça, c'était important.*

Nous avons, en revanche, été surpris par les propos apparemment détachés de certaines des personnes interviewées concernant le devenir de leurs meubles et objets personnels au moment de l'emménagement. Elles ne semblent guère s'en soucier :

Mon appartement, j'ai liquidé, j'ai tout laissé.

Il peut s'agir d'un mouvement défensif lié au refus d'admettre le nouveau domicile et au fait que le retour à l'ancienne demeure n'est pas envisageable, mais rien ne permet de généraliser cette analyse. La citation suivante le montre clairement :

> [À propos des conditions de l'entrée en établissement] *Ah ! oui, je suis parti à [nom d'un hôpital] puis je ne suis pas retourné chez moi. C'est mes filles qui se sont occupées de remettre mon appartement, de le débarrasser.* [Ce n'était pas trop difficile, pour vous, de partir ?] *Non. Parce que, vous voyez, vous êtes tellement bien ici. Pour moi, c'est une nouvelle vie de repos, là, alors je m'y plais.*

Les objets peuvent revêtir peu de significations affectives et symboliques pour certaines personnes. D'autres souhaitent s'entourer d'un nouveau mobilier – éventuellement en acquérant quelques meubles neufs et plus adaptés aux dimensions de la chambre –, dans une volonté de signifier qu'elles sont prêtes à se lancer dans une nouvelle étape de leur vie.

Mais pour certains, le refus d'apporter des éléments matériels appartenant à leur vie passée est le signe d'une difficulté d'adaptation importante. La volonté que le mobilier reste purement fonctionnel et que la décoration soit absente peut être un moyen utilisé pour signifier leur conviction qu'une vie normale n'est pas possible en ces lieux.

Parfois, la présence de mobilier personnel amené par la famille semble être source de souffrance plutôt que de satisfaction :

> [Avez-vous pu amener des meubles à vous ?] *Oui, une commode assez grande, tout de suite au début. Alors j'étais dans un état affreux de voir ce meuble ici. J'ai raconté ça à une femme qui était ici et qui a écrit un livre. Pour elle, c'était exactement la même chose, elle a écrit cela dans son livre. Elle a fait exactement les mêmes expériences que moi. C'est un peu inévitable.*

À propos de telles situations, Mallon (2004) relève que

> les objets emportés mettent en relief l'absence des autres. La présence de l'ancien monde, quel que soit le degré auquel elle imprègne l'existence, n'est vécue que sur le mode du regret. Ces regrets sont d'autant plus vifs que le devenir des meubles et des objets laissés, parfois compagnons de toute une vie, témoignent de la difficile maîtrise de la personne âgée sur son environnement. (p. 131)

Ces situations concernent généralement des personnes placées contre leur gré dans l'institution et qui éprouvent de grandes difficultés à retrouver un équilibre de vie. L'appropriation n'a réellement lieu que si l'habitant a confiance dans le potentiel d'habitabilité de son nouvel espace ; elle requiert un consentement intérieur fort. Le sentiment de chez-soi est si subtil et subjectif que l'on peut d'ailleurs se sentir étranger dans ses meubles et chez soi à l'autre bout du monde (Amphoux et Mondada, 1989).

Un tel vécu contraste nettement avec celui des personnes satisfaites de la présence de quelques-uns de leurs meubles et effets personnels, malgré la sélection drastique dont ils ont fait l'objet. Pour celles-ci,

> certains objets deviennent, comme par métonymie, les représentants d'une classe d'objets [...], où le décor reconstitué, malgré le tri qu'il a subi, redonne sa plénitude au monde personnel [...] (Mallon, 2004, p. 131)

Elles sont cependant plus sereines si le restant de leurs affaires est en lieu sûr, par exemple chez les enfants.

Le processus d'appropriation passe également par un ensemble de gestes quotidiens qui « forment un tissu de significations réciproques entre l'habitant et sa maison. Ils sont la manifestation même de la singularité d'être de l'habitant et de sa manière de se situer dans le monde » (Serfaty-Garzon, 2003, p. 92).

Ces gestes sont notamment ceux du soin apporté à l'entretien de la chambre. Il faut y voir, en premier lieu, un moyen d'appropriation symbolique fort et non le signe d'une éventuelle insatisfaction par rapport au travail du personnel de maison. Kaufmann (1997), dans son analyse des gestes ménagers du « rendre propre », montre que ces derniers relèvent d'une double signification. D'une part, ils signent une volonté de donner une définition personnelle du propre et du sale, du rangé et du désordonné. D'autre part, ils permettent de reprendre possession régulièrement de l'espace personnel. Ainsi peut-on comprendre les réactions d'habitants, paraissant parfois démesurées, lorsque la position de tel fauteuil, de tel tapis ou de tels objets a été légèrement modifiée par un professionnel. Chez une des interviewées, le désagrément profond causé par la modification de l'agencement des bibelots situés sur une commode lors du passage de l'aide-ménagère en constitue un exemple. Une autre livre la remarque suivante :

> *On a des armoires pleines de nippes. Vous comprenez les nippes ? Mais il faut voir comment c'est... Pourtant, une dame m'a tout rangé. C'est ça qui est le plus difficile parce que chacun a son idée pour faire. Avant, je faisais tout moi-même, mais je ne peux plus me tenir debout pour ranger quelque chose.*

Le dérangement par autrui de l'ordre établi dans son espace personnel peut être vécu comme une perte de maîtrise sur son environnement, d'autant plus désécurisante que le sentiment de chez-soi est peu assuré et que les frontières de son territoire personnel sont fragiles ; celui-ci peut être visité à tout moment, notamment par les nombreux professionnels susceptibles d'y faire un passage au cours de la journée.

Mais l'appropriation ne passe pas seulement par la modification des choses. Parmi les gestes du quotidien jouant en sa faveur, il faut aussi évoquer l'ensemble des activités signifiantes, qu'elles soient utiles ou de loisirs. Celles-ci étoffent toujours plus les liens intimes entre l'habitant et son lieu d'habitation, en ajoutant des couches successives de souvenirs. L'appropriation passe donc également par ce que nous pouvons appeler la pratique des lieux.

> *Je suis toute la journée dans ma chambre sur ma chaise. [...] Je reste chez moi et c'est tout. Je suis bien. Je suis là-haut et je relis les livrets. Je lis la grammaire. Je lis les quatorze numéros de téléphone que je sais par cœur. Je remue tout ça et voilà. Et je repense à ce qui était et ce qui est maintenant. Et voilà.*

Si une telle appropriation concerne prioritairement l'espace de la chambre, elle ne s'y restreint pas nécessairement, comme en atteste l'extrait suivant :

> *Je vais dans mon petit coin au salon où j'ai ma place de toujours. [...]. Là, c'est ma petite table à moi. C'est au salon, vers les plantes vertes. J'ai un panier. C'est là mon coin.*

Notons que le concept d'isolats infra-spatiaux développé par Amphoux et Mondada (1989) s'applique bien à une telle expérience : ces isolats correspondent à des sous-espaces jouissant d'un investissement affectif particulier, tel « son coin » à l'intérieur d'une pièce. Ces auteurs rappellent ainsi l'existence

> de frontières floues et complexes à l'intérieur de l'espace du logis qui interdisent de l'assimiler purement et totalement à l'espace du chez-soi. D'une part, le sentiment du chez-soi est une réalité qui connaît des degrés d'intensité variables suivant le lieu considéré ; d'autre part, il [...] peut investir des éléments hétérogènes et éclatés à l'intérieur ou à l'extérieur du logement (une pièce, un meuble, un objet, une ambiance, une présence, un certain type d'accès...). (p. 141)

La pratique des différents espaces de l'institution permet ainsi à certaines personnes âgées d'élargir leur appropriation, jusqu'au sentiment, parfois, que toute l'institution correspond au chez-soi.

Plusieurs des personnes interviewées ont décrit avec soin et plaisir des activités signifiantes pour elles, exercées hors de leur espace personnel, telles que l'aide à la préparation des repas en cuisine, l'arrosage des fleurs dans le jardin, le fait de nourrir les animaux du parc ou de récolter du petit bois pour le feu dans la forêt avoisinante. Outre l'intérêt qu'ils revêtent en termes d'occupation signifiante du temps et de sentiment d'utilité, ces gestes favorisent l'émergence d'un sentiment de chez-soi étendu.

Une personne nous a expliqué comment plusieurs habitants se sont emparés d'un recoin de l'établissement, en aménageant cet espace collectif à leur goût et en y construisant des habitudes communes, et ce sans aucune incitation institutionnelle :

> [Avez-vous des rituels au moment du coucher ?] *Après qu'on a fini de jouer, avec Mme X. et Mme Z., on passe au corridor. Il y a un meuble où il y a deux statues. Je ne sais pas qui a mis ces statues. C'est des résidents. Moi, j'ai mis des fleurs. On s'arrête et on fait une prière. Mme X. y tient beaucoup. Hier soir, une dame, qui était tout près, a dit : « Tiens, je prie avec vous. » On fait tous les soirs un peu comme ça. On est obligé de passer dans le corridor, il y a ce meuble, il y a les statues. Et on s'arrête là quelques minutes. Une employée a mis un petit tableau de je ne sais pas quel saint... François d'Assise. Elle a mis une statue. J'ai dit : « Ça doit être la Sainte-Vierge. On va prier. » Et le soir, quand on passait, on priait la Sainte-Vierge. [...] Ensuite, il y a une dame qui a mis une statue de Mme de Lourdes. Une autre dame a mis une statue de Mme de Lourdes aussi. Il y avait donc trois statues de la Sainte-Vierge plus ou moins pareilles [...]. Mlle W., quand elle a des fleurs, me dit d'en prendre pour aller les porter à la Sainte-Vierge.*

Ce cas est intéressant sur deux plans. D'une part, il fait ressortir l'intérêt qu'il pourrait y avoir à solliciter davantage les habitants par rapport à l'aménagement des locaux communs. Dans les 12 établissements partenaires de la recherche (Genton Trachsel et Christen-Gueissaz, 2005), peu de locaux froids et impersonnels sont à déplorer ; la plupart des espaces sont pourvus de meubles qui peuvent faire penser à un chez-soi. Cependant, réfléchir aux manières de rendre possible un aménagement voire une transformation des locaux par les habitants eux-mêmes serait pertinent. D'autre part, cette description d'une habitude auto-organisée par les habitants souligne l'importance de toutes les activités et de tous les gestes spontanés qui contribuent à rendre les habitants véritablement acteurs de la vie de l'institution. Ainsi peut-on accueillir favorablement certains moments de la journée, en particulier les fins d'après-midi, où peu d'activités sont organisées par l'institution. S'ils peuvent être source d'ennui pour certains habitants, ils peuvent au contraire laisser place à l'émergence d'initiatives spontanées et créatives chez d'autres, propres à nourrir leur sentiment de chez-soi. La vie devient en effet moins unilatéralement organisée par l'institution (Mallon, 2004).

La « localisation » du chez-soi et son étendue dépendent largement du mode de vie reconstruit dans l'établissement (cf. *ibid.*). En analysant non ce que l'institution fait – fait vivre – aux résidents mais ce que les résidents font de l'institution – la vie qu'ils y construisent –, Mallon (2001) montre que certaines personnes âgées parviennent à se saisir de l'institution comme d'un cadre où écrire leur histoire personnelle, notamment en investissant de façon forte des rôles et des relations à l'intérieur de l'établissement. Cet auteur décrit ainsi comment l'investissement quasi politique de certains résidents dans la vie de l'établissement (prise de responsabilités, participation à certaines décisions lors de colloques de résidents, etc.) procure un bénéfice important, celui de se sentir partout chez soi. Le fait de « modeler l'institution selon ses préférences » (p. 79) permet, en effet, de vivre dans un cadre qui correspond davantage à ses désirs.

Outre la nécessité de pouvoir procéder à une appropriation matérielle et symbolique des lieux, la possibilité de jouir d'une sphère privée et intime est fondatrice du sentiment de chez-soi.

Le sentiment de chez-soi en institution : la recherche d'un équilibre subtil entre construction d'une sphère privée et ouverture à la collectivité

Les besoins en matière de retrait dans la sphère privée et de contact avec la collectivité sont très individuels et chacun cherche à établir l'équilibre qui lui convient. Les personnes âgées vivant en institution n'échappent bien entendu pas à cette réalité. Il s'agit de trouver un nouvel équilibre personnel aussi satisfaisant que possible, malgré les changements liés à la réalité institutionnelle ; celle-ci donne lieu à des vécus différenciés.

Certaines personnes âgées sont habitées par un fort désir de contact avec la collectivité. Pour elles, l'entrée en institution peut représenter un moyen de retrouver des relations qui s'étaient réduites avec le temps. Elles participent dès lors largement à la vie de la communauté, que ce soit lors de moments d'activités organisées ou de moments plus informels. Généralement, ces habitants confortent l'institution dans ses efforts pour donner vie aux espaces partagés ; ils tendent à apparaître comme les « résidents idéaux », parfaitement intégrés. À la question concernant les « moments préférés », deux personnes répondent ainsi :

> *J'aime beaucoup le moment des repas. J'apprécie de pouvoir discuter avec les personnes qui sont à table avec moi. On est quatre hommes. Je trouve cela stimulant. Il y en a un qui est très intelligent et un autre qui écoute. Ce sont les heures les plus intéressantes de mes journées.*

> *Il y a beaucoup de sorties. On prend le minibus et on va faire un tour, manger au restaurant. Ça c'est des bons moments où on peut partager. Il y en a d'autres.*

D'autres personnes âgées, d'une nature plus solitaire, aspirent à un mode de vie discret et intime, centré sur leur espace privé avant tout.

> *C'est le calme après le dîner jusqu'à trois heures de l'après-midi. Je suis là et je rêve [...]. Tranquille. Là, je le dis franchement, je suis dans ma chambre et c'est mieux. J'ai été avec des autres personnes. C'était pénible sans être pénible. Je m'adaptais très bien, mais je n'avais pas ce moment tranquille.*

> *J'aime bien être tranquille dans ma chambre comme ça. Tranquille.*

Il n'est pas rare que, pour ces dernières, un équilibre auparavant satisfaisant se trouve fortement ébranlé au moment de l'emménagement en institution. La sphère privée et intime se trouve considérablement fragilisée. De plus, l'impossibilité d'échapper à des moments collectifs imposés, le moment du repas par exemple, peut les conduire à fournir des efforts d'adaptation extrêmement coûteux.

> *Mais moi, je suis un peu sauvage. J'ai un peu peur d'aller toujours là où il y a tout ce monde. Mais, comme maintenant, je me suis dit, j'y vais quand même.*

Cependant, pour la majorité des personnes interviewées, c'est l'alternance entre participation à la vie de la collectivité et moments de retrait et de repos, pour se retrouver en intimité avec soi-même et reprendre des forces, qui est source de bien-être. Ce sont aussi bien les moments de partage avec la collectivité (activités d'animation, sorties, repas, etc.) que les moments de calme et de retrait – en début d'après-midi et le soir en particulier – qui comptent parmi les moments préférés de la journée de la majorité des personnes hébergées (Genton Trachsel et Christen-Gueissaz, 2005). Instaurer un équilibre satisfaisant de ce type n'est pas chose aisée en institution, du fait du poids important pris par le collectif dans la vie quotidienne :

> *On aime bien avoir nos petits moments à nous comme maintenant, vous voyez, je fais mes comptes, mes calculs et j'aime bien être tranquille quand même. Sans pour autant être toujours cloîtrée dans ma chambre et ne pas avoir de contacts avec les autres personnes. Pas du tout. Ce n'est pas ça. Mais on en a assez [...].*

Il n'est pas rare que les institutions elles-mêmes favorisent le soin apporté à tout ce qui dynamise la vie de l'établissement dans les locaux communs et lors d'activités collectives ou de groupe, et ce au détriment du soin à apporter pour favoriser la conservation d'une vie privée et intime. Une pression plus ou moins implicite au partage avec la collectivité peut en découler et aller à l'encontre du désir profond de nombre de personnes accueillies :

> *On me reproche d'être un peu solitaire peut-être. Mais je trouve que c'est tellement agréable d'être tranquille.*

Une certaine culpabilité à vouloir se soustraire de la vie collective apparaît en outre dans les propos suivants :

> [Moments préférés ?] *C'est d'être seule dans ma chambre. C'est méchant à dire peut-être pour les autres, mais je ne sais pas... mes photos, ma tranquillité. Chez moi.*

Même lorsque le désir de partager certains moments avec les autres habitants est réel, leur présence permanente peut se révéler pesante et menacer de devenir trop absorbante. Plusieurs des personnes interviewées nous ont ainsi fait part de leurs difficultés à s'adapter à cette réalité, en particulier du fait de comportements jugés inacceptables ou pénibles de la part de certains cohabitants. L'extrait suivant exprime un tel ressenti en des termes particulièrement forts :

> *Vous ne savez pas ce que c'est que de vivre 24 heures sur 24 [ici]. [...]. Tous les jours, il y a autre chose. Ça change tout le temps. On en a deux qui gueulent. Je ne peux pas dire autrement, excusez-moi du terme [...] et un qui crache par terre. On a dû lui mettre une corbeille. Alors pendant que vous déjeunez, il crache. Il faut le supporter. [...] Des jours, ça va, c'est tenable et d'autres jours, c'est épouvantable, le bruit, les pensionnaires.* [L'interviewée fait notamment référence ici à ceux qui déambulent constamment ou qui fument dans les lieux communs.]

Nous l'avons dit, pour la majorité des personnes hébergées, la possibilité de jouir d'un lieu où elles puissent se retirer de la vie collective est profondément nécessaire à un équilibre de vie satisfaisant. Pouvoir faire le choix de s'ouvrir au monde social ou au contraire de s'y soustraire représente un mouvement dynamique vital nécessaire au bien-être. Pourtant, en institution, de nombreux éléments rendent délicate la préservation de cette sphère privée et intime. Il importe donc de chercher à mieux comprendre les différentes dimensions qui la constituent, afin de mieux cerner ce qui lui fait obstacle dans le contexte institutionnel et de réfléchir aux possibles aménagements pour y pallier.

La sphère privée repose sur la possibilité de pouvoir défendre l'espace privé contre les intrusions du monde social. Plutôt qu'une fermeture hermétique au dehors, au social, c'est la possibilité d'exercer une maîtrise sur la perméabilité entre le dedans – le chez-soi – et le dehors – le social. La notion de contrôle est en effet centrale. Le « privé » renvoie aux

> [...] processus de régulation de l'intimité, c'est-à-dire celle des interactions entre l'individu (le moi) et le monde (le non-moi). Il recouvre des comportements tels que la liberté de s'isoler des autres, le degré de disponibilité à autrui, le choix du type de stimulations externes acceptées ou rejetées par la personne. Ainsi défini de manière multidimensionnelle comme exercice régulateur d'ouverture et de fermeture au monde social, le privé met la personne seule à l'origine de sa disponibilité envers l'extérieur. (Serfaty-Garzon, 2003, p. 69)

Cette sphère privée, ainsi conçue, est mise à mal sur différents plans en institution. Elle fait en effet l'objet d'intrusions du social à de multiples niveaux, intrusions sur lesquelles l'habitant n'a que peu de prise.

La sphère privée est le lieu par excellence où l'on peut jouir d'une grande liberté et vivre selon un mode de vie personnel choisi. En institution, les contraintes liées à la vie collective imposent aux habitants des normes concernant divers aspects de leur vie, normes qui régissent également profondément leur mode de vie lorsqu'ils se retirent des espaces collectifs. Une telle réalité peut engendrer un malaise important, qui renvoie souvent l'habitant au douloureux sentiment d'une perte de maîtrise plus générale sur sa vie. La citation suivante en est une illustration :

> *Vous savez, le plus mauvais moment, c'est d'aller au repas et tout ça. Moi, j'aime bien quand on est libre, on fait ce qu'on veut et voilà.* [Vous n'êtes pas vraiment libre ici ?] *Non. [...] Les repas, ma foi, ils nous les apportent et voilà. Et on mange comme les gamins : Mange ta soupe. Ne dis rien et mange ta soupe.* [C'est le sentiment que vous avez à midi ?] *À midi... Moi, j'aimais mieux avant quand il y avait mon mari et qu'il y avait tout le monde. On était bien. On était en famille pour manger. Et il a fallu qu'ils me changent.*

Cet aspect contraignant de la vie institutionnelle n'est cependant pas insurmontable. Plusieurs éléments peuvent contribuer à l'atténuer. Nous pouvons tout d'abord mentionner le rôle que peut jouer la prise de conscience que la liberté est limitée également dans un lieu de vie individuel. C'est ce sur quoi insiste Graumann (1989) :

> Quel que soit l'agrément de la vie chez soi, il ne dispense pas de missions à accomplir, qui à leur tour restreignent la liberté individuelle. Le chez-soi, vu sous un angle phénoménologique, est un exemple de dialectique entre les situations opposées de potentialité et de contrainte. (p. 115)

Il faut également compter sur les capacités adaptatives des habitants, à la base de tout processus de socialisation, et qui permettent une appropriation des règles collectives de sorte qu'elles ne sont plus vécues sur le mode de la contrainte. Nous retrouvons là une idée chère à Durkheim (1993) : le sentiment de liberté est atteint à la faveur d'une intériorisation des contraintes indispensables à la régulation de la vie en société, contraintes qui deviennent alors insensibles. Les propos de deux personnes interviewées révèlent la mise en œuvre d'un tel processus adaptatif :

> *Une petite chose, quand j'ai marché deux heures, c'était presque une imprudence. Je ne leur ai pas dit en partant parce que je n'avais pas l'intention d'aller faire deux heures. Et alors, quand je suis rentrée, je me suis dit, il faut quand même que je leur dise. Et puis je vais me faire gronder sûrement. Eh bien pas du tout. Ça a bien été. Ça m'a fait plaisir. Et ça ne m'a pas empêchée de dire que je ne le referai pas une autre fois. Il faut être logique : si chacun s'échappe comme ça, qu'il leur arrive quelque chose... On ne sait jamais. J'ai trouvé que je n'avais pas été sage. Mais elles ont bien compris. Il y a une bonne compréhension.*

> *Je suis comme dans un institut. Je suis dans ma chambre et je m'adapte. Je vais [petit-]déjeuner vers 7 h 30, [déjeuner] à midi, et le soir à 18 h 00. Tout va bien. Je me suis adapté absolument à tout. Évidemment, il faut s'adapter. Vous ne pouvez pas faire comme si vous étiez absolument chez vous. Je suis très content.*

Pour Hugonot (2003), les contraintes liées à la vie collective font immanquablement violence au moment de l'entrée en institution, et ce n'est que progressivement que la personne âgée va pouvoir, sur un mode librement consenti, réguler sa vie pour s'adapter aux normes de vie caractérisant son nouvel environnement. Il est rare, selon cet auteur, qu'un tel mouvement n'ait pas cours au bout d'un certain laps de temps. C'est pourquoi il recommande une souplesse importante de l'institution dans les premiers temps de l'hébergement, pour permettre à la personne de s'intégrer en douceur à la vie institutionnelle :

Et ma foi, bon, il a fallu se faire aux obligations ; il a fallu se faire... Vous savez, quand vous êtes libre pendant x années et que tout à coup il y a des... C'est beaucoup plus difficile. Mais on s'adapte avec les années. Ça fait maintenant quatre ans et demi que je suis là.

Si cette capacité adaptative représente une ressource essentielle pour intégrer de façon harmonieuse les contraintes institutionnelles, cela ne dispense pas les institutions de tenter de les réduire le plus possible. En effet, poussée à l'extrême, l'adaptation peut aboutir à des vécus de résignation inacceptable, comme en attestent les propos suivants :

[Comment est-ce que vous avez choisi votre place à table ?] *On est placé.* [Ça vous plaît ?] *Non, la dernière fois, j'ai regretté d'être changée. Mais on ne peut rien dire alors on accepte. On devient docile et obéissant.*

Je me dis, tu es ici, il faut ma foi prendre toutes les habitudes des autres, accepter et puis rien dire.

Goffman (1968) a clairement démontré, dans son analyse de l'impact des institutions dites totalitaires sur les individus, les effets néfastes d'une institution qui ne compterait que sur une adaptation unidirectionnelle, celle des personnes accueillies à son égard. Depuis quelques années, les institutions tentent d'assouplir les règles collectives (Mallon, 2001), pour préserver la liberté individuelle et l'autonomie des personnes hébergées. Un ensemble de micro-décisions sont prises pour s'adapter à la singularité de chacune d'entre elles, dans la mesure où cela ne perturbe pas, de manière essentielle, le bon fonctionnement de la collectivité.

Le sentiment de liberté, lorsqu'il continue à être ressenti en institution, représente une source de bien-être importante pour les habitants. C'est souvent la chambre qui devient le lieu où la personne peut ressentir avec le plus d'intensité un tel sentiment : au contraire des espaces collectifs où les activités restent en grande partie organisées et réglées par l'institution, la personne est, dans sa chambre, davantage maîtresse des choix et des activités. Ce sont d'ailleurs les personnes jouissant d'une chambre individuelle qui mentionnent le plus souvent ce sentiment de liberté.

Et je suis dans ma chambre, alors je peux faire ce que je veux. Non, c'est pour ça que l'idéal pour moi, c'est quand même d'être seule.

Étant seul, je puis faire comme je veux, comme je l'entends. Je suis indépendant. Dans mon cas, c'est nécessaire.

À l'inverse, le partage de la chambre représente une entrave supplémentaire à l'éclosion d'un tel sentiment. Une des personnes âgées interviewées explique ainsi que le fait de partager sa chambre représente pour elle « *une contrainte, une attache, car on se sent moins libre* ». Elle préférerait jouir d'une chambre individuelle (« *parce que j'aime la liberté* »).

La maîtrise possible des habitants sur l'ouverture ou non aux autres de leur sphère privée se voit également bouleversée par les nombreuses visites ponctuelles, mais régulières, imposées dans leur chambre. Celle-ci est le lieu privilégié sur lequel se concentrent leurs tentatives de vivre leur vie sur un mode privé et intime[1], mais ils n'ont qu'une maîtrise restreinte de ce lieu et du franchissement de ses frontières par autrui. Les passages dans les chambres sont fréquents tant par les nombreux professionnels qui ont une tâche à y accomplir que par les personnes qui viennent rendre visite. La présence d'un compagnon de chambre représente un facteur supplémentaire de fragilisation du contrôle sur les allées et venues.

Trop peu de précautions sont prises par rapport à ces moments d'intrusion dans la sphère privée des habitants. Il n'est pas rare de voir des professionnels entrer dans les chambres sans attendre un signe d'accord de la part de leurs habitants, ou de voir des visites arriver sans avoir prévenu. Les chambres peuvent en outre être visitées de jour comme de nuit et même en l'absence de leurs habitants. Ces pratiques sont généralement banalisées, de sorte qu'elles sont effectuées avec le plus grand naturel. Elles ont pourtant des répercussions psychologiques à ne pas négliger.

Serfaty-Garzon (2003), à travers l'analyse de différentes situations, montre comment le vécu d'intrusion rend nécessaire un travail psychologique et affectif particulier relatif à l'altérité, au rapport à soi-même et à la vulnérabilité de son intérieur. Ce vécu d'intrusion « [...] ébranle la confiance de l'habitant dans sa capacité, qui garantit la force du moi, de maîtriser à la fois son intérieur et les accès à cet intérieur » (p. 201).

Le cambriolage représente une expérience paroxystique d'un tel vécu, souvent assimilé à un viol par les personnes qui en sont victimes ; c'est dire les articulations qui existent entre le vécu de l'habitation et du corps propre. Rappelons, en passant, la fréquence des plaintes de vol en institution. De telles plaintes peuvent avoir un fondement objectif ou non, mais elles sont de toute façon liées à un sentiment de vulnérabilité important.

---

1. La chambre n'est cependant pas le lieu exclusif où le privé peut trouver à s'actualiser. Mallon (2004) montre comment ce lieu se situe parfois à l'extérieur de l'établissement, qu'il soit réellement fréquenté ou accessible seulement par la mémoire. La chambre alors n'occupe qu'une place périphérique dans le monde personnel de l'individu.

Quelles sont les ressources envisageables pour pallier ce problème ? Quels moyens peuvent être mis à disposition de l'habitant en institution pour parvenir à mieux contrôler l'accès de son espace privé et ainsi lui donner confiance en ses possibilités de protéger sa sphère intime ? Face à de telles interrogations, s'intéresser à tout ce qui permet de faire frontière tant au niveau symbolique que matériel[1] représente une étape incontournable ; mais examiner cela en détail nous emmènerait trop loin. Nous nous contenterons ici d'évoquer deux catégories d'éléments pouvant contribuer à restituer à l'habitant un sentiment essentiel de maîtrise, et par là à raffermir son sentiment d'identité et son estime de soi.

La première catégorie d'éléments concerne l'ensemble des *dispositifs matériels* aménageables pour protéger le privé. À cet égard, mettre ou non à la disposition des habitants qui le souhaitent une clé de leur chambre est une question qui mérite d'être étudiée attentivement, même si elle engendre un certain nombre de difficultés pratiques. La clé, nous rappelle en effet Kaufmann (1996), est un symbole fort du chez-soi. Il est peu réaliste que les habitants en institution possèdent une clé de leur chambre fermant effectivement complètement l'accès de celle-ci au personnel. Toutefois, le fait que les professionnels ne puissent entrer dans les chambres qu'au moyen d'une clé instaure symboliquement une relation différente à l'espace dans lequel ils cherchent à pénétrer. De plus, posséder une clé de leur chambre donne la possibilité aux habitants de signifier clairement leur volonté de ne pas être dérangés de façon impromptue. Un tel dispositif serait ainsi davantage à considérer sous l'angle de sa fonction symbolique que de l'instauration d'un obstacle réel à l'intrusion dans la sphère privée. Une solution intermédiaire entre l'ouverture perpétuelle et la possibilité d'une fermeture à clé réside dans le fait de mettre à la disposition de l'habitant, comme dans certains hôtels, une pancarte ou un système de signalisation lumineux devant la porte signifiant son désir de ne pas être dérangé ou, au contraire, son accord à ce que quelqu'un pénètre dans sa chambre[2].

---

1. Graumann (1989) explique en ce sens que le chez-soi « a cette connotation d'abri entre quatre murs, en un lieu où l'on peut faire ce que l'on veut et échapper à toute forme d'agression de notre privacité. Les murs, portes, rideaux, etc., ont la fonction de protéger le chez-soi […]. L'entourage de murs nous protège du monde extérieur et d'autrui, nous assurant une certaine forme d'enfermement » (p. 113).
2. Dans certains établissements, ce système de signalisation lumineux existe, mais il n'est souvent qu'à la disposition des soignants. Selon les normes en vigueur dans les

L'analyse de la conception actuelle de l'habitation nous donne par ailleurs des indications intéressantes sur ce qu'il importe de prendre en compte dans la conception architecturale des établissements qui nous occupent ici pour favoriser un sentiment de chez-soi. Les études historiques révèlent qu'avant l'époque moderne existait une indistinction entre le privé et le public, qui se traduisait concrètement par l'absence de spécialisation des pièces de l'habitation (Ariès, 1986). Ce n'est que petit à petit que se différencient clairement le domaine privé et le domaine public, ce qui se répercute directement sur les conceptions architecturales de la maison : l'espace est divisé en sous-espaces aux fonctions clairement différenciées. La nouvelle conception de l'intimité implique une plus grande distance entre les espaces intimes et les espaces de réception, et la chambre personnelle prend petit à petit le sens d'un véritable sanctuaire personnel inaccessible aux visiteurs (Serfaty-Garzon, 2003). Un tel changement rend possible une maîtrise des différents degrés d'intimité de l'habitant avec ses visiteurs. Compte tenu de cette évolution, il semble particulièrement pertinent de penser l'importance, dans le contexte d'hébergement institutionnel, des espaces intermédiaires – hall ou couloir à l'entrée de la chambre par exemple –, car ils ont une fonction d'espace transitionnel entre le privé et le public. Amphoux et Mondada (1989) montrent que de tels espaces

> [...] jouent un rôle déterminant dans la constitution d'un sentiment de chez-soi (en particulier à travers le sentiment de sécurité ou d'insécurité que peut impliquer le traitement de l'espace intermédiaire). (p. 146)

Ces espaces permettent notamment à l'habitant de contrôler les degrés d'intrusion dans sa sphère privée selon le statut plus ou moins proche de la personne visiteuse. Lorsque de tels espaces ne sont pas disponibles, des solutions créatives peuvent être imaginées à partir de l'existant ; ainsi, par exemple, l'aménagement d'un rideau de séparation.

Certains habitants, nous l'avons dit, voient l'institution dans son ensemble comme un monde privé, comme un chez-soi. La cohabitation est alors généralement vécue sur un mode familial[1], ce qui leur permet de

---

hôpitaux, il leur permet de signaler qu'ils sont en train d'effectuer des soins et qu'ils ne désirent pas être dérangés.

1. Précisons toutefois que, souvent, la comparaison de l'institution avec une grande famille renvoie davantage à la relation de l'habitant avec les professionnels qu'à celle avec les habitants.

disposer d'une panoplie d'espaces aux fonctions bien différenciées : la chambre personnelle peut garder son statut de lieu intime, et la cafétéria, par exemple, être assimilée au salon, au lieu de réception. Mais pour d'autres, pour qui la sphère privée se concentre essentiellement sur le lieu de la chambre, la vie en institution va à l'encontre de l'évolution qui a marqué la conception de l'habitat. Les espaces hors de la chambre sont assimilés à des espaces publics et sont dès lors perçus comme inappropriés pour recevoir leurs proches et amis. Leur chambre est alors caractérisée par sa multifonctionnalité ; elle doit cumuler différents rôles parfois difficilement compatibles : à la fois lieu d'intimité et lieu de réception des visiteurs, voire lieu des loisirs, de la prise des repas, de la toilette, etc. Dans de telles conditions, il est nécessaire de développer des stratégies en matière d'aménagement de la chambre afin de concilier au mieux sa fonction de réception – donc de (re)présentation de soi – et sa fonction d'abri pour l'intimité – donc de protection de son intériorité. Des enjeux identitaires existent à ce double niveau.

Pouvoir contrôler ce qui est montré et ce qui est caché est essentiel à la création d'un chez-soi. En effet, si la notion d'hospitalité[1] est indissociable de l'expérience du chez-soi, même lorsque l'autre est accueilli dans la sphère privée, l'intimité de l'habitant ne lui est pas complètement ouverte ; une protection du plus intime est encore nécessaire[2]. En institution, des aménagements architecturaux, pas forcément coûteux, pourraient faciliter ce contrôle de l'habitant sur ce qu'il souhaite dévoiler ou cacher au regard des autres.

Précisons toutefois que ce qui importe est moins ce qui est objectivement montré ou tenu secret, que l'existence de cette tension entre les deux, qui assure à l'individu qu'il est bien un sujet avec des pensées et des sentiments qui lui sont propres :

> Exiger des « aveux complets », c'est-à-dire, dans le cas de la maison, la visibilité, l'ouverture, la transparence totales, c'est exiger une reddition complète de l'habitant. Objets et lieux cachés aident à situer les frontières du moi comme à avoir confiance en sa propre capacité à accéder et à rester maître d'un « soi interne ». (Margolis, 1976, et Korosec-Serfaty, 1984, cités par Serfaty-Garzon, 2003, p. 13)

---

1. Comme l'expliquent Amphoux et Mondada (1989), le chez-soi est le lieu du « je » accueillant l'autre (p. 142).
2. Serfaty-Garzon (2003) indique à ce propos que « retrait, intimité et secret, visibilité, apparence et hospitalité constituent les pôles d'une dialectique qui traverse toute l'expérience du chez-soi » (p. 179).

L'enjeu du secret est le maintien ou la perte de l'identité (Smirnoff, 1976). Le fait que son « secret » est respecté, autrement dit que son besoin de cacher est considéré comme légitime, confirme à la personne qu'elle est reconnue en tant que sujet singulier à part entière. Cela est-il suffisamment pris en compte en institution ? Les habitants disposent-ils d'un espace – lieu de rangement ou autre – accessible à eux seuls, auquel aucun professionnel ne peut accéder[1] ? Force est de constater que ce n'est pas toujours le cas. Pour des raisons d'hygiène entre autres, il est même fréquent qu'aucun espace ne soit préservé du « passage » d'un professionnel.

La deuxième catégorie d'éléments que nous tenons à mentionner concerne l'instauration ou la consolidation de *pratiques* respectueuses de la sphère privée des habitants. Cela nécessite une réelle prise en compte de la notion de sphère privée et une intériorisation du respect qui lui est dû, même dans un lieu de vie institutionnel. Une telle prise en compte devrait trouver à s'actualiser dans le mode de relation établi entre les différentes personnes qui fréquentent l'établissement. Serfaty-Garzon (2003) a analysé les régulations implicites qui prennent place entre les membres d'une famille concernant l'accès aux différents espaces de la maison. Sur ce modèle, il serait intéressant de conduire une analyse fine des règles nécessaires pour structurer les relations entre les différents acteurs de la vie institutionnelle. Réfléchir, par exemple, aux modalités de franchissement des seuils entre des espaces distincts – en particulier entre espace collectif et espaces personnels – se révèle essentiel. Au niveau des professionnels, signaler son arrivée et attendre de la personne âgée qu'elle signifie clairement qu'elle est prête à recevoir quelqu'un dans son espace privé constitue, dans cette perspective, une pratique de base.

Dans ce cadre, il est également intéressant de se pencher sur la question des modes de relations entre les habitants :

> *Moi, je ne vois pas ce qu'elles* [les autres personnes hébergées] *font dans les chambres. On n'a pas de contact, je vous ai dit. On ne va jamais dans la chambre de son prochain.*

Le peu d'interactions et de liens qui se créent entre habitants sans la sollicitation des professionnels peut constituer une source d'étonnement. Le fait de ne pas vouloir créer de contacts privilégiés avec les autres

1. Bachelard (1981) conçoit tous les objets permettant de cacher, de tenir à l'écart du regard de l'autre, comme « de véritables organes de la vie psychologique secrète » (p. 83). Sans ces « objets », notre vie intime manquerait de modèles d'intimité.

personnes hébergées peut être interprété comme une difficulté d'intégration à l'institution. L'idéal institutionnel n'est-il pas souvent son assimilation à une grande famille ? Il est cependant intéressant d'aborder un tel phénomène à travers l'éclairage que nous apporte l'analyse des relations de voisinage. En ce qui concerne de telles relations, la réserve dans les échanges a pour rôle une maîtrise des intrusions et une protection de l'intimité des uns et des autres. À ce propos, Kaufmann (1988) explique ceci :

> Si nous étions voisins, [l'amitié] ne serait plus concevable car je n'aurais plus les moyens de contrôler ce que l'ami sait de moi-même et il en saurait beaucoup trop sur l'ensemble de ma personnalité. Il deviendrait ainsi dangereux de dévoiler mes pensées et ma vie intime. [...] L'ami doit être cherché ailleurs et le voisin se maintenir à une certaine distance [...]. (p. 162-163)

La réflexion d'une personne âgée relève sans doute d'une telle prudence :

> *Vous savez, moi je ne parle pas beaucoup, je parle aux gens dans la maison, ici, mais je fais très attention à ce que je dis. [...] Par exemple, la dame qui dort avec moi, je ne discute pas beaucoup avec ; il faut faire attention.*

La protection de la vie privée et intime peut ainsi également passer par des tentatives de maintenir à distance les autres habitants de l'établissement.

La personne citée ci-dessus attire également notre attention sur la délicate question du partage de la chambre en institution, partage qui reste la norme dans de nombreux établissements. Nous en avons déjà dit quelques mots, mais nous désirons terminer ce chapitre en rappelant les implications fortes que la cohabitation avec un compagnon de chambre peut avoir pour les habitants d'institution. S'il est vrai que certaines personnes apprécient la présence d'un compagnon de chambre[1], il est incontestable que, pour beaucoup, c'est une entrave majeure à la reconstitution d'une sphère privée, et a fortiori à l'éclosion d'un sentiment de chez-soi. Serfaty-Garzon (2003) montre comment l'évolution historique du rapport entre privé et public a débouché sur deux acquis : le droit à la solitude ainsi que le droit à une sociabilité élective, ou d'association avec des individus ou des groupes librement choisis. Le partage obligé de la chambre va à l'encontre de ces acquis. Il accroît les risques d'intrusion

1. Le compagnon de chambre, lorsqu'il est apprécié, est principalement perçu comme constituant une présence rassurante : en cas de chute ou de problème respiratoire notamment, il pourra venir en aide en prévenant un professionnel.

incontrôlée dans l'espace intime, empêche de vivre de réels moments de solitude et impose une promiscuité jusque dans les derniers retranchements, et ce avec une personne non choisie.

La situation suivante est un très bon exemple des problèmes que peut poser la cohabitation forcée :

> *Tous les quarts d'heure la nuit, elle* [sa compagne de chambre] *se réveillait. Elle prenait des bonbons. Elle commençait à ouvrir son paquet, à froisser son papier. Ça durait un quart d'heure. Moi, je mettais un bouchon dans l'oreille et je dormais sur l'autre. Mais ça me dérangeait quand même [...]. Sa fille venait toujours regarder si elle avait encore des provisions. Le fils ne m'a jamais saluée. Moi, je trouve que c'est un peu un mufle. Elle, elle venait dans cette chambre. Elle était très polie. Mais elle donnait tous les droits à sa belle-mère puisqu'elle était plus âgée, qu'elle était la première. Moi, j'étais un accessoire. J'avais mon lit et le bout de la table. Et je devais m'en contenter. Alors, ce n'était pas toujours très facile. Le matin, je faisais ma toilette et je montais. On n'avait pas encore d'organisation ; il y a des gens qui sont comme ça... Maintenant, il y en a beaucoup qui ont de la peine à rester dans leur chambre à cause de l'autre, ils ne supportent pas. Alors, ils viennent à la cafétéria.*

Cette habitante a finalement pu disposer d'une chambre individuelle, ce qui a débouché pour elle sur une amélioration considérable de sa qualité de vie. Beaucoup de personnes accueillies en chambre individuelle soulignent la satisfaction profonde qu'elles éprouvent à cet égard ; elles perçoivent cette condition d'hébergement comme fondamentale à leur bien-être :

> *Ça a été un peu dur au début mais j'ai une chambre seule. Je ne demande pas mieux que d'avoir une chambre seule où je peux bouquiner tranquillement. Ça va bien.*
>
> *J'ai ma petite chambre, je suis extra bien. Je suis tranquille. Et c'est de ça que j'avais peur, moi : que je tombe dans une chambre où on était deux.*

Un lien fort est fréquemment établi entre le fait de pouvoir disposer d'une chambre personnelle et le fait de s'y sentir, dans une certaine mesure, chez soi.

Conclusion

Le sentiment de chez-soi peut être ressenti à des degrés d'intensité variables en institution d'hébergement collectif. Son émergence dépend de la conjonction d'un ensemble de facteurs, qui concernent des réalités de différents ordres. Sentiment subtil et fragile, il repose d'abord sur une disponibilité intérieure de la part de l'habitant. Celle-ci peut se trouver fragilisée par les divers changements liés au vieillissement et par le bouleversement que constitue l'entrée en institution. Il importe dès lors de soutenir l'habitant dans ses efforts d'adaptation à cette nouvelle étape de vie. Cette disponibilité intérieure ne rend possible l'accès au sentiment de chez-soi que si elle trouve à s'exprimer au travers d'un mouvement d'appropriation qui passe par des actions matérielles concrètes exercées sur le lieu, mais aussi par le développement de ce que nous avons appelé des pratiques personnelles au sein de celui-ci. Une certaine souplesse de la part de l'institution est à ce titre requise, qui permet à l'habitant de marquer le lieu de son empreinte et de choisir, en partie au moins, selon quelles modalités il désire y mener sa vie. Finalement, intégrer la notion de chez-soi tant dans la façon de concevoir l'architecture et l'aménagement des institutions pour personnes âgées que dans les modes d'interaction et d'accompagnement proposés aux habitants se révèle fondamental.

Une réflexion sur ces différents axes, en parallèle, est indispensable pour favoriser l'apparition d'un sentiment de chez-soi, et pour accroître ainsi le bien-être des habitants, même si ce sentiment ne peut être que rarement atteint dans toute sa plénitude en institution.

RÉFÉRENCES

Amphoux, P. et Mondada, L. (1989), « Le Chez-soi dans tous les sens », *Architecture et Comportement*, n° 5 (2), p. 135-149.

Arbuz, G. (2003), « Maintien à domicile ou vie en institution », *Gérontologie*, n° 131, p. 26-41.

Ariès, P. (1986), « Pour une histoire de la vie privée », in P. Ariès, G. Duby et R. Chartier, dir., *Histoire de la vie privée*, t. 3, Paris, Le Seuil, p. 7-20.

Bachelard, G. (1981), *La Poétique de l'espace*, Paris, PUF.

Bachelard, G. (1983), « Maisons et rêverie », in C. Tacou, dir., *Les Symboles du lieu. L'habitation de l'homme*, Paris, L'Herne, p. 117-138.

Champvert, P. (2001), « L'Animation : enjeu de l'évolution des établissements pour personnes âgées », *Gérontologie et Société*, n° 96, p. 137-144.

Chevalier, S. (1993), « Nous, on n'a rien de spécial... », in M. Segalen, B. Le Witta, dir., *Chez-soi. Objets et décors : des créations familiales*, Paris, Autrement, p. 86-101.

Chrétien, J.-L. (1983), « De l'espace au lieu », in H. Damian et J.-P. Raynaud, dir., *Les Symboles du lieu. L'habitation de l'homme*, Paris, L'Herne, p. 117-138.

Dupront, A. (1990), « Au commencement, un mot : lieu », in M. Crépu et R. Figuier, dir., *Hauts Lieux*, Paris, Autrement, p. 58-66.

Durkheim, E. (1993), *Les Règles de la méthode sociologique*, Paris, PUF [1ère éd. : 1895].

Foucault, M. (1984), « Des espaces autres », *Architecture, Mouvement, Continuité*, n° 5, p. 46-49.

Genton Trachsel, A. et Christen-Gueissaz, E. (2005), *Convergences et décalages entre la portée institutionnelle des « démarches qualité » et le bien-être des résidents d'établissements médico-sociaux certifiés*, Lausanne, UNIGER.

Goffman, E. (1968), *Asiles. Études sur la condition sociale des malades mentaux et autres reclus*, Paris, Minuit.

Graumann, C.F. (1989), « Vers une phénoménologie de l'être chez-soi », *Architecture et comportement*, n° 5 (2), p. 11-116.

Henrard, J.-C. (2001), « Les Défis posés aux institutions pour personnes âgées », *Soins Gérontologie*, n° 32, p. 12-15.

Hugonot, R. (2003), *La Vieillesse maltraitée*, Paris, Dunod.

Kaufmann, J.-C. (1988), *La Chaleur du foyer. Analyse du repli domestique*, Paris, Méridiens Klincksieck.

Kaufmann, J.-C. (1996), « Portes, verrous et clés : les rituels de fermeture du chez-soi », *Ethnologie Française*, t. XXVI, 2, p. 280-288.

Kaufmann, J.-C. (1997), *Le Cœur à l'ouvrage. Théorie de l'action ménagère*, Paris, Nathan.

Liiceanu, G. (1983), « Repères pour une herméneutique de l'habitation », in H. Damian et J.-P. Raynaud, dir., *Les Symboles du lieu. L'habitation de l'homme*, Paris, L'Herne, p. 105-116.

Mallon, I. (2001), « Les Effets du processus d'individualisation en maison de retraite. Vers la fin de l'institution totale ? », in F. de Singly, dir., *Être soi parmi les autres. Famille et individualisation*, Paris, L'Harmattan, p. 171-194.

Mallon, I. (2004), *Vivre en maison de retraite. Le dernier chez-soi*, Rennes, Presses Universitaires de Rennes.

Mirgot-Devenais, L. (2003), « La Dépendance : une prise en charge en deux temps », *Empan*, n° 4, p. 119-125.

Ponet, B. (2004), « Introduction. Pas d'ici pour là-bas », *Empan*, n° 2, p. 9-11.

Romero, M. (1999). « De la qualité de vie au projet de vie en institution », *Soins Gérontologie*, n° 20, p. 4-8.

Serfaty-Garzon, P. (1999), *Psychologie de la maison. Une archéologie de l'intimité*, Montréal, Éditions du Méridien.

Serfaty-Garzon, P. (2003), *Chez soi. Les territoires de l'intimité*, Paris, Armand Colin.

Smirnoff, V. (1976), « Le Squelette dans le placard. Du Secret », *Nouvelle Revue de Psychanalyse*, n° 14, p. 27-53.

Villela-Petit, M. (1989), « Le Chez-soi : espace et identité », *Architecture et Comportement*, n° 5 (2), p. 127-133.

3

Enjeux identitaires pour les personnes âgées en institution

Éliane Christen-Gueissaz

Introduction

« On demande rien quand on voit qu'on est insignifiant.
On dit plus rien. »

Notre réflexion part de ce constat dramatique d'une résidente rencontrée dans le cadre de notre recherche (Genton Trachsel et Christen-Gueissaz, 2005). Les propos de cette personne âgée – qui vit dans une institution d'hébergement gériatrique attentive au bien-être de ses résidents, c'est du moins ce qui ressort des entretiens avec les professionnels – nous ont profondément interpellée. Que signifie ce décalage entre le discours institutionnel, un accompagnement soucieux de la qualité de vie des pensionnaires, et le vécu subjectif douloureux de cette résidente ? Et comment, au travers de l'expression de ce vécu subjectif, comprendre ce que peuvent ressentir certains résidents âgés dépendants d'aide et de soins ?

Pour tenter de répondre à ces questions, nous avons choisi d'analyser dans une perspective psychosociologique quelques enjeux identitaires liés à cette étape et ce contexte de vie particuliers. Avec en filigrane le souci de ce qui contribue ou non au sentiment de bien-être des résidents âgés, nous aborderons successivement le rapport de places, la question du contrôle, la réalisation du sentiment d'identité, la reconnaissance de la demande, du souhait et du désir.

Précisons cependant ce que nous entendons ici par « sentiment de bien-être ». L'expression « être bien dans sa peau » est une métaphore populaire du sentiment de bien-être, qui rend compte d'un vécu de confort à la fois physique, psychologique et social. À propos de cette expression, une femme de 65 ans interviewée dans une recherche portant sur l'estime de soi à la retraite (Christen-Gueissaz, 1994, p. 202) nous disait :

C'est drôle, ça me fait penser à un hippopotame… parce que l'hippopotame, il a des plis ; ah il a de la place. Eh bien pour moi c'est un peu ça, « être bien dans sa peau », c'est ne pas être étriqué. Et probablement qu'il faut ne pas être étriqué, ni affectivement, ni psychiquement, ni physiquement, être bien.

Cette citation montre que le sentiment de bien-être est lié au profil et à la maturation psychologique individuels, et nous avons précisément choisi le terme de « sentiment » de bien-être pour rappeler que nous traitons d'un vécu subjectif. Néanmoins, ce sentiment est relié à l'état de santé objectif et subjectif de la personne, à son parcours de vie, à son statut économique et socioculturel. Il dépend aussi de nombreux paramètres contextuels concomitants – plus prégnants encore en situation de dépendance à l'égard de l'environnement pour les soins et les activités de la vie quotidienne, et ce dans un lieu de vie collectif.

Nous aimerions encore insister sur deux aspects de cette définition du sentiment de bien-être. Le confort éprouvé dans le fait d'« être bien dans sa peau » pourrait faire penser à un état stable. Il n'en est rien : le sentiment de bien-être est un sentiment dynamique, voire fugitif, qui fluctue en fonction des gratifications et satisfactions ponctuelles liées aux expériences, aux circonstances et aux relations du quotidien. Enfin, nous situons le sentiment de bien-être et son opposé, le sentiment de mal-être, aux deux extrêmes d'un continuum, marqué de nombreux états intermédiaires.

Le rapport de places

Notre inscription dans le monde, notre insertion dans la société sont marquées par un rapport de places, qui peut s'entendre à plusieurs niveaux : il est à la fois lié aux rôles et statuts définis par la société (niveau social), à leur interprétation individuelle (niveau psychologique) et à leur actualisation dans la relation interpersonnelle (niveau intersubjectif). Ces niveaux sont intimement intriqués dans la réalité ; c'est donc artificiellement que nous allons les séparer, pour mieux comprendre les enjeux identitaires liés à ce rapport de places.

Niveau social

Au niveau social, le rapport de places renvoie explicitement aux notions de rôle et de statut. Ces concepts ont été abondamment traités en sociologie, en anthropologie et en psychologie sociale, qui les ont distingués de manière plus ou moins claire et convaincante ; en bref, rappelons que les rôles sociaux, pour leur part, ont été analysés d'abord en terme de prescription sociale, puis comme une construction par l'individu, pour aboutir à une vision interactive.

La place occupée par un individu dans la société n'est jamais neutre : son statut est défini et connoté par les normes et les échelles de valeurs de la société, et il engendre des attentes de rôles spécifiques. Par exemple, le statut de parent implique pour la société un rôle éducatif (qui répond à certaines règles sociales, en fonction des modèles socioculturels et des prescriptions légales) et regroupe des attitudes, des valeurs et des comportements parentaux reconnus comme indispensables à la maturation de l'enfant, sa sécurité et son adaptation sociale.

Les attentes sociales de rôles peuvent être plus ou moins normatives, plus ou moins pressantes, mais en tous les cas elles influencent l'individu dans sa manière de vivre et d'interpréter la réalité.

Qu'en est-il du statut de la personne âgée et des attentes sociales de rôles à son égard ? Nombreux sont les auteurs qui témoignent du statut dévalorisé des personnes âgées dans nos sociétés occidentales « jeunistes » ; en effet, le vieillissement se présente comme un défi aux valeurs de productivité, d'efficience et de beauté. De plus, les personnes âgées témoignent de notre condition de mortels. Les deuils et les handicaps liés à l'âge, la dépendance d'un certain nombre de personnes âgées en sont un constant rappel – insupportable dans des sociétés qui occultent socialement la mort (Ariès, 1975 ; Vovelle, 1983 ; Thomas, 1988) et la dénient sur le plan psychologique : « [...] personne, au fond, ne croit à sa propre mort ou, ce qui revient au même : dans l'inconscient, chacun des nous est persuadé de son immortalité (Freud, 2001, p. 31-32).

Ainsi, la médecine devrait tout guérir, la prévention tout éviter – à tel point que la maladie voire le vieillissement[1] tendent à devenir « fautifs ».

Enfin, le discours politico-économique revient régulièrement sur l'explosion des coûts de la santé et de la protection sociale et recourt systématiquement au vieillissement démographique pour rendre compte des problèmes budgétaires du secteur public. Il néglige ainsi – parmi d'autres pans de la réalité – la contribution importante de nos aînés à la vie économique (cf. entre autres Guillemard, 1990 ; Attias-Donfut, 1995), qu'il s'agisse – selon leur âge et leurs possibilités – des apports d'argent aux descendants (aide aux enfants, aux petits-enfants) sous forme de

---

1. Le succès de la chirurgie esthétique est à ce titre révélateur.

cadeaux ou de legs entre vifs ; de la garde bénévole au moins partielle des petits-enfants, qui contribue à garantir un double salaire aux parents ; du paiement de leurs impôts ; de leur pouvoir d'achat et donc de leur participation à la consommation (tourisme, soins et produits de beauté) ; ou de la création de postes de travail (pour les plus âgés et dépendants : hôpitaux, établissements d'hébergement, soins à domicile, etc.).

Cet âgisme (ou agéisme), car il s'agit bien là de « stigmatisation » (au sens de Goffman, 1975) d'une classe d'âge, représente un miroir social peu gratifiant pour les personnes âgées. Mais qu'en est-il dans le milieu institutionnel de l'hébergement (espace micro-social) ? Quel est le statut du résident âgé ?

- Est-ce le statut légitime de client – terme qui rappelle que le pensionnaire paie (pour une bonne part[1]) son hébergement ? « Avec la démarche qualité, le client est au centre, a fortiori avec le système [...] EFQM [European Foundation for Quality Management], où l'objectif final est de s'orienter vers les besoins du résident » (propos d'une agente qualité interviewée sur les effets dans l'accompagnement des résidents d'une démarche qualité réalisée dans l'institution).
- Est-ce plutôt un statut de quelqu'un de dépendant, assimilable à une personne immature, voire à un enfant qu'il faudrait « régenter » ? – comme en témoigne cette résidente :

> *Il y a quelques petites nouvelles qui sortent de l'école et qui croient nous mener à la baguette ; vous comprenez elles croient qu'on est gaga.*

La dérive peut être plus grande encore : le résident âgé peut se retrouver dépossédé de son altérité, de sa singularité, de son histoire personnelle et d'une relation interhumaine véritable au moment où il en a le plus besoin ; il est transformé en « objet de soins » (ou « corps à alimenter », « corps à laver » selon des propos cités par Le Breton, 1990). Ce processus de réification de la personne âgée dépendante a été analysé entre autres par D. Le Breton (1990), L. Ploton (1995) et N. Rigaux (1999). Un exemple de ce phénomène, cité par cette dernière (*ibid.*, p. 104) :

> Il s'agit d'une infirmière qui revient dans la salle de séjour avec un résident dont elle vient d'achever la toilette. « Sans s'adresser à lui, [elle] demande à une auxiliaire de vie : "Où est-ce que je le mets ?" [...] La personne dépendante est ici considérée comme une chose que l'on installe, que l'on

1. N'oublions pas que, hormis la participation directe des résidents aux frais d'hébergement et d'accompagnement, les prestations des caisses maladies et des assurances sociales relèvent d'un droit acquis pour des cotisants de longue date.

entretient mais à laquelle on ne s'adresse plus. Dès lors a fortiori [l'avis de la personne] sur le lieu où elle souhaite être installée n'est plus pris en compte. »

Quelle place effective et symbolique occupe le résident âgé dans la hiérarchie institutionnelle et dans les représentations des professionnels ? Sa position est paradoxale : d'une part, il est un client et a droit aux meilleurs services ; d'autre part il n'est plus capable de subvenir seul à ses besoins et se retrouve dans une position de dépendance obligée. Et ce ne sont pas les valeurs professionnelles, essentielles et profondément respectables, qui vont transformer ce rapport de places inégal. Nous en voulons pour exemple l'accent porté dans le discours et la formation des professionnels sur la personnalisation de l'accompagnement : cette perspective comporte tout ce qui contribue à considérer le résident comme une personne unique, porteuse d'une histoire individuelle, avec des besoins et des désirs particuliers, à la fois d'ordre physique, psychique et social (Genton Trachsel et Christen-Gueissaz, 2005). Le fait de devoir le rappeler démontre qu'il ne l'est pas de facto. Le rapport de places est inévitablement hiérarchisé, et la vulnérabilité des résidents âgés face aux professionnels compétents, en bonne santé, plus jeunes et détenteurs d'un pouvoir institué implique un décalage de statut. Imaginer une parité des statuts reviendrait d'ailleurs à se bercer d'illusions (cf. « L'illusion du pouvoir fraternel » chez E. Enriquez, 1969), la complémentarité des statuts étant inévitable.

Le problème réside plutôt dans les attentes de rôles à l'égard des résidents âgés : qu'attend-on d'eux ? Le « bon » résident (cf. infra, chapitre 5) est celui qui se soumet à ce que les professionnels attendent de lui et estiment bien pour lui, et cette bonne intention des professionnels va jusqu'à lui prescrire paradoxalement d'être « autonome », au détriment parfois de son bien-être et de celui de ses proches. Ainsi, les attentes de rôles à l'égard du résident âgé sont à la fois qu'il adopte un rôle passif et adaptatif, et qu'il soit le plus autonome possible (dans le sens restreint de faire sans aide ce qu'il peut encore faire seul). Une résidente, citant les propos que lui a adressés une professionnelle, en rend compte :

Vous faites ci, vous faites ça, vous savez bien que vous pouvez faire toute seule.

Or l'autonomie consiste avant tout dans la capacité de choix, d'autodétermination de l'individu (étymologiquement, le mot grec « autonomos » signifie : « qui est régi par ses propres lois »).

Lorsque l'on est réduit à un statut de soigné, de dépendant dont on attend la soumission jusque dans une « autonomie » définie par d'autres, comment se sentir « signifiant » pour les autres et pour soi-même ?

Niveau subjectif

Le rapport de places est institué socialement par les rôles (attendus et effectifs) et le statut ; quels peuvent être les effets sur l'individu de ce rapport de places et sur la représentation qu'il en a ? J. Guillaumin (1982) met en évidence le grave désétayage social de la personne âgée. Ce désétayage est à la fois dû au progressif rétrécissement d'un réseau social constitué depuis longtemps (en particulier, décès du conjoint, de la fratrie, plus largement des amis contemporains)[1] et au déficit de reconnaissance sociale voire à la « mise à l'écart » des citoyens âgés. S'ajoutant à d'autres renoncements liés au vieillissement, à la confrontation avec la mort propre qu'il devient difficile de dénier ou de différer dans le long terme, ce cumul de deuils représente une atteinte narcissique[2]. Pour un résident âgé, les atteintes généralement importantes de sa santé (affections gériatriques, psychogériatriques), les contraintes de la vie collective, sa dépendance au quotidien à l'égard des soignants viennent encore aggraver la situation ; la vulnérabilité narcissique est donc encore plus importante.

Bien sûr, la reconnaissance sociale perd de son importance avec l'âge et l'expérience de vie, et le résident dispose de ressources personnelles, même si elles sont devenues parfois ténues. Nous avions souligné, dans les conclusions d'une recherche réalisée auprès de personnes retraitées (Christen-Gueissaz, 1994) que les enjeux personnels du vieillissement

---

1. Le réseau familial, lorsqu'il existe, tend bien sûr à s'accroître du côté de la descendance (petits-enfants, voire arrière-petits-enfants), et la famille représente une ressource essentielle pour l'univers affectif et la gestion narcissique des personnes âgées. Mais cette ressource n'est pas toujours présente (certaines personnes n'ont pas eu d'enfants ou vivent des rapports familiaux distants ou conflictuels). En outre, si des nouveaux rôles associés à ce réseau familial peuvent contribuer au bien-être de la personne âgée, ils ne durent qu'un temps et n'effacent pas les nombreux deuils auxquels elle est exposée.
2. Le narcissisme est un concept psychanalytique polysémique, qui recouvre plusieurs réalités, y compris la pathologie. Ici, nous l'entendons comme l'investissement affectif de soi ou estime de soi indispensable à la santé psychique de l'individu, en interaction avec l'investissement affectif des autres (l'« investissement objectal » pour la métapsychologie).

étaient plus importants pour elles que l'impact d'une image sociale négative de la vieillesse et du vieillissement. Dans leur perspective du développement adulte, C.G. Jung (1971) et B. Neugarten (Neugarten et Gutman, 1964 ; Neugarten, 1980) postulent d'ailleurs respectivement un processus d'individuation et d'intériorité croissante – et la plus grande indépendance des aînés par rapport à l'opinion d'autrui est une réalité observable. Néanmoins, la situation de dépendance et de vulnérabilité physique ou cognitive des résidents change la donne : il ne s'agit plus d'un miroir social anonyme, mais d'un contexte d'accompagnement quotidien essentiel à la vie.

Le résident est là pour être soigné, accompagné, mais est-il réduit à ce rôle passif ? Comment peut-il se sentir partenaire dans l'interaction avec les autres ? Comment peut-il être créatif et se sentir utile socialement ? De quelle reconnaissance peut-il bénéficier par l'institution, par les soignants, lui qui est déjà vulnérable sur le plan narcissique ?

Niveau intersubjectif

L'actualisation du rapport de places dans la relation interpersonnelle passe par la communication avec les autres. Or, la fonction primordiale de la communication humaine n'est pas – contrairement aux apparences – la possibilité d'échanger des contenus, des informations ; sa fonction première est de nous maintenir en relation avec les autres (Watzlawick et al., 1972) et, grâce à cette relation, de nous faire reconnaître par eux. Dans la communication, je dis aux autres qui je suis, et en même temps le miroir que représentent les autres, la reconnaissance qu'ils me procurent me sont indispensables : c'est dans la mesure où l'autre réagit et reconnaît mon existence que je peux me sentir exister et affirmer mon identité. Pour F. Flahault (1978, p. 104) :

> Toute parole, en tant qu'elle est illocutoire, c'est-à-dire qu'elle s'appuie en dernière instance sur un « qui tu es pour moi, qui je suis pour toi », implique une demande de reconnaissance et une réponse à cette demande.

Cette négociation identitaire dépasse en outre l'échange de parole ; le ton, la posture, la gestuelle, le contexte et ses enjeux y participent également.

Ainsi, des propos rapportés par des résidents âgés sont interpellants :

> *Il y a certaines aides[-soignantes] qu'il faut remettre en place, car elles se croient très hautes.*

A contrario :

Tout le monde est gentil, on est bien traité et on n'est pas méprisé. Il y en a des fois qui nous regardent de côté, ou bien de toute leur hauteur, mais pas ici. Moi je n'aime pas les gens qui nous regardent comme si on était des sauvages.

Au niveau intersubjectif du rapport de places dans lequel s'inscrivent les résidents âgés, il est intéressant de s'arrêter aux interactions entre eux. Qu'en disent-ils ? Ils évoquent souvent des relations superficielles plutôt que de véritables amitiés, sauf pour quelques-uns ; et pour ces derniers, les relations amicales sont parfois antérieures à leur venue dans l'institution (lorsque l'établissement est dans la même région ou le même quartier que leur ancien domicile) :

Avec les gens que j'ai connus, j'ai de très bons contacts. Mais ici, vous savez, on ne peut pas faire de [nouveaux] *contacts. Il y a toujours des jalousies d'un côté, des jalousies de l'autre.*

L'une d'elles va moins bien et j'essaie de lui remonter le moral. Une autre dame est malade et je monte vers elle lui rendre des petites visites, ce qui lui fait plaisir. Ça, automatiquement, c'est comme dans la vie, il y a des personnes où on a des contacts plus directs et d'autres le contact est bon mais plus indifférent, si vous voulez.

Le fait de pouvoir aider un autre résident crée des liens, mais le personnel interrompt parfois ces contacts au nom de la sécurité (nous y reviendrons à propos de la question de l'utilité sociale).

À entendre les résidents, on peut déplorer la rareté de relations signifiantes – source de bien-être psychologique –, mais aussi comprendre cet état de fait à la lumière de plusieurs éléments complémentaires.

- Les fréquents décès amènent certains résidents à renoncer à nouer de véritables relations, pour éviter le deuil.
- Beaucoup de personnes âgées vivant dans des établissements médico-sociaux (en particulier en psychogériatrie) ont des problèmes de communication liés à des troubles de mémoire ou de langage. En outre, celles qui sont plus alertes sur le plan cognitif renoncent, parce que les autres ne sont plus des partenaires possibles d'interaction :

J'ai un joli souvenir. Elle a une table comme ça et nous étions assises côte à côte et elle me dit : « Vous êtes une bonne personne » – parce qu'on conversait. Et je lui réponds : « Vous aussi. » Et je lui redis : « Quelle chance nous avons d'être deux bonnes personnes. » Nous avons ri comme des gamines. Et c'est la dernière fois que nous avons ri et parlé.

- Certains résidents tiennent beaucoup à leur indépendance, leur solitude et leur liberté. Le fait de vivre dans un lieu collectif rend sûrement plus nécessaire cet isolement volontaire, et ce repli dans une chambre individuelle (le cas échéant) :

  Mon Dieu, quand j'entends l'été des fois dehors, j'entends ces bonnes femmes raconter leurs histoires, je me dis : « Ce n'est pas possible, je suis beaucoup mieux toute seule. »

Le miroir des autres renvoie une image difficile à supporter. Refuser l'appartenance au « groupe » des résidents – assignée de l'extérieur – est donc une manière de se démarquer, de se montrer différent pour préserver son estime de soi (cf. les travaux de psychologie sociale consacrés à ces questions ; entre autres : Deschamps, 1980 ; Deschamps et Lorenzi-Cioldi, 1981 ; Mugny et al., 1995). Ainsi, les différences interindividuelles, la distance interpersonnelle sont accentuées (et la recherche de proximité avec le personnel privilégiée) :

Il y a une chose : je n'écoute pas ce que les malades racontent. Ça ne me regarde pas.

Je pense qu'ils savent que j'ai été infirmière et que j'ai eu beaucoup de contacts avec les malades. Ça va tout seul.

Vous savez, il y a des personnes qui ne sont jamais contentes. On peut leur faire tout ce qu'on voudra, ça rouspète du soir au matin.

Au-delà du fait que la demande d'aide place celui qui la sollicite dans une position inconfortable[1], le refus d'aide ou la dénégation du besoin d'aide peuvent être également considérés comme des stratégies permettant la distanciation d'avec ceux qui en ont besoin : les autres.

Finalement, les relations avec les autres résidents peuvent être source de renforcement identitaire positif pour quelques-uns (qui ont pu créer ou raviver des affinités), mais ces relations ne comptent guère pour beaucoup. Et si l'amitié peut être plus gratifiante que les rapports familiaux, parce que les relations sont librement choisies, encore faut-il que les amis viennent régulièrement en visite pour qu'ils constituent un véritable étayage social ; malheureusement, les amis contemporains sont très âgés eux-mêmes, voire décédés.

---

1. Se sentir redevable est un sentiment désagréable, d'autant plus pour des résidents âgés qui peuvent difficilement assurer la réciproque. Et le fait de payer des frais d'hébergement est rarement évoqué par eux comme une contrepartie des prestations reçues.

La question du contrôle

Se sentir insignifiant[1] peut être lié au fait d'être hétéro-déterminé, de constater que le contrôle des événements et des situations échappe de plus en plus.

De nombreux travaux de psychologie sociale ont démontré que, d'une part, nous avons besoin d'expliquer nos comportements, et que, d'autre part, nous voulons contrôler ce qui nous arrive. Les premières analyses de ces deux modalités de fonctionnement relèvent des théories de l'attribution[2] (explication des comportements renvoyant à la personne – attribution interne – ou aux circonstances et au contexte – attribution externe) et des théories du « *locus of control*[3] » (croyance en un contrôle interne ou externe des renforcements). Sans entrer dans le détail et l'évolution des travaux expérimentaux et des modèles théoriques en ces domaines, rappelons un postulat : nous aurions tendance à privilégier les explications ou croyances d'ordre interne – mode de compréhension de la réalité valorisé socialement. J.-L. Beauvois et N. Dubois (Beauvois, 1984 ; Beauvois et Dubois, 1987) parlent d'ailleurs à ce propos de « norme d'internalité ».

Cela étant, cette représentation varie selon les individus, et les recherches se sont attachées à identifier ce qui pouvait influencer notre explication (interne versus externe) des causes de nos comportements, et nos attentes de contrôle (interne versus externe) sur les situations et les événements. Or, certains des facteurs propres à influencer cette représentation semblent pertinents pour comprendre ce que peuvent vivre et ressentir des résidents âgés. Nous nous arrêterons en particulier aux attentes de contrôle.

Pour D. Alaphilippe (1995, p. 549),

> La nature de cette représentation varie notamment sous l'effet des contraintes de l'environnement. En fonction de sa position dans le champ social, un individu dispose d'une marge plus ou moins grande de contrôle sur sa propre activité. Les positions hiérarchiques élevées induisent généralement des possibilités d'initiatives plus larges que ne le permettent les positions subalternes.

L'hébergement gériatrique ou psychogériatrique constitue un contexte particulier : le fait de vivre dans un lieu collectif, de dépendre de soins et

---

1. Nous reprenons le terme utilisé par la résidente citée en exergue de ce chapitre.
2. Heider (1958) et Kelley (1967).
3. Rotter, 1966.

d'aide pour les activités de la vie quotidienne inscrit le résident âgé dans un rapport de places défavorable, aliénant ses possibilités de maîtrise de l'environnement. Des limitations physiques ou cognitives réduisent également sa marge de manœuvre effective. Qu'en est-il dès lors de ses attentes de contrôle des événements et des situations ? En particulier, en quoi sa représentation plutôt interne ou externe favorise-t-elle ou non son adaptation à la vie en institution, et finalement son sentiment de bien-être ?

Une étude de B. Felton et E. Kahana (1974) citée par J. Vézina et al. (1994, p. 217) met en évidence le fait que « [...] le lieu de contrôle externe est en relation directe avec le bien-être chez les personnes âgées qui vivent dans un établissement », alors que l'inverse serait vrai pour les personnes âgées vivant à domicile. J. Vézina et al. interprètent cette différence dans le sens où une attente de contrôle externe serait plus adaptative dans un lieu où le contrôle est surtout exercé par les autres. Ainsi, certains résidents vivent très bien leur situation d'hébergement et ses incidences sur leur vie quotidienne :

> *Il me dit : « Je n'ai aucun souci. C'est l'hôtel. »* (Propos rapportés par le proche d'un résident)
>
> *Qu'est-ce que je veux de mieux que ce que j'ai ? J'ai une jolie chambre, une gentille personne qui partage la chambre. Je suis comme un coq en pâte.* (Une résidente)
>
> *J'ai dû beaucoup lutter lorsque j'étais jeune, mais maintenant je peux me laisser vivre.* (Un résident)
>
> *Ici, je suis très bien, je ne peux pas être mieux. Ici, je suis au paradis...* (Une résidente)
>
> *Je me suis adapté à l'ordre de la maison. Il faut s'adapter, heureusement que je peux le faire.* (Un résident)

J. Vézina et al. soulignent le lien entre contrôle externe et bien-être des résidents âgés. Mais qu'en est-il pour les résidents qui ont des attentes de contrôle interne ? N. Dubois (1987, p. 24) cite divers travaux qui témoignent de

> l'importance qu'il y a pour des personnes âgées à pouvoir continuer à exercer un contrôle sur leur environnement, si limité soit-il, surtout quand elles sont placées dans des maisons de retraite : les conséquences se font sentir non seulement au niveau physique, mais aussi au niveau psychologique.

Quelques exemples, toujours extraits des interviews réalisées dans le cadre de la recherche déjà citée (Genton Trachsel et Christen-Gueissaz, 2005) :

On n'est pas là pour prendre des décisions à leur place. (Une aide-soignante)

Il y a un monsieur dans la maison qui aime bien s'occuper des fleurs. Quand on fait des bouquets, on va le chercher pour voir s'il a envie de participer à cette activité. (Une employée de maison)

Ça m'aide de pouvoir être seule, d'avoir mon indépendance, pour moi c'est important d'avoir une certaine liberté. (Une résidente)

J'aime nourrir les chats. (Une résidente)[1]

À l'inverse de ces derniers témoignages, certains résidents ne parviennent pas à maintenir leur part de contrôle. Et « le fait de se sentir déterminé par des instances externes peut entraîner un évitement des relations aux autres, un repliement sur soi ou même une dépression acquise[2] » (Alaphilippe, 1935, p. 277).

C'est probablement ce qui se passe pour la résidente dont les propos dramatiques ont motivé notre réflexion : les expressions *« on demande rien »*, *« on dit plus rien »* témoignent d'une renonciation à toute demande, par anticipation de l'échec. Cela étant, il y a en tout cas un autre motif à son état de triste résignation : une récente fracture accidentelle du col du fémur et ses conséquences importantes sur sa mobilité.

Au-delà de l'impact de la vie en institution[3] et de ses contraintes spécifiques, rappelons que cette nouvelle étape ne gomme pas l'histoire du sujet. Les attentes de contrôle des résidents relèvent d'une variabilité interindividuelle dépendant de leur statut socio-économique, de leur niveau de formation, de leur parcours de vie professionnel et personnel, de leur situation familiale. Il serait intéressant d'étudier plus finement

1. La satisfaction à l'égard des attentes de contrôle internes des événements et des situations est fortement reliée aux actions possibles dans et sur l'environnement et au sentiment d'utilité sociale. Nous y reviendrons plus loin.
2. D. Alaphilippe fait référence au concept de *learned helplessness* créé par M.E.P. Seligman et S.F. Maier (1967), et J.B. Overmier et M.P.E. Seligman (1967). L'impuissance acquise est un état psychologique dans lequel un être humain ou un animal a appris à croire qu'il est impuissant dans une situation particulière, qu'il n'a aucun contrôle sur sa situation et que tout ce qu'il fait est vain, ce qui engendre progressivement sa passivité. Le sentiment de ne pas pouvoir contrôler les événements, en particulier lorsqu'ils sont négatifs, serait une cause de dépression.
3. Malgré des points communs, chaque établissement a ses propres caractéristiques, ses moyens et son modèle d'accompagnement ; « l'Institution pour personnes âgées » n'existe pas. Les témoignages des résidents cités dans ce chapitre renvoient d'ailleurs, indirectement, à la diversité des missions, des personnes hébergées et des moyens des établissements dans lesquels ils vivent.

l'influence de l'internalité et de l'externalité sur l'adaptation et le bien-être des résidents en milieu d'hébergement en continuité avec leur vie passée, en particulier en lien avec leurs appartenances socioculturelles.

Dans notre réflexion sur le sentiment de bien-être, nous avons développé jusqu'ici la problématique du rapport de places dans lequel se situe la personne âgée vivant en institution et du contrôle qu'elle peut/veut exercer et croit ou non exercer sur son environnement. Nous souhaitons aborder un troisième angle de questionnement, celui de la réalisation du sentiment d'identité. « Être bien » parmi les autres, « être bien dans sa peau », peut en effet être entendu comme l'accomplissement du sentiment d'identité ; E. Erikson (1972) assimile d'ailleurs cet accomplissement à un « bien-être psychosocial ».

La réalisation du sentiment d'identité

Le sentiment d'identité, c'est a minima se sentir le même dans le temps et différent des autres. Plus profondément, et pour P. Tap (1988, p. 69),

> c'est ce par quoi je me sens exister en tant que personne et en tant que personnage social (rôles, fonctions et relations), c'est ce par quoi je me définis et me connais, me sens accepté et reconnu, ou rejeté et méconnu par autrui, par mes groupes ou ma culture d'appartenance.

Le sentiment d'identité constitue un équilibre dynamique : s'il est acquis au cours du développement, il se réajuste constamment en fonction des événements et des contextes de vie de l'adulte. Il est composé de plusieurs dimensions, en interaction avec l'environnement physique et social. Nous allons les présenter et les commenter, en mettant l'accent sur leurs enjeux pour des résidents âgés.

La figure 3-1 (Christen-Gueissaz, 1998) a été construite à partir d'une revue de question sur la problématique de l'identité (Mucchielli, 1986). Il faut la lire comme un système dynamique, en imaginant des flèches à double sens entre ses éléments (même si toutes les relations ne sont pas représentées) et en n'oubliant pas qu'il s'agit du sentiment d'identité, donc de l'intégration subjective de l'interaction de l'individu avec les autres, avec des groupes, avec la société dans laquelle il vit.

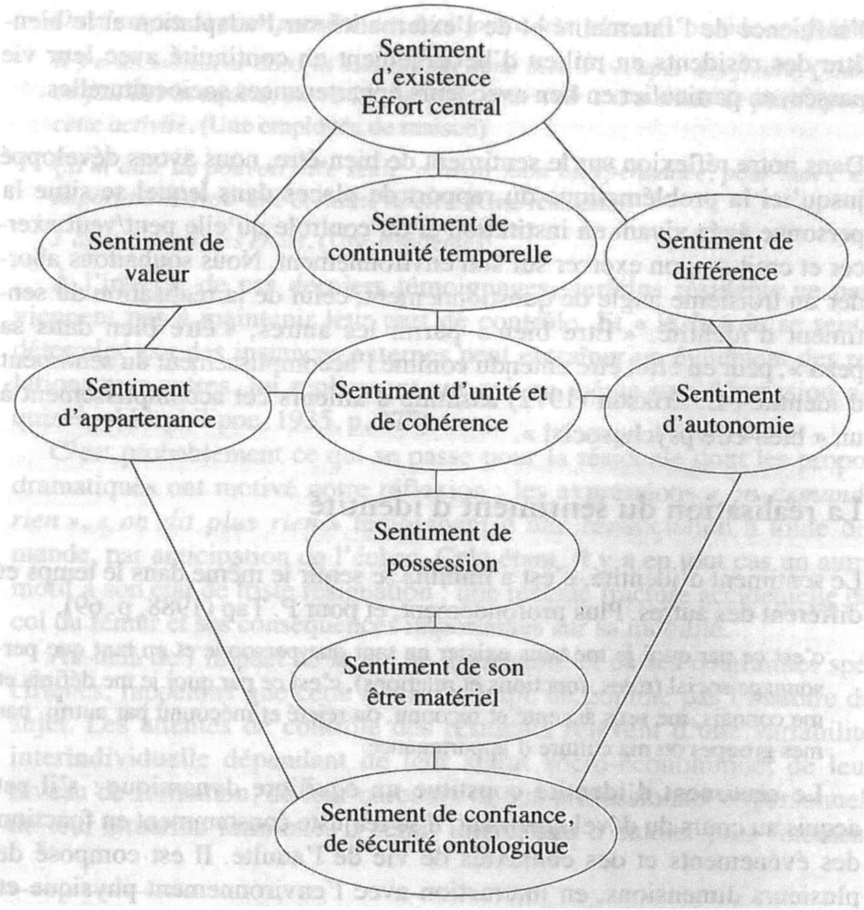

Figure 3-1. Le sentiment d'identité.

Avant d'aborder plus précisément les enjeux identitaires pour les personnes âgées vivant en institution, nous allons brièvement commenter cette figure, en débutant par l'axe vertical.

- Commençons par l'élément de base, à savoir le *sentiment de confiance* ou de *sécurité ontologique* (relatif à l'essence et l'existence de l'être). E. Erikson (1972) illustre ce sentiment de confiance de base acquis au début de la vie par la locution « je suis l'espoir que j'ai et que je donne ». R.D. Laing (1973) utilise a contrario la notion d'insécurité ontologique pour rendre compte de l'origine de la psychose. Le sentiment de confiance ou de sécurité ontologique constitue le fondement du sentiment d'identité.

- Le *sentiment de son être matériel* est la conscience d'un ensemble de sensations corporelles propres, qui rappellent constamment à l'individu sa présence au monde ; ce sentiment s'enracine également dans ses actions, ses créations. Il ne peut se sentir exister sans cette matérialité chaque jour confirmée de son identité individuelle.
- Le *sentiment de possession* est lié à tout ce que la personne possède, objets, relations privilégiées, etc., qu'elle peut investir d'affects et qui, symboliquement, sont des prolongements d'elle-même.
- Le *sentiment de continuité temporelle* s'étaye sur le vécu d'un corps qui ne change que graduellement, sur la mémoire et sur la synthèse des expériences personnelles. Éprouver ce sentiment de continuité temporelle, c'est vivre les étapes de sa vie comme un continuum, malgré les crises d'identité liées aux ruptures inévitables.
- Le *sentiment d'existence (ou effort central)*. Au poste de pilotage du système, le sentiment d'existence donne l'orientation ou l'intentionnalité générale. Il représente une tension vers l'avenir et sous-tend la personne dans ses efforts de vie. Cette capacité de se projeter dans l'avenir ne peut s'actualiser que si elle s'enracine dans un passé et un présent, donc dans une histoire. En même temps, elle donne sens (direction et signification) à la vie de l'individu. Pour V. Jankélévitch (1977, p. 73) :

  L'avenir n'est-il pas en quelque sorte la forme vécue et empirique du sens ? Dans la mesure où la « signification » indique la « direction », implique l'idéal et l'espérance, la signification s'appelle Avenir ; c'est en somme le futur qui est le sens du présent...

- Au cœur du système, le *sentiment d'unité et de cohérence* résulte de l'intégration progressive, dans le psychisme, des expériences affectives, relationnelles, intellectuelles, etc. A. Mucchielli (1986) désigne cette composante du sentiment d'identité comme la « structure cognitive » ; elle assure la cohérence et l'unité de la personne et génère ses convictions et ses valeurs. Le sentiment d'unité et de cohérence renvoie à la conscience, donc à la spécificité humaine.

Passons à l'axe horizontal (de gauche à droite).

Le sentiment d'identité, la conscience de qui l'on est parmi les autres, s'élabore et se maintient dans un mouvement dialectique d'identification et de différenciation (Mucchielli, 1986), qui se manifeste comme une tension dynamique entre les deux.

La figure 3-2 permet d'en rendre compte de manière plus claire.

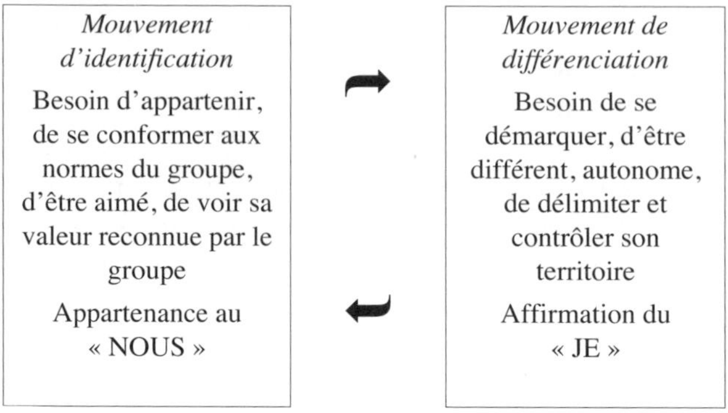

Figure 3-2. Mouvement d'identification et mouvement de différenciation.

- *Mouvement d'identification*. Prenons en premier lieu le *sentiment d'appartenance*. C'est, comme son nom l'indique, le sentiment d'appartenir à un groupe, une communauté, une société, et la possibilité d'en assimiler les valeurs sociales et culturelles, de se sentir intégré, d'être partie prenante d'un « nous ». Cette appartenance garantit à l'individu la reconnaissance par les autres et lui donne un *sentiment de valeur*. Le désir et la capacité d'appartenir sont en outre intrinsèquement liés à la capacité, la possibilité de faire confiance à autrui, à partir de la confiance acquise dans les toutes premières relations (cf. le sentiment de confiance, de sécurité ontologique).
  Plus globalement, avoir le sentiment d'« être », c'est avoir de la valeur pour quelqu'un d'autre (et quelques autre[s]) socialement signifiant(s) et digne(s) d'intérêt : conjoint, famille, amis, collègues de travail, personnes estimées.
- *Mouvement de différenciation*. C'est dans ce mouvement que se réalise le *sentiment d'autonomie*. Il est corrélatif des sentiments de singularité (donc de différence), d'unicité, d'altérité. À la conformité d'un comportement aux attentes ou normes (réelles ou supposées) de l'environnement, à l'effort d'adaptation nécessaire à la reconnaissance par le groupe, au désir de plaire à autrui, s'opposent des conduites de différenciation, d'individuation. Le *sentiment de différence* est essentiel à la conscience de son identité.

La gestion de cette tension dialectique touche à la question de la distance interpersonnelle. Ainsi, pour A. Mucchielli (1986, p. 60) :

La « bonne distance » permet à la fois de préserver et d'affirmer son identité, de se sentir en sécurité dans la participation et suffisamment autonome pour exercer ses propres potentialités.

La réalisation du sentiment d'identité chez les personnes âgées dépendantes d'aide et de soins et vivant en hébergement collectif

Dans notre développement sur l'aspect subjectif du rapport de places, nous avons évoqué l'intégration nécessaire par la personne âgée de pertes et de deuils, plus nombreux encore lorsqu'elle dépend d'aide et de soins en milieu d'hébergement collectif. Nous avons souligné à ce propos le risque de vulnérabilité narcissique, mis en évidence en particulier par l'approche psychanalytique du vieillissement. Ce risque est intimement lié aux réaménagements inévitables du sentiment d'identité à cette étape de vie et dans ce contexte particulier. Nous allons reprendre chacune des dimensions du sentiment d'identité présentées plus haut et tenter de comprendre où se situent les risques et les enjeux, les obstacles et les ressources[1].

Le *sentiment de confiance*, de *sécurité ontologique* conserve bien entendu son rôle fondamental, dans la mesure où la confiance de base permet de mieux faire face aux pertes cumulées à cette étape de la vie. La régression, abordée sous un angle positif (recours au narcissisme primaire ; Balier, 1982), peut être considérée comme un recours bénéfique à cette ressource première : l'amour parental inconditionnel pour le tout petit. Nous avons pu observer, lors d'entretiens avec des personnes âgées (en contexte institutionnel ou non), à quel point la réactualisation du souvenir des premiers temps de la vie pouvait représenter un étayage narcissique pour le temps présent. Si le narcissisme primaire est défaillant, que la personne âgée fragilisée par son état de santé et les pressions externes se retrouve face à du vide, alors la régression ne peut qu'emprunter une voie pathologique.

Le *sentiment de son être matériel* est sans cesse confirmé à l'individu par les informations qui lui viennent de ses sens et des mouvements de

1. La mise en évidence des risques est plus évidente que celle des ressources – à reconnaître et valoriser en fonction des situations individuelles et des contextes particuliers. Nous espérons que les professionnels de l'accompagnement pourront, à partir de cet essai de compréhension des enjeux identitaires, imaginer des solutions ponctuelles et concrètes pour rendre possibles des aménagements positifs du sentiment d'identité chez les résidents âgés.

son corps dans l'espace. Chez le résident âgé, ce sentiment peut être menacé par des déficits sensoriels et moteurs qui rendent les frontières plus floues entre lui-même et son environnement physique. En outre, ces déficits risquent de l'isoler socialement. Les douleurs, souvent présentes dans la vieillesse, peuvent par ailleurs colorer négativement le sentiment de son être matériel et son mode d'être au monde.

Dès lors, toute mesure qui contribue à donner des repères dans l'espace et tout recours à des moyens auxiliaires adaptés sont bénéfiques pour le résident âgé. Quant à son vécu corporel douloureux, nous espérons que les plus récents traitements antalgiques sont accessibles aux institutions gériatriques et psychogériatriques. Nous avons quant à nous observé l'essor des formations des professionnels de l'accompagnement dans ce domaine.

Le risque identitaire réside également dans l'enracinement du sentiment de son être matériel dans les actions et les créations personnelles. Cette dimension est constituée de plusieurs éléments : agir, réaliser quelque chose permet à la fois à l'individu d'ancrer concrètement sa présence au monde et de se dépasser dans un acte créatif, auto-initié. Agir, c'est aussi se sentir utile ; et le sentiment d'utilité sociale est important à toutes les étapes de la vie, même lorsqu'il n'est plus question de productivité au sens restreint du travail rémunéré. Se sentir utile socialement, c'est pouvoir participer à l'échange, offrir encore – de quelque manière que ce soit – et non pas seulement recevoir des autres :

> *J'aime tricoter. Je passe des bons moments à tricoter. Je tricote des écharpes et je les donne à celles que ça fait plaisir.*

> *J'ai des médicaments à prendre à onze heures et à cinq heures [...] Des fois, ils ne sont pas préparés. Alors je leur dis : «... je viens vous les chercher. » L'infirmière a encore dit : « Vous ne savez pas le service que vous me rendez. »*

Malheureusement, ce sentiment d'utilité sociale est souvent mis à mal dans la vie institutionnelle, au nom du professionnalisme, de la sécurité, de l'efficacité ou d'autres bonnes raisons. Ainsi, une résidente nous disait, par rapport à ses propositions d'aider l'un ou l'autre des résidents plus âgés qu'elle :

> *Oui, mais moi je n'ai pas le droit. Il y a longtemps que je suis là, et on me dit : « C'est pas à vous de faire ça. »*

Se sentir redevable est une perception désagréable ; se rendre utile permet de participer à la réciprocité dans l'interaction sociale. Si les conditions environnementales ne permettent plus au résident âgé de prendre des initiatives en ce sens et de les réaliser, lui qui doit accepter au quotidien l'aide et les soins d'autrui, son sentiment d'identité risque fort d'être entamé et, avec lui, son sentiment de bien-être.

Les personnes très âgées, du moins celles que l'on a tendance à considérer comme les plus sages, sont sur le chemin du détachement, voire du dépouillement. Ne sont-elles pas bientôt au terme de leur vie, moment où il faudra tout laisser derrière soi ? Il n'empêche que tant que la vie est encore présente, le *sentiment de possession* est important pour la réalisation du sentiment d'identité. Si la personne âgée vivant en institution peut se contenter de moins d'objets matériels (un ou deux meubles, quelques souvenirs matérialisés par des cartes ou des photographies, par exemple), son sentiment de possession se nourrit de quelques relations privilégiées (sa famille, ses amis, le cas échéant) et d'un espace à soi (l'importance de l'appropriation d'un espace privé a été développée dans le chapitre 2). Le respect, la reconnaissance, voire la valorisation de ces quelques possessions – d'autant plus investies qu'elles sont plus rares – apparaissent comme essentiels à la réalisation de cette dimension du sentiment d'identité et peuvent contribuer de facto au sentiment de bien-être du résident âgé.

Lorsqu'elles n'altèrent pas la mémoire à long terme[1], les défaillances mnésiques permettent de maintenir le *sentiment de continuité temporelle*. Cependant, ce sentiment est fortement ébranlé par l'entrée en institution. C'est une rupture sur beaucoup de plans différents, qui implique un travail de deuil important, dans la durée. Nous n'entrerons pas plus avant dans cette problématique, évoquée ou analysée ailleurs dans cet ouvrage. Relevons néanmoins que cette rupture met en crise le sentiment d'identité, et qu'un soutien de l'entourage (proches et professionnels), un aménagement attentif de la transition sont nécessaires pour que le sentiment de bien-être ne soit pas durablement affecté. On parle moins aujourd'hui du « syndrome de glissement », aboutissant au décès du résident dans les quelques semaines ou mois suivant son hébergement (et c'est un effet heureux de l'évolution de la qualité de l'accompagnement), mais les symptômes dépressifs sont souvent perceptibles durant la période d'adaptation du résident à sa nouvelle vie et ne doivent pas être

1. Ce qui est malheureusement le cas dans la maladie d'Alzheimer : dans le cours de la maladie, les souvenirs anciens disparaissent et créent de véritables « trous » dans l'histoire de la personne.

négligés. L'approche de l'accueil au Home Salem, en collaboration avec les familles (chapitre 4), rend compte du développement actuel des réflexions de certains établissements gériatriques et psychogériatriques ainsi que de leurs efforts pour atténuer les effets de ce moment de transition délicat entre vie à domicile et vie en institution. On peut se demander d'ailleurs dans quelle mesure ce travail de soutien des résidents dans une phase d'adaptation décisive pour la suite de leur parcours en institution ne pourrait pas être confié à des intervenants externes, en appui des professionnels sur place, déjà bien mobilisés par l'accompagnement au quotidien de l'ensemble des résidents.

Toutes les pratiques et les attitudes visant à soutenir le résident dans ses efforts d'établir des liens entre sa vie d'avant et sa vie actuelle, entre la vie du dehors et la vie à l'intérieur de l'institution[1] l'aident à préserver son sentiment de continuité temporelle. En outre, « l'ouverture de l'établissement sur l'extérieur est un apport d'oxygène essentiel à la vie institutionnelle » (Genton Trachsel et Christen-Gueissaz, 2005, p. 35) ; elle contribue non seulement au bien-être des résidents, mais aussi à celui des professionnels qui peuvent parfois se sentir confinés dans un univers clos et mortifère (cf. Ploton, 1995, sur la question de la souffrance des soignants).

Les résidents, pour leur part, témoignent de l'importance des sorties pour leur bien-être :

> *Quand on est là et qu'on peut déjà sortir tous les jours, on a déjà le caractère mieux fait.*
>
> *S'il y a quelqu'un qui peut me sortir et aller me promener en chaise roulante, ça c'est mon plus grand plaisir.*
>
> *Et puis, il y a beaucoup de sorties. On prend le minibus et on va faire un tour, manger au restaurant. Ça, c'est des bons moments où on peut partager. Il y en a d'autres. Par exemple, de temps en temps, on va à des spectacles. On n'est pas enfermé.*
>
> *L'après-midi, je me promène au village. Je vais tout seul. Ce serait plus difficile pour moi si je ne pouvais pas sortir.*
>
> [Moment préférés ?] *Quand je peux sortir prendre l'air pour faire un tour à pied ou quand des amis viennent me chercher en voiture.*

---

1. Ainsi, par exemple, les sorties accompagnées, voire les vacances, mais aussi tous les échanges facilités avec l'environnement local : invitation de groupes (adultes, enfants), visites de proximité, etc.

Quelles sont les perspectives d'avenir pour un résident âgé, quels peuvent être ses projets (*sentiment d'existence et effort central*) ? Il ne s'agit pas de produire ici un discours lénifiant, déniant la réalité et la proximité de la mort, mais de considérer cette dernière étape du point de vue de la vie et de ses enjeux. Négliger la réflexion sur cette dimension du sentiment d'identité (dont on sait qu'elle favorise le sentiment de bien-être), sous prétexte que la personne âgée dite dépendante arrive bientôt au terme de sa vie, relèverait d'une position éthiquement peu soutenable. Nous avons vu que la capacité de projection dans l'avenir est liée à l'histoire de la personne, c'est-à-dire à son passé (y compris le sentiment de confiance de base qu'elle a pu acquérir ou non) et à son présent. Et donner du sens (direction et signification) à la vie est un enjeu identitaire essentiel, voire un enjeu vital.

Le milieu institutionnel ne peut guère intervenir sur l'effet du passé, sauf à solliciter l'aide d'un professionnel (interne ou externe) pour accompagner le résident dans une relecture de son histoire, lorsqu'il est demandeur. Néanmoins, la qualité de l'écoute des professionnels peut influencer le présent ; et la formulation de projets, fussent-ils à très court terme, peut être facilitée ou non par le personnel. En milieu hospitalier, H. Péquignot notait en 1986 que les soignants imaginent si peu que les malades âgés puissent avoir des projets que ces derniers n'osent pas les leur exprimer, comme s'ils en avaient honte. N'en est-il pas encore parfois de même aujourd'hui dans les établissements d'hébergement des personnes âgées ? De son côté, B. Veysset-Puijalon (1991, p. 81) rappelle qu'« à ceux qui lui disent "tu as été", le vieillard, jusqu'à son dernier souffle, s'obstine à répondre "Je suis" ».

Les projets et les réalisations des générations plus jeunes peuvent nourrir la perspective de l'avenir chez les résidents âgés, d'autant plus s'ils ont une descendance. M. Klein, dans son Essai *Envie et gratitude* (1968), oppose la situation des personnes âgées qui se sentent gratifiées par les réussites de leurs enfants et petits-enfants à la situation de celles qui ne peuvent y parvenir et restent dans l'envie par rapport aux plus jeunes. Il est probable d'ailleurs que ces dernières n'ont pas pu réaliser en temps voulu leurs propres souhaits ; comment pourraient-elles dès lors renoncer à ce qu'elles n'ont pas eu ? (« "Avoir eu" permet plus facilement de perdre », Herfray, 1988, p. 186). Un soutien psychologique serait le bienvenu, mais la carence en ce domaine est criante dans les institutions gériatriques et psychogériatriques, alors que les résidents âgés sont confrontés à une étape de vie particulièrement délicate.

Enfin, le recours à la spiritualité peut contribuer à mieux vivre le présent et à pouvoir se projeter dans l'avenir. D'une part, le sentiment d'être relié à une volonté supérieure, à une source d'amour inconditionnel constituent, pour les personnes croyantes, une réassurance bienvenue au temps où les étayages sociaux et le narcissisme sont plus fragiles. D'autre part, la croyance en une vie après la mort rend l'avenir plus représentable. En réponse à la question « Qu'est-ce qui vous soutient dans la vie ? » (Genton Trachsel et Christen-Gueissaz, 2005), les interviewés citent souvent les proches, mais aussi leurs convictions religieuses :

[...] je sais qu'il y a quelqu'un qui m'aide. Je suis croyante, je sais que je ne suis pas seule. La prière me soutient dans la vie.

Je suis croyante. Je ne suis pas à faire des démonstrations, mais pour moi, ça fait partie de ma vie. C'est déjà pour ça que je suis absolument sereine. Je ne suis pas du tout pour me tourmenter. Ma vie se déroule gentiment. Quand ce sera la fin, ce sera la fin. Et ce sera avec sérénité que je finirai.

La foi. Heureusement. Autrement, vous savez, vous ne vivez pas dans des maisons comme ça si vous n'avez pas la possibilité de vous consacrer à quelqu'un. À Lui, vous Lui dites tout. Voilà.

Une résidente relève en outre l'encouragement institutionnel à participer aux offices religieux :

On nous encourage à aller au culte ou à la messe, ça nous fait du bien.

Le *sentiment d'unité et de cohérence* permet, lui, l'intégration progressive par le nouveau résident de l'expérience de vivre avec d'autres semblables, en institution, et certaines personnes âgées s'adaptent très bien – d'autant plus si elles étaient très seules à domicile et que leur hébergement est le résultat d'un choix personnel[1]. Cependant, ce n'est pas toujours le cas, et lorsque la maladie d'Alzheimer ou d'autres formes de démences sont présentes, elles atteignent tragiquement le cœur même du sentiment d'identité. Ce constat ne signifie pas qu'il n'y a plus rien à faire, car les professionnels peuvent exercer une fonction d'étayage importante (Le Gouès, 2000), en soutenant le résident dans ses efforts, apparemment velléitaires mais toujours recommencés, de manifester sa présence au monde. Les proches et les professionnels connaissent ces émergences fortuites et fugitives d'états de conscience, même chez les per-

1. Même s'il est dicté, nécessairement, par une aggravation de leur état de santé et d'autres contraintes externes.

sonnes les plus atteintes[1]. Il serait dramatique de ne pas saisir ces occasions pour les aider à renouer – tant que cela est encore possible – avec ce qu'elles sont et ce qu'elles ont été.

Centrons-nous finalement sur les *mouvements d'identification et de différenciation* (sentiments d'appartenance et de valeur d'un côté, sentiments d'autonomie et de différence de l'autre). Rappelons que le sentiment d'identité s'élabore et se maintient dans ce mouvement dialectique, quel que soit l'âge de l'individu.

- *Sentiment d'appartenance et de valeur*. Le besoin d'appartenir à une communauté[2], d'être aimé et reconnu par elle en acceptant de se conformer à ses normes est un besoin universel. Or, l'entrée en institution engendre des deuils d'appartenance : la perte d'un quartier, de quelques amis ou voisins (pour lesquels il sera difficile de venir régulièrement en visite), une distance parfois plus grande avec certains membres de la famille. Mais c'est aussi l'accès à une nouvelle communauté, celle des résidents et des professionnels de l'accompagnement. Sylvie Freudiger a mis en évidence dans le chapitre 2 le fait que certaines personnes âgées vivant en milieu d'hébergement parviennent à considérer l'ensemble de l'institution comme leur chez-soi. Ceci témoigne de l'investissement d'un lieu d'appartenance, et – en interaction avec ce processus d'appropriation du lieu – d'un investissement affectif de quelques personnes vivant ou travaillant dans ce lieu. Ce double processus permet au nouveau résident de se sentir reconnu et apprécié, donc de nourrir son estime de soi. Quant à l'exigence de conformité à certaines normes ou usages institutionnels, il peut l'accepter dans ce cas comme une contrepartie des ressources identitaires liées à cette nouvelle appartenance. Nous avions remarqué (Genton-Trachsel et Christen-Gueissaz, 2005) que les résidents interviewés soulignaient leurs efforts pour entretenir de bonnes relations avec le personnel et se vivaient donc pertinemment comme co-acteurs de ces bonnes relations. Quant au rapport avec les autres résidents, nous avons évoqué précédemment une mise à distance, qui peut être comprise – dans le contexte de la présente réflexion sur le sentiment

1. Que nous communiquent-elles ? Quel sens ont de tels « retours » de conscience ? Ces questions nous obligent à rester vigilants quant aux limites de notre compréhension, de nos savoirs sur la maladie d'Alzheimer (Christen-Gueissaz, 2004).
2. Nous appartenons de fait à plusieurs groupes, communautés, dont certains sont plus essentiels que d'autres à notre sentiment d'identité.

d'appartenance et de valeur – comme un processus psychique de clivage entre les « bons » professionnels (groupe duquel le résident se rapproche et qui le valorise) et les « mauvais » résidents (qui lui renvoient une image de lui-même difficilement acceptable). Ce mécanisme de défense est mobilisé par l'individu chaque fois qu'il est menacé d'assimilation à un groupe dévalorisé socialement, afin de préserver son estime de soi.

- *Sentiment d'autonomie et de différence.* Nous avons abordé plus haut la problématique du *sentiment d'autonomie*, des risques de sa non-réalisation pour le résident âgé, voire de la prescription institutionnelle paradoxale d'une certaine autonomie[1]. Nous entendons à présent l'autonomie au sens originel de l'autodétermination de l'individu, c'est-à-dire de son « libre arbitre » ; sans entrer dans l'histoire philosophique et religieuse de ce dernier concept, relevons qu'il renvoie au fait d'être à l'origine de ses actes, à la liberté et la responsabilité de choisir. Ce libre arbitre n'est bien sûr jamais absolu ; des contraintes externes (liées à la vie en société, voire à la vie en général) et internes (entre autres, la part de notre inconscient) limitent nécessairement son envergure.

Qu'en est-il du libre arbitre du résident âgé, dépendant d'aide et de soins ? Nous pourrions qualifier sa situation de limite, dans la mesure où les contraintes prennent largement le pas sur son espace d'autodétermination, et d'autant plus s'il est atteint d'une déficience cognitive. Il est donc vital de préserver cette petite marge qui lui reste, en respectant ses choix et ses envies dans la mesure du possible. Par ailleurs, n'oublions pas que le possible n'est pas déterminé aussi objectivement que nous pourrions le croire ; il émane d'une construction institutionnelle et professionnelle, elle-même déterminée par d'autres influences (par exemple les attentes des proches, réelles ou supposées). Nous avons déjà évoqué le motif de la sécurité qui, au-delà d'exigences réalistes, peut devenir un prétexte derrière lequel on se cache pour ne pas entrer en matière sur la demande d'un résident, par confort personnel ou professionnel. Il est intéressant à cet égard d'observer les différences de représentations sur ce qui peut contribuer ou non au sentiment de bien-être du résident :

---

1. Pseudo-autonomie dans ce cas, puisque c'est le professionnel qui finalement décide pour le résident ce qu'il peut, donc « doit » faire tout seul… (s'habiller, procéder à une partie de sa toilette, etc.).

> Les proches insistent sur la sécurité alors que les résidents parlent de liberté. Il y a là un décalage manifeste (le placement étant souvent motivé par des questions de sécurité), qui se traduit dans des attentes différentes à l'égard des professionnels. Lesquels placent la notion d'autonomie relativement bas dans la hiérarchie des constituants du bien-être. (Genton Trachsel et Christen-Gueissaz, 2005, p. 145)

Ce dernier espace de liberté du résident peut aussi s'exprimer par des refus : refus de s'alimenter, refus de se lever, et finalement refus de vivre. Jusqu'où insister (et développer des stratégies pour maintenir la vie) ? Il s'agit là d'un questionnement d'ordre éthique, qui ne peut trouver réponse que dans l'échange à plusieurs, et au cas par cas pour tenir compte de tous les éléments de la situation.

Dans le mouvement dialectique d'identification et de différenciation, et dans la figure que nous avons utilisée pour illustrer les dimensions identitaires, *le sentiment d'autonomie est lié au sentiment de différence*. Rappelons que s'affirmer comme différent permet de dire « je » (par rapport au « nous ») ; cette affirmation de soi, corrélative du sentiment d'autonomie, est donc essentielle à la réalisation du sentiment d'identité.

La communauté d'âge et la proximité des pathologies des résidents tendent à créer une entité (si ce n'est un groupe) qui apparaît à première vue comme relativement homogène[1], en tout cas sous le regard d'autrui (les visiteurs, voire les professionnels). La volonté de se différencier des autres résidents, qui transparaît dans les témoignages cités et qui est analysée dans cet ouvrage sous deux angles différents et complémentaires[2], relève d'un besoin identitaire d'autant plus impérieux dans ce contexte d'indifférenciation. J.-P. Codol (1982), dans une revue critique de recherches sur le lien entre similitude et attraction, relève que la similitude physique est considérée comme peu gratifiante, car elle contredit le sentiment que l'on a de sa singularité personnelle.

Tout ce qui peut être entrepris par les professionnels (et les proches) pour confirmer l'individualité, l'altérité du résident est donc essentiel. Les établissements d'hébergement pour personnes âgées développent heureusement de nombreuses stratégies en ce sens. En outre, la prise en considération des familles comme de véritables partenaires de l'accompagnement constitue une tendance récente et bienvenue. Cette intégration des proches concourt, elle aussi, à personnaliser la relation d'aide et de

1. Les professionnels sont plus jeunes, mais ils vont, ils viennent… ils ne vivent pas dans l'établissement.
2. Dans le présent chapitre et au chapitre 2.

soin, à reconnaître l'unicité de chaque résident. En outre, si les proches se sentent identifiés et reconnus par l'institution, ils peuvent voir leur conjoint ou parent différemment et vivre moins douloureusement cette situation d'hébergement. En témoigne cette fille de résidente, à propos de l'accueil des professionnels :

C'est des gens qui sont précieux pour moi, parce que c'est eux qui sont en relation. Je n'ai personne d'autre.

Et à propos du repas d'accueil du résident et de sa famille :

Ça permet à l'équipe d'entrer en contact – ce qui est important [...] J'en garde un bon souvenir. Tout ça m'a permis de trouver ma place.

Un autre aspect important du respect de l'individualité de chaque résident est la reconnaissance de sa demande, de son souhait, de son désir. Dans les évaluations globales ou individualisées des affections gériatriques et psychogériatriques et du recours nécessaire à l'aide et aux soins, ce sont presque toujours les besoins des personnes âgées qui sont invoqués ; et s'il est question de la demande, celle-ci correspond aux « soins requis », évalués par d'autres que les principaux intéressés. Il est vrai qu'il est plus aisé de quantifier des besoins codifiés, et de budgéter les coûts de leur satisfaction. Néanmoins, cette négligence de la demande singulière tend à se reproduire dans le quotidien de la prise en charge institutionnelle, dans le discours et l'attitude des professionnels ; L. Ploton (1995) critique à cet égard l'incapacité des institutions de répondre à la vraie demande des résidents.

La reconnaissance de la demande, du souhait, du désir

La demande peut se lire très concrètement dans les vœux exprimés par les résidents. Dans sa recherche de définition de ce que pourrait être un accompagnement bientraitant, R. Moulias (2007) relève l'importance de tenir compte des souhaits, mais encore faudrait-il chercher à les connaître. L'écoute et la considération de la demande du résident âgé, voire de son désir, impliquent en effet une prise de risque non seulement pour l'individu lui-même (nous y reviendrons), mais aussi pour l'accompagnant : donner le choix au résident, c'est accepter que son choix puisse ne pas correspondre aux intentions professionnelles ou aux impératifs institutionnels, en particulier sécuritaires. Cette question du risque versus la sécurité représente ainsi un élément fondamental dans l'accueil de l'expression de la demande du résident.

En quoi peut-on distinguer a minima le désir et le souhait ?

Le désir, tel qu'il est défini par C. Herfray (1988) par exemple, ou par G. Le Gouès (2000) est un véritable élan vital, un projet, une attente. Pour M. Chebel (2000, p. 10), qui se réfère à Cicéron, « il ne peut y avoir pour un homme, au risque de perdre le sens de la vie, de renoncement au désir ». Ce désir correspond au manque, au sentiment d'incomplétude de chaque être humain ; il est en fait désir de complétude, complétude jamais atteinte mais qui nous rend l'autre indispensable. Il représente donc une prise de risque personnelle, dont C. Herfray rend compte dans son essai psychanalytique sur la vieillesse (1988, p. 47) :

> Lors de la vieillesse, le Moi est pris dans un double dilemme. Poursuivre Éros et ses promesses renouvelées (avec la menace des défaillances qu'implique l'âge), ou se laisser aller à l'aspiration à la paix qui l'habite. La paix qu'Éros menace, celui qui l'offre c'est Thanatos. Ainsi, chacun est-il appelé (et lors de la vieillesse plus que jamais) à résoudre le problème de la contradiction entre l'aspiration à la paix qui sauvegarde sa cohésion et son unité et les turbulences auxquelles la vie l'expose, car la vie c'est l'aventure d'un désir sans cesse renouvelé. Mais le désir comporte des risques.

Le souhait, plus limité, est davantage accessible pour les accompagnants et plus actualisable pour le résident, tout en exprimant le fait que le désir est encore là, qu'il y a encore un enjeu dans les choix. C'est dire l'importance d'entendre ce souhait, voire de le solliciter (en respectant ensuite, bien sûr, les choix exprimés). Nous en avons eu un exemple lors d'une recherche-action visant la prévention de la maltraitance : le choix entre un jus d'orange et une autre boisson, offert à une résidente considérée jusque-là comme opposante (elle refusait de boire), avait permis aux soignants de dépasser une situation sans issue, et démontré, a posteriori, que le choix avait encore du sens pour cette personne atteinte de la maladie d'Alzheimer à un stade avancé. Exemple prosaïque, mais enjeux identitaire et éthique essentiels.

Enfin, que peut-on dire de la distinction entre désir et besoin ? Pour J.-P. Delchambre (1999, p. 40) :

> D'un côté, le besoin correspond aux exigences organiques d'un être vivant (modèle de la faim). Il demande – et souvent il obtient – une réponse en termes de satisfaction. De l'autre côté, le désir correspond aux exigences d'un être parlant, marqué par l'incomplétude et le manque.

L'auteur fait le lien avec la demande d'amour (*ibid.*, p. 40[1]) :

---

1. J.-P. Delchambre se réfère à J. Lacan (1966, p. 793-827 et 1991, p. 414).

la demande d'amour (indexée au désir) se distingue de la demande de satisfaction (indexée au besoin) en ce qu'elle n'est pas demande de ceci ou cela, mais bien demande de rien (ou demande à l'Autre de rien) [...] L'amour ne se conçoit que dans la perspective de la demande – demande ne pouvant être satisfaite mais pouvant être rencontrée.

Un exemple illustre cette rencontre possible[1]. Parlant d'une soignante, une résidente nous disait :

Celle-là est sensationnelle avec moi. Elle me prend pour sa maman. C'est joli ça. J'aime bien quand c'est elle qui me met coucher parce qu'elle me donne deux becs [baisers]. C'est réconfortant. On sent qu'on n'est pas oublié.

Dans un autre contexte sont exprimés la perte affective et le risque de ne plus pouvoir véritablement partager avec l'autre cette rencontre de deux incomplétudes :

Brusquement je me suis rendu compte de ce qu'était la vieillesse. Il y a eu un déclic dans ma tête, une petite phrase qui me revient sans cesse : « Plus jamais quelqu'un ne me dira : je t'aime. » (Alice Sapritch, 1977, citée par Argoud et Puijalon, 1999, p. 92)

On le voit, la demande va bien au-delà de l'expression d'un besoin. Dans une institution d'hébergement, elle expose celui qui la rencontre, à savoir l'accompagnant, à une exigence difficile à assumer. Nous avons signalé le décalage hiérarchique des statuts de résident et de professionnel, mais nous repérons ici un autre décalage, et il est de taille : comment se situer comme professionnel et répondre à la demande de résidents âgés altérés dans leur santé physique et cognitive, si leur demande est en finalité une demande d'amour ? C'est en particulier le cas lorsqu'il n'y a plus de proches, ou que les relations avec eux ne sont pas suffisamment chaleureuses.

Nous l'avons évoqué précédemment à propos du sentiment d'existence, certains résidents trouvent d'autres voies, comme la quête spirituelle, la méditation : c'est parfois le seul « lieu » où leur demande leur paraît pouvoir être accueillie. Une autre stratégie – plus ou moins consciente – réside dans la remémoration (souvenir reconstruit) du tout premier amour : celui de la mère ou de son substitut. Nous avons fait référence à ce que les psychanalystes définissent comme un recours au

1. Il semble, à entendre cette résidente, qu'il s'agit là effectivement d'une rencontre de deux incomplétudes, où chaque personne trouve son compte. Nous n'en faisons bien sûr pas une règle de conduite, ce mode relationnel pouvant être l'objet de dérives de part et d'autre.

narcissisme primaire, à propos de la dimension de confiance et de sécurité ontologique du sentiment d'identité ; certains résidents semblent s'y nourrir affectivement et y puiser les ressources psychiques pour entretenir jusqu'au bout leur désir de vivre.

Conclusion

Quels sont les enjeux identitaires pour les personnes âgées devant vivre en institution ? Comment préserver ou réunir les conditions qui leur permettent de ressentir du bien-être malgré les circonstances particulièrement difficiles de cette dernière étape ? Comment éviter un sentiment d'impuissance et de souffrance psychologique tel qu'il est exprimé dans le témoignage cité en exergue de ce chapitre : *« On demande rien quand on voit qu'on est insignifiant. On dit plus rien »* ?

Pour traiter de ces questions, nous avons situé dans un premier temps le rapport de places dans lequel les résidents âgés s'inscrivent sur le plan social, subjectif et interpersonnel, puis nous nous sommes interrogée sur leur part de contrôle – réel et attendu – envers les événements et les situations du quotidien. Nous avons recentré ensuite le questionnement sur la réalisation du sentiment d'identité. Enfin, nous avons abordé quelques distinctions entre le besoin, le désir et la demande – en considérant le désir et la demande comme l'expression de l'altérité, de l'unicité de la personne et comme enjeu de sens et d'envie de vivre.

Nous espérons que cette réflexion permettra aux professionnels d'élargir le questionnement sur leur pratique et de créer de nouveaux espaces de réalisation identitaire pour les personnes qui sont confiées à leurs soins et leur aide au quotidien. Nous n'avons pas de leçons à donner, mais souhaitons plutôt encourager et conforter ceux qui se préoccupent de l'amélioration de la qualité de vie des résidents (tout autant psychologique que sociale ou somatique), et cela en dépit des nombreuses contraintes liées à la fois aux difficultés bien réelles des résidents, aux exigences organisationnelles et aux pressions politico-économiques dans un contexte social peu enclin à développer davantage de moyens pour les citoyens âgés dépendants.

« Je me fais à la vie comme elle vient », nous disait une résidente. Ces propos nous rappellent que le dernier mot appartient au résident, qu'il reste jusqu'au bout acteur de sa vie (*« je me fais à la vie... »*), mais les professionnels de l'accompagnement, les proches et la société tout entière peuvent contribuer à améliorer les conditions du *« ...comme elle vient »*.

RÉFÉRENCES

Alaphilippe D. (1995), « Aspects sociopsychologiques et institutionnels du vieillissement. La représentation du contrôle chez les personnes âgées », *Bulletin de Psychologie*, n° XLVIII, n° 420, p. 549-553.

Argoud D. et Puijalon B. (1999), *La Parole des vieux. Enjeux, analyse, pratiques*, Paris, Dunod.

Ariès P. (1975), *Essais sur l'histoire de la mort en Occident. Du Moyen Âge à nos jours*, Paris, Le Seuil.

Attias-Donfut C., dir., (1995), *Les Solidarités entre générations. Vieillesse, familles, état*, Paris, Nathan.

Balier C. (1982), « Des changements de l'économie libidinale au cours du vieillissement », in J. Guillaumin et H. Reboul, dir., *Le Temps et la vie. Les dynamismes du vieillissement*, Lyon, Chronique Sociale.

Beauvois J.-L. (1984), *La Psychologie quotidienne*, Paris, PUF.

Beauvois J.-L. et Dubois N. (1987), « The norm of internality in the explanation of psychological events », *European Journal of Social Psychology*, n° 18, p. 299-316.

Chebel M. (2000), *Du désir*, Paris, Payot.

Christen-Gueissaz E. (1994), *Miroir social, estime de soi au temps de la retraite,* Paris, L'Harmattan.

Christen-Gueissaz E. (1998), « Approche psychosociale du vécu de la retraite. Statut, place, rôles et gestion identitaire des nouveaux retraités », *Perspective Soignante*, n° 1, p. 52-67.

Christen-Gueissaz E. (2004), « Sens de la mémoire... mémoire du sens », in F. Schenk, G. Leuba, C. Bula, dir., *Du vieillissement cérébral à la maladie d'Alzheimer*, Bruxelles, De Boeck.

Codol J.-P. (1982), « Différenciation et indifférenciation sociale », *Bulletin de Psychologie*, t. XXXVII, n° 365, p. 515-529.

Delchambre J.-P. (1999), « Désinstitutionnalisation, vulnérabilité et enjeux de reconnaissance », *Recherches Sociologiques*, n° 2, p. 23-41.

Deschamps J.-C. (1980), « Différenciations inter-individuelles et inter-groupes », in P. Tap, dir., *Identité individuelle et personnalisation*, Toulouse, Privat, p. 187-190.

Deschamps J.-C. et Lorenzi-Cioldi F. (1981), « "Egocentrisme" et "sociocentrisme" dans les relations entre groupes », *Revue Suisse de Psychologie Pure et Appliquée*, n° 40, p. 108-131.

Dubois N. (1987), *La Psychologie du contrôle. Les croyances internes et externes*, Grenoble, Presses Universitaires de Grenoble.

Enriquez E. (1969), « L'Illusion du pouvoir fraternel », *Parents et Maîtres*, n° 5, p. 369-378.

Erikson E.H. (1972), *Adolescence et crise : la quête de l'identité*, Paris, Flammarion.

Felton B. et Kahana E. (1974), « Adjustment and situationally-bound locus of control among institutionalised aged », *Journal of Gerontology*, n° 29, p. 295-301.

Flahault F. (1978), *La Parole intermédiaire*, Paris, Le Seuil.

Freud S. (2001), « Considérations actuelles sur la guerre et sur la mort », in *Essais de psychanalyse*, Paris, Payot et Rivages [1ère éd. : 1915].

Genton-Trachsel A. et Christen-Gueissaz E. (2005), Convergences et décalages entre la portée institutionnelle des « démarches qualité » et le bien-être des résidents d'établissements médico-sociaux certifiés, Lausanne, UNIGER.

Goffman E. (1975), *Stigmate. Les usages sociaux des handicaps,* Paris, Minuit.

Guillaumin J. (1982), « Le Temps et l'âge. Réflexions psychanalytiques sur le vieillir », in J. Guillaumin et H. Reboul, dir., *Le Temps et la vie. Les dynamismes du vieillissement*, Lyon, Chronique Sociale, p. 133-143.

Guillemard A.-M. (1990), « Les Paradoxes des politiques de la vieillesse », *Revue Française des Affaires Sociales*, n° 3, p. 127-152.

Heider F. (1958), *The Psychology of interpersonal relations*, New York, Wiley.

Herfray C. (1988), *La Vieillesse. Une interprétation psychanalytique*, Paris, Desclée de Brouwer.

Jankélévitch V. (1977), *La Mort*, Paris, Flammarion.

Jung C.G. (1971), *Les Racines de la conscience,* Paris, Buchet-Chastel.

Kelley H.H. (1967), « Attribution theory in social psychology », in D. Levine, dir., *Nebraska symposium on motivation*, Lincoln, NE, University of Nebraska Press, vol. 15, p. 192-240.

Klein M. (1968), *Envie et gratitude et autres essais*, Paris, Gallimard [1ère éd. : 1957].

Lacan J. (1966), *Écrits*, Paris, Le Seuil.

Laing R.D. (1973), *Le Moi divisé. De la santé mentale à la folie*, Paris, Stock [1ère éd. : 1959].

Le Breton D. (1990), *Anthropologie du corps et modernité*, Paris, PUF.

Le Gouès G. (2000), *L'Âge et le principe de plaisir*, Paris, Dunod.

Moulias R. (2007), « La Bientraitance. Objectif ou faux semblant ? », *La Revue Francophone de Gériatrie et de Gérontologie*, n° 14, 134, p. 202-205.

Mucchielli A. (1986), *L'Identité*, Paris, PUF, coll. « Que Sais-Je ? », n° 196.

Mugny G., Oberlé D. et Beauvois J.-L. (1995), Tome 1. *Relations humaines, groupes et influence sociale*, in J.-L. Beauvois, dir., *La Psychologie sociale*, Grenoble, Presses Universitaires de Grenoble.

Neugarten B.L. (1980), « Must Everything Be a Midlife Crisis », *Prime Time*, February, p. 45-48.

Neugarten B.L. et Gutman D.L. (1964), « Age-sex roles and personality in middle age : a thematic apperception study », in B.L. Neugarten et al. (dir.), *Personality in middle and late life : empirical studies,* New York, Atherton, p. 44-89.

Overmier J.-B. et Seligman M.E.P. (1967), « Effects of inescapable shock upon subsequent escape and avoidance learning », *Journal of Comparative and Physiological Psychology*, n° 63, p. 28-33.

Péquignot H. (1986), *Vieillesses de demain. Vieillir et être vieux*, Paris, Librairie Philosophique Vrin.

Ploton L. (1995), *La Personne âgée. Son accompagnement médical et psychologique et la question de la démence*, Lyon, Chronique Sociale.

Rigaux N. (1999), « "Aidants" et "Dépendants". Quelle culture pour un réel échange ? », *Gérontologie et Société*, n° 89, p. 101-115.

Rotter J.B. (1966), « Generalized expectancies for internal versus external control of reinforcement », *Psychological Monographs : General and Applied*, n° 80, 609, p. 1-28.

Sapritch A. (1977), *Mémoires inachevées*, Paris, Ramsay.

Seligman M.E.P. et Maier S.F. (1967), « Failure to escape traumatic shock », *Journal of Experimental Psychology*, n° 74, p. 1-9.

Tap P. (1988), *La Société Pygmalion ? Intégration sociale et réalisation de la personne*, Paris, Dunod.

Thomas L.-V. (1988), *La Mort*, Paris, PUF.

Veysset-Puijalon B. (1991), *Être vieux. De la négociation à l'échange*, Paris, Autrement.

Vézina J., Cappeliez P. et Landreville P. (1994), *Psychologie gérontologique*, Montréal, Gaëtan Morin.

Vovelle M. (1983), *La Mort et l'Occident de 1300 à nos jours*, Paris, Gallimard.

Watzlawick P., J.H. Beavin et D.D. Jackson (1972), *Une logique de la communication*, Paris, Le Seuil [1ère éd. : 1967].

Watzlawick P., Weakland J. et Fisch R. (1975), *Changements : paradoxes et psychothérapie*, Paris, Le Seuil [1ère éd. : 1974].

4

L'entretien d'accueil comme point d'ancrage du nouveau résident et de sa famille en maison de retraite

Olivier Schnegg

PRÉAMBULE. *Olivier Schnegg a dirigé de novembre 1991 à janvier 2008 le Home Salem. Par son attention aux résidents, aux familles et aux personnels, il a permis à cette institution d'améliorer constamment la qualité de l'accompagnement. Son engagement professionnel et personnel, les nombreuses formations complémentaires qu'il a entreprises donnent force à son point de vue de représentant du « terrain ».*

Soucieux de réaliser un véritable partenariat avec les familles, Olivier Schnegg rend compte ici du dialogue instauré avec elles et propose une réflexion approfondie sur l'accueil des résidents et de leurs proches. Il suggère en outre des pistes et un canevas pour l'entretien d'accueil, considéré comme une ébauche essentielle du lien entre famille et institution, et donc porteur d'enjeux pour l'adaptation du résident à sa nouvelle étape de vie et pour son sentiment de bien-être.

Introduction

Notre réflexion est l'aboutissement provisoire d'une double démarche entamée depuis 2003 : d'une part, l'ouverture d'un service spécifique de psychogériatrie dans notre établissement, le Home Salem, et d'autre part, une recherche menée dans le cadre de l'Université Pierre-Mendès-France à Grenoble. Dans le contexte de cette recherche, notre travail a porté sur deux objets : premièrement, l'accompagnement des familles de résidents en milieu de vie psychogériatrique, en particulier l'importance de créer des lieux « interstices » (au sens de Joubert, 2000), dont les groupes de parole. Deuxièmement, et c'est le sujet de la présente contribution, l'exploration d'une autre possibilité de créer un lien avec la famille et le nouveau résident : celui qui se tisse au travers de l'entretien d'accueil.

Ce sujet nous tient à cœur car nous sommes de plus en plus confronté aux difficultés éprouvées par les familles qui accompagnent leur parent en institution. Les thèmes abordés dans nos différents groupes de familles renvoient en effet régulièrement à l'entrée en maison de retraite. Le souvenir que conservent de cet événement les proches des résidents, la façon dont ils ont été accueillis, ce qu'ils ont compris, ce qu'ils n'ont pas pu aborder restent déterminants tout au long du séjour, que cela constitue un bon ou un mauvais souvenir.

Les familles rencontrées dans le cadre du travail de groupe insistent souvent sur les conditions de leur accueil. Et tout le cheminement du résident dans l'institution n'occupe parfois, dans les discussions, qu'une place modeste par rapport à ce premier contact. Or nous avons le sentiment que la vie du résident en institution tout comme le vécu de ses proches se situent dans le sillage de ce moment charnière qu'est l'accueil. L'entretien d'accueil en constitue, par son côté formel, l'un des moments privilégiés ; en toile de fond se joue la création d'un lien entre famille et institution. Quelques questions particulières se posent à ce sujet : le moment choisi pour organiser cet entretien, la composition du groupe de professionnels participant à cet entretien, la restitution des propos aux équipes, la place des non-dits et des secrets, le contenu des informations transmises à cette occasion par les professionnels, le besoin exprimé par les familles que ce moment soit organisé à nouveau ultérieurement.

Le début de ce chapitre comporte une présentation de l'institution et quelques éléments d'information sur la procédure d'accueil, en particulier l'entretien d'accueil et son évolution. Nous nous intéresserons ensuite aux apports des familles au processus institutionnel. Suivra notre analyse des difficultés rencontrées dans l'entretien d'accueil. À partir des enseignements à tirer de cette analyse, de la littérature et d'observations au quotidien, nous proposerons finalement un canevas et quelques conditions nécessaires à la réussite de cet entretien.

Présentation de l'institution

Le Home Salem est l'un des trois établissements de la Fondation Eben-Hézer. Fondé en 1954, le Home Salem a été ouvert par Sœur Julie Hofmann, qui, au crépuscule de sa vie, s'est souciée du sort de ses collaboratrices âgées. Elle a acquis l'ancien Hôtel du Roc à Saint-Légier. Quarante personnes y ont trouvé un gîte, mais seules quelques-unes étaient issues de la Fondation. En effet, la maison a dès son origine eu une vocation d'ouverture, accueillant toute personne âgée du village et de la région. Depuis lors, elle a connu cinq développements.

- En 1987, une aile médicalisée a été créée permettant d'augmenter la capacité d'accueil.
- En 1991, une unité de trois lits « courts séjours » est ouverte pour des personnes âgées ayant besoin d'une période de repos ou de convalescence.
- En 1992, un « accueil de jour » (Unité d'accueil temporaire [UAT]) est créé : repas, soins et loisirs sont offerts à des personnes âgées qui vivent à domicile et qui souhaitent se familiariser avec l'établissement.
- Dès 1995, sept studios indépendants (logements protégés) sont mis à disposition de locataires âgés, dans deux bâtiments du site affectés à ce type d'hébergement.
- Enfin, depuis 1999, des repas chauds quotidiens sont livrés aux habitants âgés de la région.

D'une capacité d'accueil de 62 lits, le Home Salem a deux missions : l'accueil permanent ou temporaire de personnes souffrant de troubles gériatriques ou psychogériatriques.

La procédure d'accueil

Le contexte de l'accueil

Deux procédures détaillées règlent les conditions d'admission[1] et d'accueil[2] des nouveaux résidents au Home Salem. Elles se fondent sur des critères d'admission[3]. Les nouvelles admissions effectuées concernent des personnes qui bénéficient déjà d'une certaine connaissance de l'établissement puisqu'elles y ont effectué un court séjour, fréquentent l'accueil de jour, ou encore sont locataires d'appartements protégés exploités par l'institution. Ces trois types de parcours constituent autant de facteurs facilitant l'intégration des personnes : connaissance de la maison, existence de liens avec le personnel ou d'autres résidents. Ces expériences ont surtout le mérite d'avoir permis à la personne de

1. Admission des nouveaux pensionnaires – instructions, SMQ (Système de management de la qualité), Home Salem, 2002, 02-IS-30.1.
2. Accueil des nouveaux pensionnaires – instructions, SMQ, Home Salem, 2002, 02-IS-30.2.
3. Critères d'admission, SMQ, Home Salem, 2002, 03-DG-30.1.6.

s'approprier un lieu, l'établissement médico-social, et de le considérer différemment que si elles n'y étaient jamais venues. L'établissement est ainsi ressenti comme moins menaçant, moins étrange, est parfois envisagé comme un lieu de sécurité et de confort offrant des possibilités de vie sociale. L'établissement peut alors être considéré comme une alternative positive à la situation qui prévalait au domicile, ce dernier étant notamment parfois assimilé à la solitude, l'insécurité et la difficulté à assumer la vie quotidienne.

L'entretien d'accueil est mentionné dans la procédure d'accueil. Celle-ci indique que l'entretien est organisé par la direction (et animé par le directeur) et réunit autour du résident et de sa famille la responsable administrative des résidents et l'infirmière responsable d'unité de soins (IRUS). Il a lieu au cours de la première quinzaine du séjour et a pour objectifs : « la présentation et l'information du Home Salem, au pensionnaire et sa famille pour faire connaissance et l'informer du prix de pension (frais d'hébergement), des questions relatives à l'argent de poche, etc. ; enfin, le directeur présente le contrat du résident ». Différents documents d'orientation sont remis au résident à cette occasion.

Les entretiens d'accueil et leur évolution

Jusqu'en 1999, il incombait à l'infirmière-chef d'accueillir les nouveaux résidents lors de leur entrée. Elle représentait l'institution et son personnel, et avait la charge d'établir des liens entre le nouveau résident, sa famille et le home. Elle avait préalablement visité chaque candidat à son domicile (généralement en compagnie d'un autre membre de la commission d'admission), afin de faire connaissance et d'appréhender quelques caractéristiques de la personne souhaitant s'établir au Home Salem. Une visite de l'institution par le résident et sa famille concluait cette phase de la procédure d'admission.

En revanche, aucun entretien formel n'était organisé une fois la personne installée dans son nouveau lieu de vie. Il incombait à chaque intervenant professionnel (collaboratrice administrative, gouvernante, cuisinier) de contacter la famille ou le futur résident pour aborder les questions administratives, la question des effets personnels ou encore les habitudes alimentaires.

À notre sens, deux aspects fondamentaux manquaient à ce dispositif :

- un lieu de parole permettant l'expression du vécu de chacun, résident et famille ;

- une possibilité offerte à la famille d'être présentée personnellement aux acteurs institutionnels ; l'expérience montre en effet que l'entourage du résident ne se sent pas toujours suffisamment à l'aise pour « chercher » spontanément les renseignements.

Plusieurs facteurs – le changement d'infirmière-chef ainsi que la démarche visant à la certification qualité – nous ont amené à réfléchir aux dispositions à prévoir pour accueillir le résident dans de meilleures conditions.

Une séance du groupe de familles centrée sur la question de l'entrée en institution avait mis en lumière le besoin des familles de pouvoir établir un lien plus formel dans les premiers jours après l'admission de leur parent. Des phrases telles que : *« On ne sait pas qui est qui »*, ou encore *« À qui adresser telle ou telle demande »* illustraient un certain flou institutionnel, facteur d'inconfort. Alors que nous comptions jusque-là sur la capacité de chacun d'établir des liens de façon spontanée, force était de constater que le système qui prévalait était insuffisant.

De notre côté, nous mesurions qu'en l'absence d'un entretien organisé avec les nouvelles familles, nous mettions beaucoup de temps à faire connaissance avec celles-ci. Si l'on n'est pas capable de mettre un nom sur un visage, le sentiment de confiance réciproque est plus difficile à construire.

Ces constats nous ont donc amené, en 2000, à définir un nouveau cadre destiné à satisfaire aux besoins des parties afin de se sentir plus à l'aise. Il fut repris tel quel dans notre procédure d'admission :

- la famille et le nouveau résident sont conviés à un entretien d'accueil dans la quinzaine suivant l'arrivée au Home Salem ;
- cet entretien est organisé dans un local de discussion prévu à cet effet (la transformation du home qui venait de s'achever a permis de libérer un espace à cette fin) ;
- les responsables de secteurs participent à cet entretien : l'infirmière-chef ou son adjointe, l'infirmière responsable de l'unité de soins (IRUS) où vit le résident, l'animatrice de cette unité, la comptable qui s'occupe des questions administratives et de la facturation ainsi que le directeur ; ce dernier anime la réunion. En fonction des sujets abordés, d'autres membres du personnel peuvent être invités à participer, tels que le cuisinier ou la gouvernante ; il ne sont cependant pas systématiquement sollicités afin de limiter le nombre d'intervenants, la pléthore ne facilitant pas la discussion ;

- d'une durée d'une heure environ, il permet dans un premier temps de faire connaissance avec le résident et sa famille, de s'intéresser au vécu du résident antérieur à son arrivée, à ce qu'il aime faire ;
- chaque responsable présente ensuite les prestations offertes au résident ;
- une autre partie est consacrée aux aspects administratifs et à la facturation ;
- un échange ouvert est possible à la fin.

Apports des familles et mise en perspective

La problématique de l'intégration des familles

Pour mettre en place quelques lieux de contact avec les familles, nous nous sommes inspiré d'auteurs comme C. Joubert (2000), J.-M. Léger et al. (1999), et J.-M. Talpin et al. (2001). Ces auteurs évoquent notamment la trop fréquente insuffisance de prise en compte de la famille du résident dans le processus institutionnel. Les effets négatifs observés se concrétisent parfois par une méconnaissance réciproque, génératrice de tensions, de sur-sollicitation du personnel par la famille, d'escalades verbales lorsque la famille ne se sent ni entendue, ni respectée. On peut probablement parler de situations de déni institutionnel vis-à-vis de la famille.

L'idée d'offrir aux familles un lieu de parole s'est imposée il y a une dizaine d'années. Pour C. Joubert (2000), les bénéfices d'une telle mesure sont importants pour les familles, qui se sentent investies, soutenues narcissiquement, et pour les personnes âgées, qui apprécient cette sollicitation, cette consolidation du lien. Pour les professionnels, c'est un soulagement par rapport à des demandes qui pourraient devenir envahissantes.

La famille du résident est désemparée vis-à-vis de l'institution au moment de l'entrée de son parent et souvent encore bien longtemps après. Cette difficulté est renforcée par l'absence de perception qu'en a le personnel qui, lui, connaît bien l'établissement et maîtrise parfaitement les mécanismes ainsi que les procédures qui permettent soit d'accéder à l'information, soit de poser des questions, soit de se plaindre. Il en va très différemment des familles. C'est la première raison de créer des lieux de parole pour les familles.

La deuxième raison a trait aux enjeux de la rencontre soignant–famille. Elle conduit à prendre en compte une dimension qui s'exprime très souvent dans les groupes de soutien de familles, à savoir les effets des premiers contacts entre familles et professionnels de l'institution, sources de bien des difficultés, incompréhensions et projections.

C. Joubert (2000) relève qu'elle est souvent confrontée à des familles qui ne peuvent plus assurer le maintien de leur parent à domicile, mais qui ne peuvent pas non plus imaginer un placement en institution (ce serait le faire mourir). Cette observation concerne chaque relation avec des familles de résidents, particulièrement en psychogériatrie. Ces situations ont été l'occasion de souffrances et de difficultés plus importantes avant le placement que pour d'autres familles de personnes âgées, d'abord et avant tout parce que la personne souffrant de troubles psychogériatriques est en situation de fragilité psychologique qui la rend dépendante de son entourage. Assumer un parent à domicile est souvent vécu comme une manifestation de loyauté. Celle-ci peut être assortie de sortes de promesses que les conjoints se font entre eux ou les enfants vis-à-vis de leurs parents, s'engageant à ne jamais avoir recours au placement. Le jour où la situation devient intolérable et que l'idée du placement s'impose, il devient difficile de changer de projet, d'accepter qu'il se modifie et de le communiquer à la personne concernée de façon transparente sans avoir recours à des distorsions de la réalité (*« nous allons te trouver une jolie maison pour quelque temps et après tu reviendras à la maison… »*, alors que l'on sait pertinemment que le placement est une mesure définitive).

Pour mettre en place ces différents lieux de parole pour les familles, nous nous sommes inspiré de l'article de J.-M. Talpin et al. (2001). Ces auteurs mettent en évidence l'absence de prise en compte institutionnelle des familles et de leurs souffrances, qui a pour conséquence des demandes désordonnées à un professionnel ou à un autre, en fonction d'affinités personnelles. Ces demandes de soutien sont en outre peu explicites, voire s'expriment de manière paradoxale, et produisent parfois l'effet inverse de celui qui est recherché. La sursollicitation des professionnels engendre très vite de la lassitude, de l'agressivité, du rejet. Pour ces auteurs, le travail avec les familles est une pièce déterminante de la qualité de la prise en charge du sujet âgé, et le soutien des familles comme des professionnels passe par une définition claire des places, des fonctions et des rôles de chacun. La difficulté de communication, d'interprétation et donc d'accompagnement du sujet dément, en particulier, est telle qu'il semble indispensable de mettre de la clarté dans la relation famille–institution afin de définir ensemble des stratégies d'accompagnement.

Pour C. Joubert (2000), le long séjour est souvent fantasmé comme un lieu de mort par la famille. La culture de notre environnement social induit une image négative de l'institution, faisant de celle-ci le lieu non seulement de l'abandon, mais encore de la souffrance et de l'isolement. C'est souvent dans ce climat que les familles franchissent le seuil de l'établissement en vue du placement de leur parent. Il faut donc aider les familles à construire une autre image de l'institution, au travers de l'explication (présenter aux familles ce qu'est l'établissement, ses prestations, sa mission, son fonctionnement) et de l'écoute (travail sur les appréhensions et les fantasmes liés à l'institution). Une fois réalisé, ce travail permet d'élaborer ensemble un projet de vie autour du résident. Mais tant que l'expression de la culpabilité, des peurs plus ou moins explicites et du deuil n'est pas permise et accompagnée, aucune relation constructive ne peut être établie avec la famille, qui reste crochée aux étapes douloureuses liées au développement de la démence. Le groupe de familles favorise cette démarche.

Les dispositifs prévus pour les familles

La relation famille–résident–institution est importante à considérer pour les raisons suivantes.

- L'état de santé des résidents : la famille tend à devenir avec le temps un interlocuteur important vis-à-vis des professionnels. Il est nécessaire que le résident soit accompagné – voire représenté – par sa famille pour tout ce qui touche aux décisions concernant son traitement, son accompagnement, les mesures à prendre pour pallier l'évolution de son état.
- Le statut de résident–consommateur : les résidents, et donc les familles qui les représentent, se définissent aussi, et de plus en plus, comme des consommateurs de services. Ils s'acquittent de frais d'hébergement et souhaitent avoir un regard sur la façon dont l'argent est dépensé ainsi que sur la qualité du service rendu. Cette relation consommateur–producteur de services nous semble relativement nouvelle, d'une part parce que la part de financement demandée au résident a crû ces dernières années et, d'autre part, parce que la société est plus exigeante sur la qualité des biens et services reçus.
- La nécessité d'un regard extérieur : l'institution est exposée à l'erreur, aux effets de la méconnaissance de la réalité antérieure du résident. L'institution peut se tromper. Il importe dès lors qu'une personne de l'extérieur, la famille du résident par exemple, soit vigilante et attentive à la qualité de la prise en charge du résident par l'institution.

- La famille, mémoire de la vie du résident : la famille est dépositaire d'une histoire personnelle et collective, elle est la mémoire du résident quand la sienne devient floue. La famille est le témoin d'un passé dont elle seule peut faire état auprès des professionnels afin d'aider à la compréhension du résident.

Trois configurations permettent de répondre à ces impératifs : l'entretien d'accueil, le groupe de familles, et les entretiens individuels ponctuels, avec un résident et sa famille.

L'entretien d'accueil. La famille nous délègue une tâche d'encadrement, de soin, d'accompagnement du résident. Elle nous attribue un rôle mais n'attend pas que nous nous substituions à elle. Il ne faut pas se méprendre sur la fonction d'accompagnement assurée par l'institution. Celle-ci ne constitue pas une famille pour le résident, dans le sens premier du terme, celui de cellule familiale. Elle peut s'en inspirer, permettre au résident de vivre une existence dont certaines valeurs sont proches de celles d'une famille (la vie en petites unités, l'entraide, la qualité relationnelle et l'affection, le besoin de sécurité, de chaleur humaine, par exemple) ; elle ne remplacera pas pour autant la famille. Il est donc à notre avis primordial que l'institution réserve une place, ménage un rôle à la famille pour l'inviter à poursuivre son rôle spécifique, sans confusion des rôles réciproques. Cela implique de la part de l'institution qu'elle lui réserve un espace (au sens concret comme au sens relationnel et symbolique), et qu'elle développe son action de façon transparente. Cela doit pouvoir se formaliser dès les premières semaines de séjour. L'entretien d'accueil doit donc permettre à l'institution de rappeler le rôle essentiel assuré par la famille tout en clarifiant quels sont sa mission, son rôle et ses limites.

Les groupes de familles. Un groupe de familles a été instauré au Home Salem en 1992. Il réunit autour des professionnels une quinzaine de familles, toutes les 6 semaines, en présence des cadres et de membres du personnel. Y sont abordées les questions relatives à l'organisation de la vie de la maison, les projets, les questions d'actualité. Nous y présentons les prestations en détail et répondons aux questions que se posent les familles. Ont ainsi été abordés toutes les prestations de la maison : alimentation, traitement du linge, facturation, argent de poche, rôle du médecin, du physiothérapeute, de l'ergothérapeute, de la musicothérapeute, travail de nuit, fin de la vie, accompagnement des mourants et de leurs proches, psychogériatrie.

Un deuxième groupe de familles a été créé plus récemment. Il rassemble l'entourage des résidents souffrant de troubles psychogériatriques. Il s'agit d'un groupe de parole permettant à des personnes connaissant des parcours semblables dans l'accompagnement de résidents atteints de démence de partager leurs difficultés, questions, cheminements dans un processus de deuil souvent difficile et solitaire. C'est un lieu d'échange et de recherche de solutions où se concrétisent le partenariat et la communication faite dans toute la transparence possible.

Les entretiens individuels. Nous prenons l'initiative d'inviter la famille chaque fois que l'évolution de la situation du résident l'impose. Parallèlement, la famille peut évidemment solliciter un entretien lorsqu'elle en ressent le besoin.

Les besoins exprimés par les familles

Après avoir passé en revue les différentes possibilités de nourrir le lien entre famille et institution, nous nous concentrerons ici sur les propos exprimés par les familles, en nous référant plus particulièrement aux séances d'un groupe de familles. Nous avons proposé à ces familles de nous donner leur point de vue sur l'accompagnement dont bénéficie leur parent et d'évoquer les circonstances de l'arrivée de ce dernier sous notre toit. Nous avons retenu, des séances avec ces familles, les thématiques abordées ci-après qui ont, à nos yeux, valeur d'enseignement.

Nous nous sommes particulièrement interrogé sur ce qui compte pour les familles dans ce moment important, l'entretien d'accueil constituant à la fois l'aspect visible de la rencontre résident–famille–institution et le lieu d'expression privilégiée entre ces trois partenaires.

La préparation de l'entrée. La préparation de l'entrée est centrale aux yeux des familles. Elle est assimilée, dans un premier temps, à une rupture et à un deuil, accompagnés d'une phase de révolte. Les familles évoquent le lâcher prise comme facteur d'évolution permettant de traverser cette crise. Enfin, les caractéristiques de l'entrée en établissement sont assimilées à la rupture finale, entre la vie et la mort. Les familles sont en outre très attentives à la qualité de la relation établie entre le personnel et leur parent. Ce souci de l'accompagnement trouve divers canaux pour s'exprimer : le soutien offert par le personnel aux familles de façon individuelle, et le soutien collectif par le biais du groupe de familles.

Par ailleurs, l'établissement est considéré comme un lieu de vie que l'on aborde pas à pas. Au départ, il apparaît comme impersonnel et relativement mystérieux. Quand les informations obtenues sont de qualité, les familles sont alors capables d'accorder leur confiance à l'établissement et peuvent petit à petit s'approprier le nouveau lieu de vie de leur parent.

Certaines familles ont recours à des expressions fortes pour qualifier le vécu de leur parent au moment de l'entrée en institution ; par exemple : *terrible dépouillement, déchirement, faire aussi son propre deuil, lâcher prise*. D'autres indiquent une certaine ouverture vers un mieux-être, comme : *les visites à son ancien domicile ont permis de faire le deuil* ou encore *la phase de révolte est normale*. Il est frappant de relever que certains mots choisis, tels que *dépouillement*, *deuil*, *lâcher prise*, rappellent ceux auxquels on a recours pour évoquer la fin de la vie. Peut-on en déduire que l'entrée en institution gériatrique est assimilée à l'idée de la mort ? Cela peut en effet être le cas, car passer la porte de ce qui sera certainement le dernier domicile constitue une rupture avec ce que l'on a connu précédemment : l'autonomie, le chez-soi, la liberté d'organiser sa vie, les acteurs et les lieux qui composent la vie sociale de la personne âgée (immeuble, quartier). Il faut aussi rappeler que, pour beaucoup de personnes, l'image qui s'impose en pensant à un établissement gériatrique est celle du mouroir. Cette image est parfois nourrie par des vécus, plus souvent par les représentations sociales largement répandues dans la population. Celles-ci sont alimentées par des faits objectifs (la médiatisation de situations abusives) et des informations subjectives (les ouï-dire, les échos) qui, bien que peu étayés, n'en demeurent pas moins tenaces dans les imaginaires collectifs.

Toutefois, l'entrée en établissement d'hébergement peut être assimilée à l'idée de mort si l'on considère que la vie est un processus évolutif. Il faut en effet terminer, quitter, se séparer de quelque chose, de quelqu'un, avant de pouvoir investir un nouveau lieu, recommencer, se lier à, rencontrer..., bref entamer une nouvelle phase de la vie. Il est de surcroît intéressant de relever que des stratégies sont parfois mises en place pour « faire le deuil », telles les visites à son ancien domicile. Ce processus de rupture se ferait ainsi par des allers et retours entre l'institution et l'ancien domicile, comme autant d'étapes favorisant la séparation définitive.

La rupture par rapport au domicile. Lien et rupture sont à considérer conjointement. L'un ne va pas sans l'autre. Ainsi, en parlant du « lien », il faut évoquer la rupture, ou plutôt, les ruptures successives auxquelles la personne âgée est confrontée. On ne peut sereinement établir de nouveaux liens sans que, en amont, des deuils, des ruptures, des termes, aient été assumés, complètement ou partiellement.

La rupture représentée par le départ de chez soi pour entrer en établissement est très importante. De plus, elle fait suite à d'autres ruptures : perte de certains pans de son indépendance, perte de facultés, perte du conjoint. Ni semblable ni complètement différente de ces dernières, la rupture entre le domicile et l'institution apparaît comme une confirmation des pertes précédentes, en procurant une visibilité nouvelle et une objectivation incontournable à ces dernières. En effet, il ne peut plus y avoir, à moins de situations exceptionnelles, de retour possible dans le contexte précédent – contrairement à la maladie, qui pouvait encore nourrir l'espoir d'une amélioration, inspirer quelques perspectives de renouveau après ce qui apparaîtrait comme une situation passagère.

L'entrée en établissement appartient au domaine des ruptures et deuils au même titre que la perte du conjoint (il ou elle ne reviendra plus). La vie indépendante n'aura plus cours, les gestes de la vie quotidienne ne seront plus les mêmes, l'environnement familier aura disparu. Cette rupture–deuil doit être envisagée comme telle et faire l'objet d'une attention particulière. Elle est souvent banalisée au profit d'une image pseudo rassurante de l'établissement, véhiculée tant par l'institution que par la famille du nouveau résident. On imagine que la compagnie, les activités, les repas seront autant de palliatifs au deuil de la vie précédente. Comment alors établir des liens si ce deuil n'est pas fait, voire pas entamé ?

L'accueil. Les proches évoquent spontanément l'accueil et de façon imagée (en citant de nombreux exemples relatifs à leur vécu). Beaucoup reviennent sur la période qui a précédé l'entrée en établissement : un moment qui les a marqués, voire traumatisés. Les éléments essentiels qu'ils relèvent à propos de l'accueil tiennent à la dimension relationnelle : comment ils ont été reçus, par qui, avec quelle disponibilité. Les aspects plus formels (les informations administratives) sont mentionnés assez rarement et semblent presque secondaires pour les proches.

En revanche, ces derniers parlent généralement positivement de l'accueil proprement dit de leur parent : *chaleureux, formidable*. Les principales réserves exprimées sont : *trop de questions posées par le personnel à l'arrivée* ainsi que *l'installation dans une chambre à deux lits*. Certains proches relèvent l'aide apportée par le personnel administratif qui constitue un soutien bienvenu *pour se débrouiller avec la paperasserie.* Une personne évoque l'importance d'une vraie relation avec le directeur.

Le groupe de familles est reconnu comme important par les participants, et ils affirment spontanément leur rôle d'acteur ; *c'est une construction commune* et *la place nous y est faite, il faut la prendre.*

Les informations. L'information est estimée par les familles comme un gage de sécurité. À cet égard, Isabelle Donnio (2006) évoque la place que prennent les attentes des familles dans la construction du lien qui nous occupe. Pour elle, ces attentes sont en grande partie de l'ordre des informations dont les familles semblent très demandeuses. L'auteur met le doigt sur les conséquences négatives dont souffrira la relation « institution–famille » lorsque ces informations font défaut : les familles « souhaitent aussi pouvoir se reposer sur des certitudes, notamment que tout est bien fait. Mais vouloir tout génère aussi de la culpabilité ». Cette culpabilité vis-à-vis des limites institutionnelles renvoie probablement les familles à leurs propres limites qui les ont conduites à placer leur parent.

L'établissement est ressenti par plusieurs familles comme un *monde inconnu ;* elles soulignent le fait qu'*il faut analyser ce monde pour comprendre ce qu'il faut en faire* et que *l'entretien d'entrée peut favoriser l'intégration.* Derrière ces remarques se profile également la question de l'information.

L'information doit en outre être considérée à deux niveaux : l'information sur l'institution (sa mission, ses valeurs, ses prestations, son organisation, son coût) d'une part, et les informations liées à la vie du résident (sa santé, son évolution, ses activités) d'autre part – tel cet exemple de l'expression d'un proche : *chute de maman : j'ai regretté de ne pas être avisé.*

En franchissant le seuil de l'établissement, nombre de familles sont quelque peu désorientées et en quête de repères nouveaux : *on perd ses repères, on doit apprendre à renoncer.* Plus fondamentalement peut-être, elles sont à la recherche d'une redéfinition des valeurs qui préexistaient à l'entrée du parent en institution : *pour mieux vivre cette étape de l'institution, nos critères et nos valeurs ne sont plus les mêmes qu'à domicile.* Encore faut-il que les valeurs institutionnelles soient explicitées. En accompagnant son parent en établissement, la famille se trouve confrontée à une quantité d'informations qui, toutes, seront utiles un jour ou l'autre, mais pas forcément dans l'immédiat. C'est peut-être le risque auquel s'expose l'institution qui revendique la transparence. L'expérience montre en tout cas que, davantage que les informations, c'est une véritable relation qu'il importe d'établir avec le résident et sa famille dès le premier pas franchi dans l'institution – cela apporte quelques nuances aux observations d'I. Donnio citée plus haut. A posteriori, en effet, les quelques rares souvenirs d'accueil imparfaits restent plus présents dans les mémoires qu'un manque d'informations. Cette dimension formelle doit trouver sa place, de façon compréhensible, claire, exhaustive si possible, et ce sous la double forme orale et écrite. Mais elle doit être précédée et accompagnée d'une relation, d'une rencontre.

Michel Moriceau et Philippe Colombat (2001), de leur côté, ont travaillé sur la gestion des conflits avec les familles. Ils relèvent le décalage que l'on observe parfois entre la réalité telle qu'elle est connue par l'équipe et la perception qu'en a la famille ; comme si les proches revendiquaient à la fois le droit de ne pas savoir et le droit aux informations. Ces auteurs mettent également l'accent sur le fait qu'une absence de dialogue entre l'équipe et la famille ne peut qu'entretenir le doute, donc l'inconfort et parfois l'agacement de cette dernière. Ce mal-être des proches est dû en partie à la mauvaise identification des interlocuteurs : *on ne savait pas qui était le médecin, l'infirmière*.

C'est notamment à ce niveau que se joue la qualité de la relation de confiance entre l'institution et la famille. La difficulté tient à l'hétérogénéité des besoins d'information(s) des familles. Certaines tiennent à suivre au plus près l'évolution de leur parent, d'autres semblent faire une totale confiance aux équipes de soins. À ce stade, il serait tentant, mais néanmoins erroné, de catégoriser les premières dans le camp de celles qui n'ont pas confiance et les secondes dans celui des familles « aveuglément confiantes ». Des nuances doivent être apportées. Les besoins d'information(s) demeurent très personnels, et cette question ne doit pas être abordée de façon uniforme pour toutes les familles ; de plus, ces besoins peuvent évoluer en fonction des circonstances vécues par la famille ou de l'évolution du résident.

Les familles ont besoin d'une relation personnelle avec les soignants ; elles doivent pouvoir faire confiance et comprendre à qui s'adresser. C'est la légitimité du personnel qui est en question ici, sa mission et sa compétence : *j'aurais voulu savoir qui, du personnel, entretient le dialogue avec les familles*. Cette compétence est particulièrement prégnante lorsqu'il s'agit d'aborder la question des traitements et des médicaments.

Il apparaît que deux dimensions sont à même de construire une relation de confiance avec les familles : la qualité de l'information et le vecteur de cette information. Pour répondre aux attentes des familles et pour être crédible, il importe que l'information soit de qualité et compréhensible. Savoir à qui poser telle ou telle question ne va pas de soi. Il faut connaître suffisamment les principaux acteurs professionnels pour savoir à qui s'adresser (questions d'ordre hôtelier, sanitaire, administratif, etc.). Il s'agit donc d'orienter les familles de façon claire. Ensuite, il importe que la personne susceptible de donner des informations soit habilitée à le faire et dispose des compétences nécessaires.

Une certaine disponibilité des membres du personnel, la qualité de celui-ci, son aptitude à l'observation, à l'écoute, à l'empathie sont des facteurs essentiels que la formation de base et la formation continue sont susceptibles de potentialiser. Les supervisions et réflexions internes complètent ces démarches. Les familles sont sensibles aux signes d'ouverture et de disponibilité que les membres du personnel leur manifestent : *il y avait toujours quelqu'un pour aider ma maman et moi ; l'écoute et l'empathie sont des facteurs importants*.

Parfois cependant, le personnel ne ressent pas l'acuité d'une demande émanant d'une famille, ce par manque d'écoute ou par absence de clarté de la question, par exemple. De leur côté, les familles font parfois preuve de retenue – *on ne veut pas toujours demander, pas toujours déranger* –, se privant ainsi d'un soutien pourtant nécessaire.

La création d'un lien entre famille et institution. L'accueil dans l'institution joue là un rôle primordial. C'est le moment central dont dépend la suite. On peut constater, contrairement à ce que l'on aurait pu penser, que ce ne sont ni les informations données au moment de l'entrée, ni les éléments relatifs à l'organisation de la vie dans la maison, ni encore les aspects matériels et financiers qui sont relevés par les familles comme déterminants dans la construction d'un lien entre elles et l'institution. Les proches font en effet davantage référence à la relation établie avec la personne qui les a accueillis en compagnie du nouveau résident le jour de l'arrivée au Home. Les questions administratives sont rarement soulevées comme objets de préoccupation, tout au moins dans les premiers jours.

Nous ne pouvons pas parler de l'accueil sans évoquer son contexte : contexte familial (avec qui le résident arrive dans l'établissement ?), contexte matériel (vient-on avec ses meubles, comment prend-on possession de sa chambre, éventuellement partagée avec un autre résident ?), contexte relationnel (comment la famille accompagne le résident, comment le soutient-elle, comment le présente-t-elle à l'institution et comment celle-ci se présente-t-elle à cette famille ?). Mais le point le plus important est celui de la compréhension de sa situation par le résident. Que sait-il de son hébergement, connaît-il déjà la maison, a-t-il participé au choix ? Toutes ces questions sont déterminantes pour la création d'une relation de confiance entre résident et institution. C'est au moment de l'entrée, si possible lors des contacts qui précèdent, soit à domicile, soit au moment de la visite préparatoire, que cette clarification doit être abordée. Qui a pris la décision du placement ; comment cette décision a-t-elle été prise ; y a-t-il eu des avis divergents dans la famille ; le résident a-t-il été consulté ?

Plusieurs familles relèvent des débuts difficiles. À y regarder avec attention, on constate qu'à peu de choses près, ce sont les familles qui n'ont pas pu (ou pas voulu) agir dans la clarté. Ainsi, la situation d'un homme âgé de 85 ans, qui avait promis à son épouse de s'occuper d'elle à domicile jusqu'à la fin ; l'état de santé du couple évoluant, il n'a pu honorer sa promesse. La femme, atteinte d'un début de démence, est arrivée sans savoir très bien pourquoi elle déménageait, alors que son mari tentait de lui expliquer avec ses mots : *c'est pour te reposer, parce que tu es fatiguée*. Ce à quoi l'épouse répondit, un peu vexée par cette affirmation : *je ne suis pas fatiguée*. Elle poursuivit immédiatement la discussion par un constat en ces termes : *donc tu m'abandonnes*. Le mari ne sut que répondre, visiblement désarçonné et ému par la lucidité de sa femme.

Les situations d'admission de résidents qui viennent « juste pour les vacances », alors que les déménageurs sont déjà en train de vider leur appartement, ne sont malheureusement pas isolées. Le travail de mise en confiance du résident par le personnel est dès lors relativement difficile. Il serait cependant trop simple de dire qu'une décision de placement raisonnée est un gage de succès. Toutefois, l'expérience montre qu'elle crée des conditions plus favorables à une bonne intégration que les placements non discutés et approuvés par le résident.

Isabelle Donnio (2006) fait référence, à propos de cette construction du lien, à Michèle Myslinski (1994), qui traite des attentes mutuelles des personnes âgées et de leurs proches dans un contexte d'insertion institutionnelle. Afin de rendre les soignants attentifs à la souffrance psychique familiale et de les inciter à élaborer leurs attitudes envers les familles, M. Myslinski leur propose d'apprendre à connaître ces familles et d'évaluer leurs besoins dans ce domaine particulier de la relation avec un parent âgé dépendant. Elle situe la problématique du résident entrant en institution comme une préfiguration de sa future mort et de l'ultime séparation d'avec la famille. Cette anticipation, quasi irreprésentable, engendre des mouvements défensifs contre l'angoisse chez le résident et ses proches. Il convient, à notre sens, d'être attentifs lors de l'entretien d'accueil aux signes déjà perceptibles de ces craintes, et peut-être de les nommer. Elles renvoient à la question du lien : celui qui est appelé à évoluer avec la famille dans ce nouveau contexte, et celui qui se construit avec l'institution.

La personnalisation de la relation. La personnalisation de la relation est un moyen pour être reconnu par son interlocuteur. Ainsi, une famille relève : *on nous appelait par notre nom* comme un signe de reconnaissance, de familiarité positive. Appeler une personne par son nom, c'est transmettre l'indication que l'on entretient une relation qui, sans renvoyer à une intimité, est cependant de nature suffisamment significative. Dans la bouche de cette famille, dire *on nous appelait par notre nom* était le signe qu'elle était connue de l'institution, donc qu'elle se sentait reconnue. C'est un facteur rassurant et qui indique peut-être que si l'on nous connaît, nous, la famille, on connaît de même notre parent. Et cela est autrement plus important : il sera en sécurité, on veillera de façon personnalisée à ses besoins, on aura un regard individuel sur lui, on aura une attention pour lui. C'est l'opposé d'une vision « hospitalière » dans le sens d'une uniformisation, avec une part d'impersonnalité, donc d'inconfort et probablement d'insécurité.

Analyse des difficultés rencontrées dans l'entretien d'accueil

Après plusieurs années de pratique des entretiens d'accueil, nous constatons plusieurs types de difficultés décrits ci-après.

La tendance à transmettre trop d'informations

Il existe un risque issu de la volonté des professionnels d'informer de façon transparente les nouveaux résidents et leurs proches. Cette volonté s'inscrit dans un mouvement largement répandu aujourd'hui, celui de l'information tous azimuts, de la multiplication des procédures écrites et de l'image que l'on se fait de la transparence. Même si chacun peut s'accorder sur le bien-fondé de l'information, cette volonté d'informer ne signifie pas forcément qu'elle soit de qualité. On peut relever deux types de risque inhérents à la transmission d'informations : le risque que celles-ci ne soient pas comprises (par une trop grande technicité dans la présentation, tels le calcul du prix de pension [frais d'hébergement] et les démarches à entreprendre pour bénéficier d'une aide financière) et le risque qu'elles ne soient pas de première utilité, du moins dans un premier temps. En effet, et pour revenir à nos expériences de l'entretien d'accueil, nous avons compris au fil du temps que certaines informations pourtant écrites et transmises avec clarté n'étaient pas enregistrées par le résident et sa famille. Pensons ici à la gestion des biens personnels ou à tel programme d'activité par exemple. Il est arrivé que, quelques mois plus tard, la famille fût fort surprise lorsque nous revenions sur ces aspects de la vie institutionnelle, comme s'ils étaient présentés pour la première fois. Cette forme d'oubli peut être comprise comme la marque d'une certaine inadéquation entre l'information transmise et le moment choisi. En fait, aussi longtemps que des questions d'ordre sécuritaire, médical, émotionnel n'auront pas été abordées avec le résident et sa famille, il n'y aura pas de place pour d'autres éléments, si importants puissent-ils paraître aux yeux des professionnels.

Nous retiendrons ici la nécessité de privilégier l'expression des émotions du résident et de sa famille, liées en particulier aux difficultés à l'origine du placement, à l'impossibilité de poursuivre le maintien à domicile, à l'arrivée dans un milieu inconnu, au fait de devoir « confier », voire « abandonner » son parent à un milieu étranger. Ces aspects doivent être abordés avant de parler de l'institution et de ce qu'elle offre. Nous retrouverons l'esprit de cette chronologie dans le guide d'entretien de C. Joubert (2000), qui insiste sur l'importance pour les acteurs familiaux de se présenter et de se positionner.

La communication avec des personnes limitées sur le plan cognitif

La proportion de personnes souffrant de troubles de la communication et de difficultés à s'orienter dans le temps et dans l'espace tend à augmenter ; cette problématique concerne aujourd'hui environ la moitié des accueils. Or, nous l'avons vu plus haut, l'entretien d'accueil s'effectue toujours en présence du nouveau résident, ce qui pose la question de la façon d'exprimer les choses, de rendre les informations compréhensibles, de favoriser l'expression de chacun, y compris la sienne.

Ainsi avons-nous été confrontés à plusieurs reprises à des décalages dans la communication, à la difficulté de permettre à la personne entrant dans l'institution de s'exprimer, et à ce que les autres lui laissent l'espace et le temps nécessaires pour le faire. Nombre de familles ont tendance à répondre à la place de leur parent. Est-ce pour masquer ses difficultés à parler, pour le protéger en évitant une confrontation avec ses limites de communication ? Ou encore s'agit-il là d'un phénomène qui serait de l'ordre de l'infantilisation (l'enfant devient le « parent de son parent » en raison de l'état psychique de ce dernier, ce qui l'amènerait à penser et à s'exprimer à sa place) ?

Il incombe aux professionnels d'être vigilants et à l'animateur de séance de veiller à ce que chacun puisse parler dans un climat d'écoute. Le respect du rythme, l'acceptation des silences, l'effort de communiquer de façon compréhensible et simple – sans toutefois tomber dans l'enfantillage –, la précaution de s'assurer auprès de l'interlocuteur qu'il nous a compris, le recours à la reformulation, voire à la validation constituent autant d'atouts pour éviter quelques écueils de la communication avec des personnes limitées sur le plan cognitif. Nous reprendrons plus loin ces éléments en proposant quelques pistes pour donner une nouvelle structure à l'entretien d'accueil.

La difficulté à évaluer les conditions qui ont présidé au choix de l'entrée en institution

Nous pensons ici au contexte préexistant à l'entrée en institution. En effet, nous avons mesuré, au cours des ans, l'impact des loyautés (cf. infra) sur la qualité du séjour, et l'importance qu'elles soient nommées le plus vite possible dans la phase d'accueil du nouveau résident.

Les messages plus ou moins clairs transmis à la personne âgée, les promesses de retour à la maison une fois un séjour de courte durée effectué, la loyauté brisée de la fille ou du conjoint qui avait « promis » de soigner son parent jusqu'au bout et qui mesure que cela n'est pas réalisable constituent autant de menaces à la quiétude du nouveau résident et augmentent son trouble. Ici se joue le positionnement de l'institution dans l'histoire de vie du résident. Il a derrière lui un parcours de vie souvent long et son vécu en institution est à la fois bref, le plus souvent, et fondamental, puisqu'il le conduit au crépuscule de sa vie. Malgré les efforts déployés par le personnel pour s'intéresser à son histoire de vie (celle-ci est abordée avec le résident et sa famille au cours d'un entretien ultérieur), seuls quelques pans en seront perçus et pourront être utilisés dans son accompagnement. Ce récit de vie comprend également le style de communication entretenu dans le milieu familial, ses règles, les mécanismes qui régissent les prises de décision et, enfin, les loyautés. Ce sont ces dernières qui peuvent interférer lors de l'entretien d'accueil, avec d'autant plus d'acuité qu'elles sont souvent peu ou pas exprimées.

L'histoire d'une femme qui accompagne son père lors de son entrée en institution peut illustrer ce point. Fille unique, âgée d'une soixantaine d'années, elle a suivi et soutenu à domicile son père veuf et nonagénaire, dans des conditions de plus en plus précaires dues à un début de maladie d'Alzheimer. Cette femme avait à deux reprises inscrit son père au Home Salem en « court séjour », dans l'idée de se libérer quelques semaines afin de pouvoir ensuite continuer à lui offrir ce qu'il désirait le plus au monde : demeurer chez lui jusqu'au bout. Un jour, cependant, le maintien à domicile de cet homme âgé atteint ses limites (recours de plus en plus fréquent à divers professionnels). Le placement est décidé et cet homme est admis comme résident au Home Salem. Il arrive en compagnie de sa fille comme une personne qui vient pour un temps, avec la perspective rassurante d'un prochain retour à domicile. Quant aux professionnels qui accueillent ce nouveau résident, ils ont reçu l'information d'un séjour définitif. Les choses semblaient claires entre la famille et l'institution, mais on avait omis de s'assurer de ce que cet homme avait compris, voire de ce qui lui avait véritablement été transmis par ses proches.

Vient le moment de l'organisation de l'entretien d'accueil. La première difficulté revient à trouver avec la fille un moment pour l'organiser. La deuxième apparaît lorsque, anxieuse de notre réponse, elle s'assure auprès de nous que l'entretien se fera sans son père – à quoi nous lui répondons qu'il est à nos yeux important de réunir les membres de la famille concernés en présence du nouveau résident. *Cela n'ira pas, il ne comprendra pas, je ne supporterai pas, il m'en voudra*, dit-elle. Nous insistons en ajoutant que nous trouverons les mots compréhensibles pour son père et que nous conduirons cet entretien afin que chacun se sente en sécurité, reconnu et respecté dans son rôle et dans ses difficultés. Elle accepte. L'entretien se déroule dans de bonnes conditions jusqu'au moment où nous demandons à cet homme s'il a pu aménager sa chambre selon ses désirs. Maître ébéniste, il avait réalisé un superbe mobilier qui décorait son appartement. Vivre dans « ses » meubles lui était donc important. Il nous répond, avec la vigueur d'une personne déterminée, qu'il n'en est pas question puisqu'au terme de son séjour il rentrera chez lui. C'était donc ce qu'il avait retenu des messages peut-être ambigus tenus par sa fille. Cette dernière à ce moment de l'entretien donne d'ailleurs des signes de malaise.

Nous avons alors l'idée d'évoquer l'une des caractéristiques propres au mobilier qui, contrairement aux objets immobiliers, est sujet à déplacements, voire à déménagements sans que son installation signifie quelque chose de permanent et de définitif. Cet homme pouvait entrer dans cette formulation imagée. Il avait en effet connu cela tout au long de sa vie professionnelle, déplaçant les meubles de son atelier, une fois confectionnés, jusqu'au local d'exposition, puis chez ses clients. Cependant, il refuse dans un premier temps toute idée de déplacer ses meubles. Peut-être craignait-il ainsi de ne plus pouvoir revenir en arrière, c'est-à-dire chez lui. Nous insistons en argumentant qu'être dans ses meubles est un gage de confort et de bien-être, et que, le jour venu, si tel devait être le cas, notre équipe technique les déplacerait à nouveau vers un *autre lieu de vie*. Au travers de cette invitation à s'installer dans l'établissement et à envisager parallèlement un hypothétique retour à domicile si une telle possibilité se dessinait par la suite, nous prenons la précaution de ménager une ouverture à cet homme. Il nous fait prêter alors une sorte de serment dont il articule lui-même les conditions et accepte que l'on apporte quelques meubles qui lui tiennent à cœur. Il les choisit en nommant chaque pièce dont il souhaite garnir sa chambre. La fille se détend alors et son père de même. La discussion qui avait buté sur les conditions de vie dans sa nouvelle chambre a trouvé un déblocage par le biais de la métaphore à laquelle nous avons eu recours : le recours aux meubles pour illustrer le caractère non permanent du lieu où ils sont déposés et où nous habitons. À leur image, le résident est capable de déménager ou de rester là où il vient d'emménager ; les meubles peuvent le suivre là où il s'établit. C'est à notre sens là que réside l'espace nécessaire à ménager pour ceux qui ne peuvent dans un premier temps se résoudre à l'idée de s'installer en institution de façon définitive. Cette idée est en effet insupportable pour certains et il convient que l'institution fasse preuve de souplesse à leur égard, leur laissant du temps pour s'adapter tout en laissant l'avenir aussi ouvert que possible.

Depuis ce jour, les envies de retour à domicile de ce résident sont moins fréquentes et il commence une lente acclimatation dans l'institution, s'intégrant à des activités telle la peinture. Sa fille, pour des motifs compréhensibles, n'avait pu dire toute la vérité à son père. On peut alors se demander qui d'autre aurait pu le faire à sa place. La charge émotionnelle de cette clarification peut en effet mettre à mal des relations affectives et ébranler des équilibres familiaux – ce qui exige de la part des professionnels une attention particulière à la clarté des propos et au niveau de compréhension qu'en a le résident.

Quant à nous, nous avons fait le choix de maintenir l'horizon aussi ouvert que possible, tout en nommant certaines réalités. Ainsi, nous avons confirmé le bien-fondé de l'entrée en institution *aujourd'hui*, en acceptant de revoir *à l'avenir* les aménagements à trouver, le cas échéant. Cette position a le mérite d'être conforme à la vérité, tout en respectant le temps nécessaire au résident pour évoluer dans sa compréhension et dans son adaptation.

Certaines familles, ne pouvant exprimer une réalité trop lourde, contournent la vérité pour arranger la situation. Les professionnels sont parfois sévères (ils parlent de mensonges, de cachotteries) vis-à-vis de ces familles. Or, nous pouvons comprendre ces « détours » comme l'expression de la crainte d'être déloyal à l'égard de son parent, de ses limites d'« enfant–soignant », de la tristesse d'envisager ce qui sera un ultime lieu de vie.

Est-ce au médecin qu'il incombe de dire à son patient que le maintien à domicile n'est plus possible ? Les professionnels doivent-ils protéger les familles et se substituer à ces dernières pour expliquer à la personne qu'elle doit se résigner à entrer en institution ? Est-il enfin nécessaire de tout dire à la personne âgée, au risque de briser un équilibre psychique déjà mis à mal par les effets de la maladie ? Ces questions sont complexes, et seule une réponse contextualisée, singulière, peut leur être apportée.

Le manque de structure de l'entretien d'accueil

Bien que les domaines qui doivent être abordés soient relativement clairs pour les professionnels participant à l'entretien d'accueil, nous n'avons pourtant jamais établi une liste des séquences, privilégiant une certaine spontanéité dans un cadre relativement souple. Or les trois points développés précédemment montrent la nécessité d'une clarification. En nous fondant sur ce constat, étayé par les apports des familles, nous défendons l'idée d'une structuration de l'entretien d'accueil qui réponde aux impératifs suivants :

- veiller à ce que ce moment soit l'occasion d'un réel *positionnement* tant des membres de la famille que des professionnels ; ce sera de nature à favoriser la création d'un lien entre ces nouveaux partenaires et à rassurer le résident, qui constatera la part de souci que chacun prend dans son intégration institutionnelle ;

- fournir aux professionnels des outils pour *comprendre* la façon dont le choix du placement a été opéré, et faire connaissance avec ce nouveau résident ;
- laisser davantage de *place aux familles* pour ménager un espace suffisant à l'expression des émotions liées à ce placement ;
- dissocier ce qui est du domaine de la transmission d'*informations factuelles* et ce qui est du domaine des *émotions*.

Enseignements à tirer et canevas pour l'entretien d'accueil

Bien que nous situions notre propos dans le cadre de l'entretien d'accueil d'un résident en établissement d'hébergement pour personnes âgées et non dans un contexte de thérapie familiale, il nous a semblé utile de tenter d'établir quelques parallèles avec les travaux de C. Joubert. Sa démarche est focalisée sur l'entretien thérapeutique, la nôtre sur l'entretien d'accueil, mais il existe quelques similitudes propres à donner un cadre à notre projet. C. Joubert (2004) structure l'entretien préliminaire en thérapie familiale psychanalytique selon huit phases différentes :

- entretien d'identité : occasion de nommer les acteurs, de les reconnaître en leur permettant de s'individualiser ;
- exploration du symptôme : « Qu'est-ce qui vous amène ici ? »
- exploration de la gaieté et de la tristesse dans la famille : intérêt pour l'aspect « groupal » de la famille et pour ce qu'elle vit actuellement ;
- exploration de l'inquiétude et de l'angoisse dans la famille : « êtes-vous inquiets ? », « qui est inquiet ? » dans la famille ;
- exploration du sommeil et des rêves : intérêt pour la qualité du sommeil des membres de la famille, donc pour la capacité de récupération de ses membres, indicateurs d'éventuelles préoccupations majeures. Aborder la question des rêves permet au thérapeute de se positionner professionnellement ;
- exploration des naissances : recueil des informations sur la naissance de chaque membre du groupe familial ; c'est l'occasion de mesurer la place accordée à la venue au monde des enfants, à la disparition éventuelle d'enfants en bas âge ;
- questionnement sur les diverses maladies et opérations dans la famille : recueil des informations sur les événements relatifs à la santé de la famille apparus au cours des ans ;
- question sur la rencontre des parents : savoir comment les personnes (quand il s'agit de couples) se sont rencontrées peut fournir des

indications sur la chronologie des événements familiaux, mais aussi sur la trace laissée dans la mémoire familiale.

Selon C. Joubert, cet entretien permet à l'intervenant, le thérapeute, de comprendre comment fonctionne la famille, quels sont les mécanismes qui la régissent et le mode de relation entre les acteurs. Il permet l'entrée dans un processus thérapeutique de type psychanalytique.

Ce modèle n'est pas applicable comme tel à l'entretien d'accueil en institution, mais, moyennant quelques aménagements, cette structuration peut être pertinente.

Les similitudes entre les deux approches sont les suivantes :

- le besoin des acteurs familiaux d'être reconnus dans leur positionnement familial ;
- l'exploration du vécu personnel du nouveau résident ;
- l'exploration du vécu de la famille ;
- l'exploration de l'inquiétude dans la famille (liée à l'entrée du parent en institution) ;
- l'exploration des naissances : présentation de la fratrie (positionnement de la personne parmi ses frères et sœurs), des enfants, petits-enfants, arrière-petits-enfants ;
- l'exploration du symptôme que nous reprenons dans sa dimension médico-sociale (l'indication au placement).

En revanche, les éléments suivants ne se retrouvent pas dans l'entretien d'accueil – ils ne semblent pas y être appropriés :

- le questionnement sur les diverses maladies dans la famille ;
- l'exploration de la gaieté et de la tristesse dans la famille ;
- l'exploration du sommeil et des rêves.

Nous avons présenté précédemment les éléments qui comptent pour les familles lorsque l'on aborde la phase de l'entrée en institution ; ils peuvent être rassemblés en six thématiques, dont cinq sont mises en parallèle avec les séquences imaginées par C. Joubert. Le tableau 4-1 présente la correspondance entre ces séquences et les besoins ou nécessités évoqués par les familles. Les points 6, 7 et 8 renvoient plus spécifiquement à des séquences traditionnelles de l'entretien d'accueil.

La structure de l'entretien d'accueil que nous proposons se présente donc comme suit.

1. *La personnalisation de la relation*. Ce moment est l'occasion de présenter les membres de l'équipe qui participent à l'entretien, afin que la famille puisse situer de façon succincte les acteurs professionnels.

Tableau 4-1. Correspondance entre l'entretien thérapeutique d'après C. Joubert et l'entretien d'accueil en institution

Les éléments de la grille imaginée par Christiane Joubert…		…répondent aux besoins suivants exprimés par les familles
1	Entretien d'identité	Personnalisation de la relation
2	Exploration du symptôme	Préparation de l'entrée en institution
3	Exploration du vécu du résident	Rupture par rapport au domicile et au passé
4	Exploration de la configuration familiale	Création d'un lien entre famille et institution
5	Exploration de l'inquiétude dans la famille	Circonstances de l'entrée du résident
6		Présentation de l'institution
7		Approche des questions administratives
8		Discussion

Cette séquence permet aussi à chaque membre de la famille de se présenter, d'« être reconnu » pour reprendre les termes de Christiane Joubert.

2. *La préparation de l'entrée en institution*. Cette deuxième étape permet de comprendre le cheminement récent de la famille. Il s'agit de s'intéresser à ce qui a pu amener la famille à recourir à l'institution, en commençant par l'écoute du résident. Cela peut donner d'utiles renseignements sur les circonstances du choix de placement, sur les rôles joués par les acteurs, sur leurs éventuels désaccords et sur la compréhension qu'en a le nouveau résident (est-il au clair sur son nouveau lieu de vie ?).
3. *La rupture par rapport au domicile et au passé*. Cette séquence permet d'aborder la trajectoire du nouveau résident (il ne s'agit pas de l'histoire de vie proprement dite ; elle fera l'objet d'un entretien ultérieur, le jour où le résident se sentira suffisamment en confiance) : où est-il né, où a-t-il grandi, quelle fut son activité professionnelle ? Nous avons constaté que l'évocation de ces aspects revêt une acuité particulière au moment de l'entrée en institution et de la rupture qu'elle suppose. La rupture concerne non seulement le passé immédiat du nouveau résident, mais aussi plus largement ses anciennes activités professionnelles, ses loisirs, ses différents lieux de vie, etc. Le niveau de clarté des informations données par la personne constituera autant d'indicateurs sur son état mental et psychologique. Dans ce type

d'entretien, il est notamment possible de constater qui des enfants – quand il y en a – vient en aide à son parent lorsque celui-ci perd le fil de son discours, afin de compléter ou de répondre à sa place, etc. Tous ces aspects constituent autant d'informations sur le fonctionnement de la famille, sur sa communication, et peut-être aussi sur ses secrets et tabous. Aborder cette trajectoire est une occasion de satisfaire le besoin important de reconnaissance du nouveau résident. Ainsi, pour une femme de cette génération, évoquer l'éducation de ses enfants peut représenter un motif de fierté, alors que pour un homme, la valorisation d'un savoir-faire professionnel peut constituer un socle à sa reconnaissance dans son nouveau lieu de vie. Bien qu'il ne s'agisse pas encore à ce stade d'évoquer de façon détaillée l'histoire de vie du résident, cet échange constitue une bonne entrée en matière dont le but est de considérer cette personne dans son individualité.

4. *La création d'un lien entre famille et institution.* Ce moment de l'échange s'intéresse au vécu familial du résident : quelles ont été les principales étapes dans l'histoire de sa famille, s'il en a créé une. Sans aborder de front les questions douloureuses, ou celles qui peuvent susciter des émotions que la personne ne peut ou ne veut pas laisser émerger devant le groupe, il peut être possible de recueillir de précieuses informations sur d'éventuels décès, séparations, voire un veuvage. Cette séquence permet de comprendre comment se répartissent les rôles dans le cercle familial et qui sera désigné pour devenir le répondant vis-à-vis de l'institution. Par exemple, certaines familles ont déjà prévu au moment de l'entrée de leur parent en institution qui des enfant s'occupera des affaires administratives, des aspects liés aux vêtements ou encore de la dimension médicale de l'accompagnement du nouveau résident.
5. *Les circonstances de l'entrée du résident.* Sont abordés dans cette séquence un certain nombre d'aspects permettant de clarifier les circonstances familiales qui ont présidé à l'entrée du nouveau résident.
   - Comment la décision d'entrer dans l'institution a-t-elle été prise ?
   - Pourquoi le placement s'est-il fait maintenant ?
   - Depuis combien de temps y pensait-on ?
   - A-t-il été négocié en famille ?
   - S'il fut décidé en l'absence de la personne, comment lui a-t-il été annoncé ?
   - Cela a-t-il été difficile ?
   - Ces difficultés ont-elles été discutées en famille ?

- Si le résident vient de l'hôpital et non du domicile, il lui est demandé de raconter pourquoi il est entré à l'hôpital. Le résident donnera volontairement ou non des informations sur l'écart éventuel entre ses attentes de retour à domicile et la réalité qui fait qu'il a dû entrer en institution.
- Comment cette décision a-t-elle été vécue dans la famille ?
- « Comment vivez-vous cette nouvelle situation, Madame ou Monsieur (en s'adressant directement au résident) ? »
- Et vous, comment vivez-vous cette situation (en s'adressant directement à la famille) ?

6. *Présentation de l'institution.* Ce moment de l'entretien est celui de l'explication du fonctionnement de la maison en s'appuyant sur la brochure de présentation. L'animatrice brosse un panorama succinct du programme d'animation et rappelle quelques possibilités susceptibles de répondre au besoin de maintenir les liens familiaux, telle la possibilité de prendre un repas dans la salle à manger des visiteurs ou de participer à des activités. L'infirmière responsable de l'unité évoque les soins, la visite médicale, la prise de médicaments. Elle pose des questions sur la prise en charge médicale précédant le séjour.
7. *Approche des questions administratives.* Les aspects administratifs sont abordés par la comptable en commençant par la question suivante :
   - Comment vous organisez-vous pour les questions administratives ? Qui est le répondant financier ?

   Puis, elle explique :
   - la façon dont le prix de séjour est facturé ;
   - ce qu'il recouvre ;
   - la facturation des soins ;
   - les possibilités d'aides sociales.

   Ensuite, le directeur présente :
   - le contrat d'hébergement ;
   - le « carnet bleu » (carnet déposé sur la table de nuit du résident, à la disposition des visiteurs qui peuvent y noter leur passage, raconter une promenade au jardin, avertir les personnes visiteuses suivantes qu'un puzzle est entamé et qu'il pourrait être achevé, rappeler aux soignants qu'il manque un vêtement, etc.) ;
   - une lettre de changement d'adresse préparée à l'intention du résident en son nom, par laquelle il informe ses proches de son nouveau domicile et les invite à le visiter ou à le contacter ;

- le groupe de familles, en décrivant succinctement son objectif et en invitant la famille à la séance suivante.

8. *Discussion*. La parole est donnée au résident et à sa famille en leur proposant de poser leurs questions.

Autres éléments essentiels à la réussite de l'entretien d'accueil

En dehors de la structuration de l'entretien d'accueil en séquences bien définies, les conditions de sa réalisation méritent un soin particulier. Il s'agit d'un moment important susceptible de tisser des liens, les premiers, entre institution et famille.

- Cet autre entretien est organisé par la comptable qui prend contact téléphoniquement ou directement avec la personne signalée comme étant le répondant, afin de lui demander ses disponibilités et en veillant à lui proposer de convier les autres membres de la famille. Un avis interne sera ensuite distribué aux membres du personnel invités. La clarté des propos ainsi qu'une certaine convivialité sont requises pour cet échange.
- Celui-ci ne doit pas excéder une heure ; il convient de s'adapter à la fatigabilité du résident. Cette durée est annoncée en début de séance. La ponctualité dont font preuve les professionnels présents constitue une forme de respect pour leurs hôtes.
- On tente de mettre chacun à l'aise (espace, positionnement autour de la table) ; en ouverture, on propose notamment une boisson à la famille et au résident.
- La communication et la place autour de la table sont adaptées aux capacités du résident. Ainsi, on s'assure que le résident soit assis à côté de son conjoint ou de l'un de ses enfants, afin que ce dernier manifeste sa présence active au travers de son positionnement. Quant à l'animateur, il se place en face du résident afin de faciliter la compréhension.
- On prend un soin particulier à la qualité de la communication, notamment avec le nouveau résident, en veillant à le regarder et à s'adresser à lui directement, surtout sans utiliser la troisième personne.
- Enfin, l'observation des différents acteurs permet de renseigner les professionnels sur l'état relationnel du groupe familial : réactions des membres de la famille lorsque le résident s'exprime, et inversement ; silences et émotions exprimées.

D'autres éléments sont encore nécessaires pour que l'entretien soit réussi :

- veiller à ce que ce moment soit l'occasion d'un réel *positionnement* tant des membres de la famille que des professionnels ; c'est l'occasion d'ébaucher la construction d'un lien ; il sera de nature à rassurer le résident qui constatera la part de souci que chacun prend dans son intégration institutionnelle (*séquences 1 et 4*) ;
- fournir aux professionnels des outils pour *comprendre* la façon dont le choix du placement a été opéré, et faire connaissance avec ce nouveau résident (*séquences 2 et 3*) ;
- laisser davantage de *place aux familles* pour préserver un espace à l'expression des émotions (*séquences 5 et 8*) ;
- *dissocier* ce qui est du domaine de la *transmission d'informations factuelles* (les prestations et les aspects administratifs) et ce qui est du *domaine des émotions* (les *séquences 6 et 7* répondront à ce besoin ressenti par les familles de comprendre ce qu'est l'institution et ce qu'elle offre).

Après l'entretien d'accueil

L'entretien d'accueil, s'il remplit les conditions développées ici, assure une bonne ébauche de lien avec le résident et sa famille et facilite l'adaptation de ces derniers au milieu institutionnel. Mais ce n'est pas suffisant. Afin de donner suite à une proposition émanant du groupe de familles, nous avons décidé d'inviter chaque famille pour un nouvel entretien six mois après l'entrée du résident. L'objectif est de faire le point avec ce dernier et ses proches, d'évoquer les premiers mois de vie de cette personne dans l'établissement, de mesurer sa satisfaction et d'envisager ce qui pourrait être mis en place afin d'améliorer son séjour. Dans le cinquième mois suivant l'arrivée du résident, nous écrivons ainsi une lettre à sa famille, lui proposant un repas avec le personnel du service concerné, afin qu'elle puisse mieux se rendre compte du vécu de son parent dans ce nouveau lieu de vie.

Conclusion

L'entretien d'accueil constitue une possibilité d'ancrage du nouveau résident et de sa famille dans le dispositif institutionnel. Il est le lieu privilégié pour faire connaissance, pour aborder les difficultés de ce moment essentiel et difficile de l'entrée en institution, qui s'inscrit dans une longue trajectoire personnelle pour le résident et dans une rupture des habitudes tant individuelles que familiales. L'entretien d'accueil doit privilégier l'expression des interrogations et des appréhensions des familles.

Vu que les familles ont autant besoin d'être rassurées que de créer des liens, l'entretien d'accueil doit offrir aux professionnels l'occasion de présenter ce que l'institution est à même de proposer pour le bien-être du nouveau résident et de rendre le dispositif institutionnel plus perceptible aux familles. Cela ne consiste pas à vouloir « tout dire », ou informer de façon exhaustive, mais à donner aux familles quelques clés de compréhension ; par exemple, qui solliciter pour avoir des nouvelles (aspect sécuritaire), ou bien pour régler telle question administrative ou relevant de l'intendance ? Ce peut être aussi l'occasion de nommer les limites du travail institutionnel et les possibilités de dialogue lorsque les choses sont plus difficiles (dispositifs de plainte et de réclamation, groupe de familles, etc.).

Mais surtout, l'entretien d'accueil doit permettre à la famille d'être reconnue, entendue, respectée dans son cheminement et dans le choix qui l'a amenée à prendre la décision souvent difficile du placement. Cela se passera pour elle d'autant mieux si les professionnels sont réellement à l'écoute de l'état dans lequel elle se trouve, en respectant ses limites, son rythme et ses besoins. Les inévitables aspérités du séjour du résident s'en trouveront probablement adoucies.

RÉFÉRENCES

Donnio I. (2006), « L'Entrée en établissement d'hébergement pour personnes dépendantes », *Gérontologie et Société*, n° 112, p. 73-92.

Joubert C. (2000), « L'Ancêtre dément : un traumatisme dans la filiation », *Perspectives Psychiatriques*, n° 39, p. 104-110.

Joubert C. (2004), « Technique de l'entretien préliminaire en thérapie familiale psychanalytique », support de cours, DESS, Grenoble.

Léger J.-M., Clément J.-P. et Wertheimer J. (1999), *Psychiatrie du sujet âgé*, chapitre 35, p. 423-432.

Moriceau M. et Colombat P. (2001), « La Gestion des conflits avec les familles », *InfoKara*, n° 64, p. 5-9.

Myslinski M. (1994), « Entre personne âgée et famille : une histoire d'amour », *Gérontologie*, n° 89, p. 2-9.

Talpin J.-M., Ploton J. et Israël L. (2001), « Soutien psychologiques des familles et des soignants », in *Psychiatrie du sujet âgé*, Paris, Médecines–Sciences, Flammarion, p. 142-155.

5

Les petits riens qui font la différence et qui contribuent au bien-être du résident en établissement médico-social

Évelyne Singy

PRÉAMBULE. *Évelyne Singy est arrivée il y a quelques années dans un établissement médico-social (EMS) comme infirmière-chef de coordination, après une longue période dans une école de soins infirmiers, puis dans un poste à la direction infirmière d'un hôpital universitaire.*

Elle a découvert, dans le contexte de l'hébergement gériatrique et psychogériatrique, les spécificités d'un nouveau milieu de santé, en particulier la personne âgée hébergée en institution, la famille ou le proche (partie intégrante du contexte du résident), une équipe de soins où le personnel peu qualifié est largement majoritaire, le projet de vie ou l'objectif d'accompagnement.

Évelyne Singy a toujours valorisé la reconnaissance de l'individu comme un être unique, qu'il soit patient ou professionnel, sans négliger le fait que ni l'un ni l'autre ne sont seuls au monde. Elle aime trouver des solutions originales, adapter un programme de formation ou faire, voire faire faire, des exceptions permettant à une personne de ne pas subir une pratique traditionnelle ou standard mal adaptée à sa situation. En EMS, le défi reste le même : considérer la singularité de la personne et l'aider à trouver un équilibre entre la vie communautaire et ses besoins particuliers.

L'objet de ce chapitre est de montrer comment, en se donnant la permission d'élargir son regard, on peut respecter la différence qui fait la différence et contribuer par là à l'amélioration du bien-être du résident et de ses proches. Être collectivement attentif à la spécificité du résident ne découle pas en effet d'une simple volonté ; cela nécessite une véritable démarche, dont l'auteur rend compte et qu'elle illustre par des situations vécues ou observées dans l'institution.

Évolution du profil des personnes hébergées et changement de perspective de l'accompagnement

L'état de santé des personnes âgées hébergées dans l'établissement médico-social où je travaille en tant qu'infirmière-chef de coordination nécessite un cadre de soins qui ne peut plus être assuré chez elles, malgré le soutien de la famille, des voisins et de l'organisation des soins pour le maintien à domicile. Ces personnes âgées sont accueillies pour un hébergement de longue durée, pour un séjour court ou en Unité d'accueil temporaire (UAT).

Petit à petit, les nouveaux résidents font preuve de plus d'autodétermination, sont plus ouverts à la modernité ; ils arrivent équipés d'un téléphone portable et bientôt de leur ordinateur, ils connaissent parfois le droit des patients et surtout revendiquent de pouvoir prendre position, de répondre et d'être écoutés. Quant au proche, il peut être désigné par le résident comme personne de référence et/ou répondant financier et/ou répondant thérapeutique.

Toutefois, et à l'instar de la représentation qui peine aussi à se transformer pour le patient hospitalisé, le « bon » résident, pour les soignants, est un résident qui ne pose pas de questions, va seul aux toilettes, mange sans baver, fait ce qu'on lui dit, accepte l'aide offerte et, surtout, il est gratifiant. La « bonne » famille, toujours pour le soignant, est celle qui ne remet pas en question le choix des soins, est disponible quand on a besoin d'elle, fait le lien avec l'extérieur… et remercie !

Cette évolution du résident met les membres du personnel dans une situation où ils doivent s'adapter, alors que l'approche standardisée est plus rassurante. En outre, le risque d'abus de pouvoir et de maltraitance est réel si l'on veut faire entrer les résidents ou leurs proches dans un moule au lieu de tenir compte de la personnalité, des attentes et demandes ainsi que des ressources et handicaps de chacun d'eux. Ce danger de maltraitance est encore renforcé par les caractéristiques des professionnels du secteur des soins en particulier ; nous y reviendrons.

Jusqu'à son arrivée en institution, le résident a vécu de nombreux bouleversements tels qu'hospitalisation, chutes, mode de vie à la limite de la survie. Vivant souvent seul depuis plusieurs années ou dans un cercle restreint de personnes, il va encore devoir être confronté à de nouveaux lieux, de nouvelles (et nombreuses) personnes, de nouvelles habitudes.

À part quelques exceptions, le résident est accompagné, soutenu, par de la famille ou des proches. Ces personnes sont le lien, assurant la continuité et la sécurité pour le résident. La famille ou les proches sont bien souvent les enfants, parfois le conjoint ou partenaire, la nièce, une amie, un curateur impliqué. Ils représentent avant tout *la* personne qui a de l'importance pour le résident, une importance affective, dont la présence familière a un effet apaisant.

Il nous paraît important de reconnaître la difficulté de cette personne de « placer » son proche en institution, la difficulté de changer de rôle, de devenir celui ou celle qui décide pour l'autre. La famille se sent souvent coupable ne plus pouvoir assurer l'accompagnement. Ce ressenti est encore augmenté en situation psychogériatrique où le résident ne se rend pas bien compte de ses déficits. La famille peut être méfiante par rapport à notre capacité de professionnels de prendre la relève ou de comprendre les besoins de leur parent. Et elle a raison. La famille sait, car elle connaît son proche, elle l'a vu évoluer, petit à petit elle a pris en charge de nombreuses tâches et responsabilités. Proposer à la famille de travailler en partenariat permet d'assurer que nous souhaitons œuvrer en complémentarité et non nous substituer à elle. Il existe une répartition des tâches : la famille vient en visite, se préoccupe de l'état de santé, partage un repas, etc. Elle participe à la vie de l'institution si elle le souhaite et nous, nous prenons le relais pour les activités de la vie quotidienne. En outre, le proche est sollicité par les membres du personnel en fonction du rôle de référence qu'ils assument auprès du résident.

En arrivant dans ce milieu de travail, nous avons été surprise par le nombre de membres du personnel du secteur des soins ayant peu de qualifications professionnelles et par la confusion qui régnait entre les niveaux de compétences. Les résidents adressaient leurs demandes indifféremment à tous les membres du personnel. Les plus anciennes soignantes, pleines de bonne volonté certes, encadraient les nouvelles en perpétuant une approche standard des soins aux résidents. Faire autrement n'était possible que dans la mesure où les normes étaient respectées et que personne n'était dérangé dans sa routine !

À partir de ce constat, pas à pas avec l'infirmière-chef, nous avons :

- différencié, clarifié et expliqué le rôle spécifique ainsi que les responsabilités des infirmières, des aides-soignantes et des aides-infirmières (personnel auxiliaire ayant une formation minimale) ;
- reconnu les infirmières dans leur rôle d'encadrement ;
- retravaillé la démarche de soins infirmiers avec les infirmières ;

- encouragé les aides-soignantes à valoriser leur formation acquise en cours d'emploi ;
- incité les aides-infirmières à suivre quelques cours complémentaires sur la personne âgée, la démence, les soins en fin de vie ;
- formé quelques collaboratrices à l'accueil et à l'encadrement des nouveaux collègues.

Si nous demandons aux membres du personnel d'être attentifs aux demandes particulières des résidents et de leurs proches, nous devons leur en donner les moyens. Des formations internes se sont logiquement enchaînées, en fonction des besoins de sécurité et de l'évolution des attentes des résidents :

- en ergonomie, y compris la reconnaissance de la nécessité de prendre soin de soi pour le personnel ;
- en soins palliatifs, soins de fin de vie. Cette période de vie se présente toujours différemment et la capacité de faire une offre adéquate dépend de l'étendue des choix dont on dispose ;
- dans le domaine de la communication, afin de faciliter l'écoute, le dialogue, la reconnaissance de la place de l'autre – collègue, résident ou famille ;
- en éthique, pour préciser ce que l'on peut dire, répéter, faire : respecter le secret de fonction et la confidentialité ; dire la bonne chose, au bon moment, de la bonne manière ou se taire.

Ces formations ont été initiées pour les soignants et elles ont rapidement été ouvertes aux autres équipes, sur demande des membres du personnel et des responsables de secteur.

Le secteur animation, lui, est très important dans notre institution. Les animatrices planifient des activités collectives et individuelles, facilitent le lien entre les résidents, accueillent les familles, organisent des repas en petits groupes, prennent les rendez-vous chez le coiffeur. Elles apportent une dimension de vie indéniable avec des concerts, des sorties, des vacances, etc. Mais quel est le moteur qui leur fait proposer une activité plutôt qu'une autre ? Y a-t-il un ou des objectifs qui permettent une unité d'action entre les différents secteurs ?

Introduction d'un nouvel outil : l'Objectif annuel d'accompagnement

L'Objectif annuel d'accompagnement est une démarche complexe dans la mesure où l'objectif doit être assez précis et spécifique au résident pour que ce soit un guide pertinent pour chaque secteur ; assez général aussi, pour qu'il puisse être atteint quelle que soit l'évolution de l'état de santé, du degré d'autonomie ou de dépendance du résident.

Nous n'avons pas retenu la dénomination de Projet de vie prônée par la littérature professionnelle, car nous trouvions les deux termes de cette appellation inadéquats dans notre contexte. Nous considérons comme une fausse promesse de laisser croire à chaque résident qu'il a une ultime chance de réaliser, en institution, le projet de sa vie. Typiquement, faire un vol en hélicoptère ou visiter Paris est disproportionné pour un établissement dont les ressources en personnel et en finances sont limitées. En outre, lorsqu'on demande à un résident s'il a un projet particulier à réaliser maintenant, sa réponse est en général qu'il vit au jour le jour, qu'il souhaite garder un lien avec sa famille, qu'il aime bien aller boire son café ou faire une promenade quotidienne.

L'étape suivante a été d'éliminer le mot « projet » pour adopter le principe d'Objectif annuel d'accompagnement : « objectif » pour l'aspect dynamique auquel chacun peut se rallier ; « annuel » pour nous obliger à contrôler sa validité au moins une fois par an ; « accompagnement » car cela correspond bien à l'intention de notre mode de prise en charge.

L'Objectif annuel d'accompagnement est proposé par les soins et l'animation lors du colloque intersecteur hebdomadaire. Chacun des responsables propose, le cas échéant, un complément d'information pour améliorer la connaissance du résident et annonce quelle sera la contribution particulière de son secteur à l'atteinte de l'objectif. Un formulaire ad hoc est ensuite mis à disposition de chaque secteur ; il comporte les ressources, les handicaps et les souhaits du résident, puis l'objectif. Il décrit les interventions (actions et/ou comportements) et les intervenants, et retrace l'évaluation périodique de l'objectif. La validation systématique de l'objectif par le résident et/ou son proche est prévue, mais pas encore réalisée.

Les objectifs spécifiques concernant l'état de santé, les activités de la vie quotidienne ou l'accompagnement en fin de vie découlent de l'Objectif annuel d'accompagnement ou lui sont complémentaires.

Voici deux exemples de notre démarche.

Pour une résidente, l'objectif est de « garder le contact avec la nature ». Il implique :

- dans un premier temps, de l'encourager à une promenade régulière à l'extérieur, de lui accorder une priorité lors de sorties au bord du lac

ou pour une exposition végétale, et de la complimenter sur ses fleurs et plantes ;
- puis, en fonction de l'évolution de son état et de la diminution de son indépendance, de l'aider à prendre soin de ses plantes, d'organiser de courtes promenades accompagnées ou en chaise roulante dans le jardin, avec arrêt devant les floraisons saisonnières ;
- et plus tard, de prendre un soin particulier de ses plantes, de s'assurer qu'elle ait toujours des fleurs à portée de vue.

Pour une autre résidente, l'objectif est de « garder une bonne estime d'elle-même ». Il s'agit :

- de lui éviter les situations d'échec ;
- de l'encourager, de reconnaître ses efforts ;
- de ne pas dramatiser les traces de son incontinence.

En marge de l'Objectif annuel d'accompagnement, d'autres mesures ont été introduites dans l'institution pour améliorer la qualité de vie des résidents : la réalisation d'une biographie ou histoire de vie, et l'appropriation d'un espace privé.

Deux mesures complémentaires : l'histoire de vie et la facilitation de l'appropriation d'un espace privé

Histoire de vie

L'histoire de vie constitue une autre manière de connaître le résident. Les données biographiques font partie intégrante du dossier du résident, accompagnées d'un arbre généalogique simple situant les proches. En outre, chaque parution du journal d'institution contient la présentation d'un résident, accompagnée de photos le montrant dans une phase de vie active ; par exemple, le jour de son mariage, en famille, dans une activité sportive. L'évocation de ces souvenirs révèle le résident sous un autre angle et met en valeur des aspects de son parcours individuel.

Encouragés à mieux connaître les résidents, les membres du personnel nouent plus fréquemment des relations privilégiées. Ces liens sont reconnus sur le plan institutionnel et constituent une opportunité pour les résidents dans la mesure où ils sont identifiés, restent à un niveau professionnel et ne provoquent pas l'exclusion d'autres résidents.

Facilitation de l'appropriation d'un espace privé

Actif dans l'approche pluridisciplinaire, le service technique contribue aussi directement au confort du résident : il propose l'installation des meubles et le branchement du téléphone dans les meilleurs délais. Des rails sont fixés aux parois de toutes les chambres permettant la pose de tableaux en nombre illimité. De telles mesures, toutes prosaïques qu'elles apparaissent, contribuent, avec d'autres, à la facilitation de l'appropriation d'un espace privé (cf. aussi supra chapitre 2).

Concrétisation de la démarche par le récit de situations. Les petits riens, des petits plus

Après avoir parcouru quelques éléments de la démarche introduite dans l'institution et quelques-unes de ses conséquences dans l'évolution de l'accompagnement, nous souhaitons faire part de quelques situations de la pratique quotidienne ; elles font écho aux témoignages de résidents commentés et analysés dans d'autres chapitres de cet ouvrage.

Les exemples qui suivent, hétéroclites en apparence, portent sur des actions dont le but est de reconnaître au résident ce qu'il a d'unique, ses besoins, ses ressources, sa manière d'exister dans un établissement d'accueil pour personnes âgées. Les proches y sont aussi très présents.

Les situations relatées sont introduites par des questions (en caractères italiques) suscitées par des affirmations traditionnelles (précédées d'une puce) dans le milieu des soins.

• « Il faut préserver au maximum l'autonomie des résidents » –
Et si maintenir un rôle au conjoint et un lien entre lui et le résident était tout aussi importants que la préservation de l'autonomie ?

Un résident, à un stade avancé de sa maladie d'Alzheimer, ne parle plus ; il manifeste son accord ou désaccord par des grognements que chacun a appris à décoder. Il se déplace seul, a besoin d'aide pour effectuer une partie de sa toilette. Il mange assez proprement tout seul. Sa conjointe, qui a assumé l'évolution de la maladie pendant plusieurs années, vient très régulièrement le voir. Au début, ils allaient faire un tour en voiture et prendre un thé à l'extérieur. Il revenait toujours heureux de ces sorties. Puis, comme il devenait difficile de gérer sa désorientation, ils ne sont plus sortis et les soignants ont réalisé que la femme donnait la « becquée » à son mari :

Mais Madame, il sait manger tout seul, il est important qu'il ne perde pas cet acquis.

Par chance, une soignante a entendu le « mmmm » du résident à chaque cuillérée et observé son air ravi. Dès ce moment, chacun a pris plaisir à le voir si heureux de recevoir ainsi son goûter et cela ne l'a pas empêché de continuer à manger seul aux autres repas. Quant à sa conjointe, elle pouvait continuer à prendre soin de lui.

• « Vous êtes là pour vous reposer » – *Et si nous donnions aux résidents la possibilité d'un échange réciproque ?*

Des résidents mettent à profit leurs ressources afin de diminuer le déséquilibre « donneur–receveur » qui est une réalité difficile à vivre en institution. Ils cherchent ainsi à se démarquer des personnes dépendantes, ce qui peut les rassurer sur leur propre autonomie. Donner, rendre représente une volonté exprimée par beaucoup de nouveaux résidents, en particulier ceux qui ont fait le libre choix d'être là et qui sont encore alertes. Or, ils se confrontent à deux difficultés : l'une liée à une résistance des soignants à recevoir, l'autre de type organisationnel. Le résident arrive dans une structure organisée où chacun occupe une place.

Arrivée en chaise roulante, une résidente est rapidement redevenue indépendante et autonome dans le milieu sécuritaire que représente pour elle l'établissement médico-social.

J'ai besoin de m'occuper, sinon j'ai trop de temps pour réfléchir et cela ne va pas.

Elle est contente de pouvoir rendre service. Elle s'active rapidement, un peu en solitaire, met la table de midi et du petit déjeuner, plie du linge pour l'intendance, s'occupe des soins quotidiens de la volière, désherbe un coin de jardin. Elle reçoit volontiers les remerciements et l'admiration de membres du personnel, voire des résidents et visiteurs, devant les fleurs si bien soignées. Chaque extra – comme l'aide pour débarrasser la table s'il manque du personnel, ou les noix ramassées en automne – est célébré spécifiquement. Un nouvel arrivé dans l'institution parle de l'employée ou de la bénévole plus âgée qui…, avant de découvrir qu'il s'agit d'une résidente. Un contrat a été établi avec elle, afin qu'elle ne s'épuise pas et se situe dans son rôle de résidente. Elle accepte aussi par là que certaines tâches qu'elle pourrait faire soient accomplies par des professionnels.

Une résidente en psychogériatrie est moins angoissée depuis qu'elle s'est intégrée à l'institution et qu'elle accepte que l'on prenne soin d'elle. À son tour, elle prend soin de sa voisine, lui prépare ses vêtements, la sert à table, pousse sa chaise roulante. Elle accepte néanmoins les limites que nous lui posons.

J'ai toujours travaillé dans ma vie et je souhaite toujours être utile.

Dans la matinée, les légumes sont épluchés en groupe. Chacun y va de sa recette culinaire, évoque les cultures de légumes, le si beau jardin qu'il entretenait. Des hommes qui n'ont jamais eu l'occasion de faire la cuisine à la maison ont aussi le couteau à la main. Cette occupation est une bonne façon d'apprivoiser la vie collective. D'autres résidents adhèrent aux activités manuelles (décoration saisonnière, biscuits de Noël, etc.), participant ainsi volontiers à la vie collective de l'institution. Certains se découvrent des talents cachés en teinture d'œufs de Pâques ou en peinture sur soie.

• « Nous sommes là pour vous aider » – *Et si c'était une personne proche qui avait du plaisir à le faire ? – Et si nous laissions, donnions un rôle au proche ?*

Les familles manifestent souvent leur lassitude à trouver des sujets de discussion avec la personne âgée, n'ont pas envie de répéter toujours la même chose, ne savent comment réagir devant certains commentaires en public du résident et, finalement, par mesure de confort, elles peuvent espacer leurs visites.

Nous pouvons demander aux familles/proches quels sont les gestes, soins, attentions, ou compétences particulières, développés à domicile ou liés à l'évolution du résident, et qu'ils souhaiteraient réaliser dans l'établissement.

Une fille de résidente, dont la mère a toujours eu grand soin de son apparence, lui fait régulièrement une manucure soignée.

Une petite-fille vient coiffer sa grand-mère chaque semaine. En plus, elle amène avec elle son jeune fils, ce qui ravit plusieurs résidentes.

Un fils s'arrangeait pour venir voir sa mère aux heures de repas.

Il y a ainsi au moins un sujet de conversation avec ma mère et j'ai l'impression de faire quelque chose d'utile.

Il la cherchait dans sa chambre, l'aidait à se préparer, la conduisait au petit restaurant attenant, lui coupait sa viande. Après le café, il la reconduisait dans sa chambre et l'installait pour la sieste. Il annonçait toujours au dernier moment sa venue, ce qui engendrait un grognement des soignantes jusqu'à ce qu'elles comprennent qu'ainsi la mère et le fils pouvaient se rencontrer.

Une épouse vient tous les midis aider son mari à prendre son repas.

La sœur d'une résidente atteinte de maladie d'Alzheimer vient toutes les semaines chanter, pour sa sœur, avec tous les résidents et les nombreuses visites qui choisissent de venir à ce moment-là pour renforcer le chœur. Cela lui permet de venir avec une mission constructive et de partager.

Et quelle fierté lorsque la famille apporte des légumes, des fruits ou des gerbes de fleurs de son jardin ou du domaine... Et quelle reconnaissance dans le regard du résident de savoir que son œuvre se perpétue...

• « Il dérange tout le monde » – *Et si nous connaissions un peu l'histoire de la personne, en particulier sa profession antérieure ? Peut-être que...*

« Il veut toujours aller serrer la main des autres résidents » : c'est un acte élémentaire pour cet ancien pasteur qui a assuré son ministère pendant plus de quarante années. Soit on lui demande de ne pas importuner les autres personnes, soit on reconnaît sa profession. Nous le présentons comme tel aux personnes qu'il rencontre et chacun se plie volontiers à ce rite : *« Mais tu sais, c'est le pasteur, alors c'est normal. »*

« Elle [la résidente] me demande tous les matins comment je vais [soignante] et elle attend une réponse. » Donner–recevoir–rendre : encourageons les membres du personnel à recevoir et à rendre.

Une résidente va faire de l'ordre dans les armoires du corridor, et parfois même dans celles des chambres : comportement encombrant certes, mais assez normal quand on sait qu'elle a géré les vestiaires d'un club de football une carrière entière.

Un ancien jardinier se précipite dans la cour quand il voit le concierge le balai à la main. Cela prend à peine plus de temps de ramasser les feuilles à deux.

• « Une maison de retraite n'est pas un lieu pour les jeunes enfants » – *Et si nous facilitions les liens entre les générations ?*

Rendre visite à un parent ou un grand-parent en établissement d'hébergement, de surcroît en psychogériatrie, n'est pas aisé pour les jeunes enfants qui ne comprennent pas les effets de la maladie et de l'âge sur la communication avec leur grand- ou arrière-grand-parent.

L'accueil des plus petits a été pensé afin qu'ils se sentent intégrés et ne s'ennuient pas. Sont à disposition sur une étagère du local d'animation, et à faible hauteur : lectures enfantines, puzzles, jeux de construction, crayons de couleur, albums à colorier, petites voitures, poupées. Le but est doublement atteint : les jeunes peuvent se distraire, et ce matériel est devenu un outil de relation et de communication avec les petits-enfants ou arrière-petits-enfants. Il donne la possibilité aux résidents concernés de jouer leur rôle de grands-parents, et les autres résidents bénéficient aussi de cette animation spontanée et rafraîchissante.

• « Un couple c'est comme deux résidents » – « Un couple c'est compliqué » – « Si on met les lits côte à côte, on ne peut plus passer » – « Elle (il) regarde tout ce que je fais et fait des critiques » –
Et si l'on reconnaissait qu'il y en a toujours un qui est le proche de l'autre ? – Et si on travaillait en partenariat ?

L'accueil de couple est un problème particulier. Il s'agit de l'arrivée de deux personnes, dont, en général, l'une des deux a besoin d'être en institution, et le conjoint l'accompagne parce qu'il ne peut rester seul à domicile. L'adhésion à l'hébergement peut en être renforcée ou au contraire mettre le conjoint en opposition. La situation est intéressante, car le rôle du soignant est mis en cause alternativement par l'un ou par l'autre, selon qu'il est dans le statut de résident ou de proche de résident. Cette situation déstabilise fortement les soignants, qui doivent apprendre à repérer les interactions dans le couple pour adapter leur rôle. En effet, le proche sait tout, ou presque, des besoins, ressources et handicaps de son conjoint. Les compromis entre ce qui se faisait à domicile et l'accompagnement offert dans l'institution peuvent être sources de malentendus. Quelles pistes peut-on tenter avec ces proches particuliers ?

- Accepter de mettre les lits côte à côte si c'est leur demande. *« On essaie cette nuit et si demain on voit que c'est trop compliqué pour les soins, nous en rediscuterons. »* Lorsque les lits sont éloignés, que le rideau intermédiaire est tiré, l'angoisse est grande de ne pas voir ce qui se passe lorsque l'autre gémit, vomit ou semble ne plus respirer.
- Partager les soins, laisser un rôle d'aidant au conjoint s'il le souhaite.
- S'ils allaient ensemble à la consultation médicale, le proche du résident assiste aussi à la visite médicale du conjoint.
- Ménager des moments de repos, de répit, au proche du résident. Lui permettre de sortir de l'institution parce que, en son absence, nous

pouvons répondre à l'appel de son conjoint. Prévoir des moments où chacun peut s'exprimer hors du regard de l'autre.

• « Tout le monde lui a dit au revoir, elle peut partir » –
Et si on reconnaissait le besoin de savoir son conjoint en sécurité ?

Un couple, qui charme par l'amour que les conjoints se manifestent, vient en UAT et nous intervenons régulièrement auprès de l'un ou de l'autre en fonction de son problème de santé. Cet été, l'état de santé de la femme se dégrade au point qu'elle doit être accueillie dans l'établissement ; elle en est très affligée et reproche à son conjoint de l'abandonner. Son état de santé s'aggrave et elle entre dans une période de fin de vie qui dure. Visiblement, elle n'arrive pas à « décrocher », les membres de sa famille et toutes les personnes importantes pour elle sont venues lui dire au revoir, son conjoint est prêt aussi. Un jeudi, son mari tombe à plusieurs reprises à son domicile ; il est nécessaire d'organiser un hébergement pour lui. L'infirmière-chef s'organise devant cette urgence et trouve un lit ; il entre le soir. La femme, semi-comateuse, est informée que son mari est en sécurité, sous le même toit qu'elle. Elle décède dans la nuit… et lui deux jours plus tard.

• « Si vous vous cassez le col du fémur, je serai responsable » –
La sécurité ou la liberté d'être coquette ?

Nous proposons aux résidents qui chutent de porter des coques protégeant des fractures du col du fémur. Ces petites plaques en polyester se glissent de chaque côté d'une culotte spéciale, au niveau des hanches, ce qui déforme bien sûr la silhouette.

Une soignante rejoint une résidente qui se prépare pour la fête de Noël, et elle la trouve en train d'enlever sa culotte coques.

N'enlevez pas votre culotte coques !

Cela fait trop large et je ne peux pas mettre ma robe.

Mais le risque de chute…

Donnez-moi un papier et un stylo je vais vous faire une décharge.

Et elle écrit : « si je tombe et me blesse, c'est de ma responsabilité. » La coquette a passé une belle soirée, sous l'œil un peu plus attentif des soignants lors de ses déplacements.

• « Un chat sur le lit, ce n'est pas hygiénique »

Roméo est un beau gros chat qui sait quand les résidents l'apprécient (et qui sait aussi quand un résident ne va pas bien, mais cela on ne le dit à personne) ; il s'installe sur le lit, tout contre le résident :

> *Madame cela ne vous gêne pas que le chat soit là, sur le lit de votre mari ? Voulez-vous qu'on le chasse ? »*
>
> *Non au contraire, il a toujours aimé les chats, nous en avions à la maison.*

D'une main elle tient celle de son mari et de l'autre elle caresse le chat... C'est un chat qui sait aussi offrir un lien entre « maintenant » et « avant ».

• « Il doit, comme tout le monde, être à l'heure au repas » – *Que faire de la liberté de dire non, de ne pas se plier aux règles institutionnelles, voire de se négliger ?*

Ancien professeur universitaire, un résident est là parce qu'il n'a plus la capacité mnésique et physique de rester à son domicile. Cet hébergement est contraire à tout ce qu'il avait imaginé pour sa vieillesse. L'apprentissage de la vie communautaire ne l'intéresse absolument pas. Il refuse souvent de se lever le matin, de se laver, de changer de vêtements, de communiquer avec d'autres résidents. L'opposition qui a le plus d'effet sur le personnel est celle de ne pas se présenter à l'heure aux repas, ce qui bouscule le service. Il est capable de se contenter d'une soupe qu'on lui monte à l'étage.

Lors de la fête de Noël, il n'a pas souhaité participer à la cérémonie et au buffet qui suivait ; néanmoins, il a beaucoup apprécié que l'infirmière lui apporte une assiette de mets choisis pour lui, puis une deuxième, dans sa chambre.

Certaines collaboratrices se heurtent à ses refus, d'autres réussissent à négocier avec lui ; elles tiennent compte de ses douleurs physiques, lui apportent son petit-déjeuner au lit et décident avec lui du moment de la toilette et des soins. Elles respectent le fait qu'il a besoin d'être considéré. Elles respectent son besoin de solitude et le fait que c'est lui qui choisit quand et comment il a envie de voir du monde. Ce n'est pas un traitement de luxe, car chacun en ressort satisfait et cela ne prend pas plus de temps que de tergiverser pour un résultat décevant.

Quant à ses envies de distraction (selon la fiche des animatrices) et d'occupation pour la journée, il aime aller boire un café, lire son quotidien et rester inactif. Il s'assied en général sur le lieu de passage, face à l'ascenseur et se fait, nous fait, le grand plaisir de saluer toutes les personnes qui croisent son regard.

Dans ce chapitre, nous avons évoqué davantage les soignants que les autres corps professionnels, internes ou externes à l'établissement, tout aussi importants pour la qualité de vie en institution d'hébergement : employées de maison, équipe de cuisine, animation, secrétariat, service technique, bénévoles, hommes d'Église, médecins. Chacun, dans son domaine ou de manière intersectorielle, contribue au confort, à la sécurité et au bien-être des résidents et de leurs proches.

Conclusion

Chaque membre du personnel, lui aussi, est unique ; mais il n'est pas seul travailleur dans l'institution. Le dialogue entre les professionnels, tous secteurs confondus, est indispensable pour assurer une cohérence bénéfique au résident. Nous sollicitons de leur part un effort constant lorsque nous leur demandons de reconnaître l'autre dans ce qu'il a de spécifique, et d'en tenir compte dans leur accompagnement. La plus grande récompense à partager est de voir le résident et sa famille à l'aise et satisfaits.

Un grand merci à toutes les personnes qui, sans le savoir, ont contribué au contenu de ce chapitre. Par leur réflexion, leur approche de la personne âgée et de ses proches, elles démontrent qu'il est possible, à moindre coût, de sortir gagnant de la plupart des situations.

6

Bien-être et communication : trouver ses mots en conversation

Brigitte Zellner Keller

Introduction

Selon la vision « centrée » de l'individu, développée en psychologie cognitive et brièvement présentée ci-après, toute personne âgée vivant en établissement d'hébergement n'est pas seulement une personne en perte d'autonomie. Cette personne a aussi conservé des ressources plus ou moins efficientes, en particulier de communication, qui lui ont permis de maintenir un certain état de bien-être.

Autour du concept de bien-être

La recherche du bonheur a de tout temps fait l'objet d'une abondante production littéraire et philosophique (pour ne citer que quelques auteurs : Alain, Aristote, Pascal, Ricard, Schopenhauer, Sénèque, Teilhard de Chardin, Voltaire). Cette quête se retrouve également au plan politique, comme dans la Déclaration des droits de l'homme de 1789, qui posait comme but final le « bonheur de tous ». Aujourd'hui, cet idéal sociétal a évolué en une quasi-revendication au droit de chacun à être heureux. Cette idée, actuellement très prégnante aussi en sciences humaines, pourrait sembler triviale et s'inscrire dans la répétition d'une vieille quête existentielle par ailleurs fort rentable. Elle signale aussi et surtout un changement majeur en sciences humaines.

Au XXe siècle, les modèles en psychologie se sont concentrés essentiellement sur les aspects négatifs ou dysfonctionnels de la psychologie humaine. Analyser uniquement les dysfonctions humaines, dans ce qu'elles ont de plus aberrant, extrême et destructeur, revient en quelque sorte à ne regarder (que) l'arbre qui cache la forêt. Dans la figure 6-1, cette vision des extrêmes signifie que l'attention principale du psychologue se concentre aux extrêmes droite et gauche de la courbe.

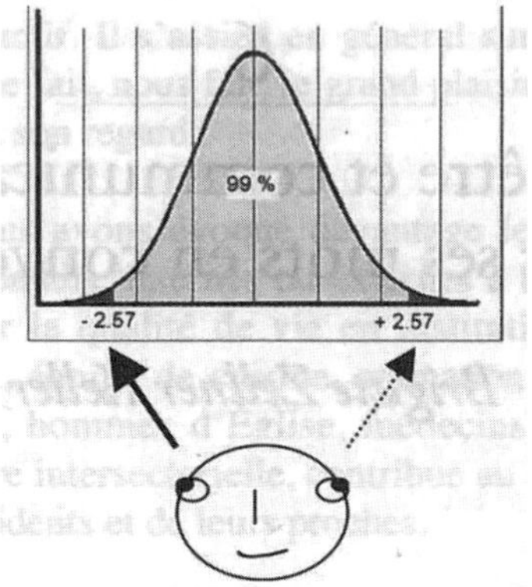

Figure 6-1. En psychologie, la plupart des observations suivent une distribution normale. Les extrêmes sous la courbe correspondent aux cas « non normaux » qui ont fait l'objet d'un grand nombre d'études, surtout la zone extrême gauche.

Dans ce paradigme, « l'individu moyen[1] » représente une entité abstraite dont on ne sait presque rien. Pourtant, les scientifiques considèrent que la majorité des êtres humains lui ressemble. Ce constat de vision biaisée s'applique dans un grand nombre de sciences humaines et amène à toute une série de représentations erronées ou non vérifiées. Par exemple, dans mon domaine de recherches qu'est le vieillissement de la communication parlée, beaucoup de mes collègues ont documenté en détail les pathologies fréquentes du langage liées au grand âge (exemples : aphasies, maladie d'Alzheimer). En revanche, peu de travaux portent sur la communication parlée chez les personnes âgées en bonne santé, comme si le processus du vieillissement du système de la communication parlée (aux niveaux physiologique, cognitif, affectif et social) était bien connu et se déroulait à l'identique et au même rythme chez tous les individus « normaux ». En psychologie aussi, peu de travaux s'intéressent à cette majorité d'individus « normaux ». En particulier, comme pointé initialement par Seligman, on ne sait pas comment les individus « normaux » utilisent leurs forces et leurs qualités pour s'épanouir dans la vie (Gable et Haidt, 2005).

S'intéresser au sujet « moyen » constitue en ce sens un tournant dans l'histoire des sciences humaines. Remarquons que cette vision « plus centrée » des psychologues (figure 6-2) est éthiquement plus acceptable

1. Nous ne discuterons pas ici de l'interprétation psychologique des termes statistiques de « normalité » et d'individu « moyen ».

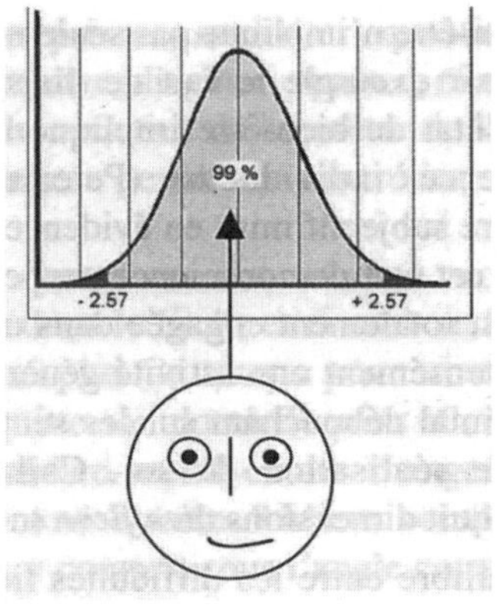

Figure 6-2. En psychologie positive, on s'intéresse aussi aux cas « normaux ».

puisqu'elle valide le fait qu'entre les extrêmes que représentent la grande souffrance psychologique et le grand bonheur, il existe des états intermédiaires de souffrances et mal-êtres désormais reconnus, ces états intermédiaires affectant un grand nombre de personnes.

De plus en plus de psychologues se sont donc orientés vers la recherche de modèles scientifiques de *prévention* des dysfonctions et maladies mentales (Seligman et Csikszentmihalyi, 2000), constituant le courant de la psychologie positive[1]. Pour ce faire, les travaux de ces psychologues vont se concentrer sur la caractérisation de l'état de bien-être et l'identification des ressources cognitives, émotionnelles et comportementales activées pour atteindre, entretenir et augmenter ces états de bien-être :

> La psychologie positive doit à l'avenir comprendre les facteurs qui contribuent à reprendre des forces, délimiter les contextes favorables à la résilience, vérifier le rôle des expériences positives et tracer la fonction des relations positives avec les autres. La psychologie positive doit comprendre comment tous ces facteurs contribuent à la santé physique, au sentiment subjectif de bien-être, au bon fonctionnement des groupes et à l'épanouissement des institutions. Ultimement, la psychologie positive doit développer des interventions effectives pour augmenter et maintenir ces processus. (traduit de Gable and Haidt, 2005, p. 108)

Ainsi, plus qu'une vieille aspiration existentielle médiatisée, l'espoir et la quête du bonheur pour tous s'appuient sur un solide processus d'évolution des connaissances et des modèles en sciences humaines.

---

1. Cf. http://www.ppc.sas.upenn.edu/

Vivre en état de bien-être n'implique pas seulement des éléments extérieurs objectivables, par exemple le fait de disposer de nourriture en quantité suffisante. L'état de bien-être implique aussi un ensemble de perceptions et expériences individuelles (Peterson et al., 2005). Une composante du bien-être subjectif mise en évidence par Csikszentmihalyi (1990) est le *« flow »*, cet état de conscience particulier éprouvé par une personne lorsqu'elle est totalement engagée dans une activité. Le fait de vivre pleinement et intensément une activité génère un état de fonctionnement psychique optimal débouchant sur les sentiments d'épanouissement personnel et de réalisation de soi. Csikszentmihalyi (1990) caractérise cet état par huit dimensions du *« flow »* :

- sentiment d'un équilibre entre les difficultés liées à la situation – le défi – et ses habiletés personnelles ;
- concentration (fusion entre les actions et la conscience) ;
- but évident de l'activité ;
- sentiment que tout se déroule bien grâce à une rétroaction immédiate de l'activité en cours ;
- sentiment d'un engagement attentionnel, faisant disparaître toute distraction ;
- sentiment de contrôle ;
- disparition de la préoccupation de soi quand on s'immerge complètement dans son activité ;
- oubli de la conscience du temps qui passe.

De la parole comme source de bien-être

Les huit dimensions du *flow* sont présentes dans la communication parlée quand tout va bien. Pouvoir dire ce que l'on a à dire (dimension 1), en toute authenticité (dimension 2), pour réaliser son but de communication (dimension 3) et s'adapter en fonction de ce que l'on perçoit – son interlocuteur, ses propres émotions, etc. (dimension 4) – ; ne pas perdre son fil (dimension 5) et éprouver qu'on contrôle bien son système de production de parole (dimension 6) ; s'absorber dans ces échanges au point de s'oublier et d'oublier le temps qui passe (dimensions 7 et 8).

Converser est à cet égard une source de plaisir, car cela permet à l'individu d'exprimer ses besoins et désirs de réalisation de soi. C'est aussi un défi plus ou moins important selon les circonstances. Le besoin de communiquer est reconnu par les psychologues comme un des besoins fondamentaux ressenti par tout être humain (Maslow, 1943 ; Henderson,

1960). Parler, dire, exprimer, souhaiter, questionner, réfuter, refuser, écouter, échanger, discuter, disputer, apaiser, réconforter, autant d'actes se trouvant au cœur du maintien du bien-être de la personne. Trouver ses mots quand on en a besoin permet de concrétiser ce besoin de communiquer.

Que se passe-t-il quand on commence à moins bien entendre une conversation, surtout dans le bruit, et donc à se fatiguer plus vite et potentiellement à mettre plus de temps pour trouver ses mots ? Que se passe-t-il lorsqu'on quitte son domicile pour aller vivre dans une institution d'hébergement médico-social, où des changements de comportement de communication sont nécessaires ? Mieux comprendre le vieillissement du système de parole, y compris sous l'angle conversationnel, nous paraît utile tant pour la recherche fondamentale que pour l'amélioration de la qualité de nos interactions avec les personnes âgées. Le présent chapitre s'inscrit dans cette perspective en traitant certains aspects de la communication orale chez la personne âgée. Chercher ses mots fait partie de l'activité normale de tout locuteur. Avec l'avancée en âge, le manque de mot se produit plus souvent et peut devenir une source d'inquiétude, c'est-à-dire être l'occasion de ne plus se mettre en état de *flow*. Quelles sont les stratégies activées pour faire face au manque de mot ? Les réactions de l'entourage, et en particulier du personnel en institution, permettent-elles de restituer à la personne âgée sa pleine place de locuteur ?

Problématique générale

Selon Ska et al. (1991), l'évolution du comportement communicatif au cours du temps est affectée à la fois par les modifications de l'environnement et les changements cognitifs et physiques. Le vieillissement étant souvent marqué par un ralentissement cognitif et gestuel et des problèmes de mémoire (Craik et Salthouse, 1992), il est intéressant de questionner comment le système de parole vieillit d'un point de vue psycholinguistique, et plus spécifiquement comment les difficultés de mémoire et d'attention sont ou non compensées en situation conversationnelle.

Les connaissances actuelles sur les performances verbales des personnes âgées sont le plus souvent inférées à partir d'études comparatives entre personnes âgées démentes et non démentes. Or, l'inférence de ces connaissances sur le « vieillissement normal » du système de parole implique deux postulats discutés ci-après : on suppose d'une part que le vieillissement affecte au même rythme et de la même façon tous les individus, et d'autre part que les ressources neurales utiles pour le traitement de la parole sont assez stables au cours du temps.

La population âgée est hétérogène

Le concept même de personne âgée est flou dans la littérature puisque, selon les études sur le langage et la parole, une personne peut être considérée comme âgée dès l'âge de 53 ans et plus. L'hypothèse de base implicite dans beaucoup de ces travaux est que la population des locuteurs âgés est une population homogène du point de vue de son comportement verbal. Entre 50 et 99 ans, voire plus, les ressources et performances langagières des locuteurs sont souvent supposées similaires entre sujets droitiers de même niveau d'éducation et de même origine socioprofessionnelle. Sous l'item « personnes âgées », on peut donc trouver des sujets présentant de grandes différences en âge et on suppose que ces différences ne sont pas opérantes.

Il existe pourtant toute une littérature en psychologie cognitive et en neuropsychologie démontrant que le vieillissement cognitif est extrêmement variable d'une personne à une autre et que les facteurs de vieillissement sont multiples. Les principales causes de la variabilité intersujets résumées par Valdois et Joanette (1991) sont : le niveau socio-économique, les traits de personnalité, la motivation, les capacités d'attention, l'état de santé (maladies cardiovasculaires, troubles pulmonaires ou rénaux, troubles neurologiques, psychiatriques, consommation d'alcool), le style de vie (activité intellectuelle ou physique), les facteurs neurobiologiques et les modifications neurophysiologiques. Il s'ensuit que l'âge chronologique n'est pas nécessairement équivalent à l'âge physiologique ou à l'âge psychologique. Certaines personnes de 65 ans montrent des signes objectifs de vieillissement comme ceux du ralentissement cognitif et gestuel, car elles vivent dans un univers déjà fortement sécurisé, retiré et restreint du point de vue social, et prennent de nombreux médicaments ; d'autres à 80 ans nous frappent au contraire par leur dynamisme : certaines par exemple viennent nager tous les jours au lac Léman, été comme hiver, et entretiennent une vie sociale et affective très active, n'hésitant pas à entrer en contact avec des inconnus.

En résumé, le concept de « personne âgée » est flou et peu opérant. De plus, l'effet de cohorte est rarement pris en compte dans les études empiriques sur le langage et la parole. Cet effet bien connu en psychologie expérimentale est lié aux expériences sociales et/ou individuelles des générations comparées et peut potentiellement être confondu avec les effets de l'âge. Par exemple, le style d'éducation, les croyances et habitudes socioculturelles de la personne née en 1930 et de celle née en 1980 diffèrent et peuvent influencer les résultats à des tests qui utilisent le langage et la parole comme média. Selon les modes culturelles par exemple, le degré de familiarité avec certains concepts et objets varie d'une génération à une autre. Sachant que la rapidité d'accès au lexique mental est sensible à la fréquence d'utilisation des items, la désignation des concepts et objets ne pose donc pas nécessairement la même difficulté selon l'âge de la personne, bien que l'âge per se ne soit pas la variable explicative.

Les ressources neurales activées chez l'individu évoluent au cours du temps

Les inférences sur le vieillissement normal du système de parole à partir de la comparaison entre sujets sains et déments impliquent une deuxième hypothèse discutable. Il est supposé en effet que chez tout individu, il y a stabilité au cours du temps des ressources neurales activées dans le traitement de la parole et qu'elles seraient donc les mêmes à 30, 50, 70 ou 90 ans.

Depuis les travaux de Broca, le modèle communément établi pour la production et la perception de la parole considérait que les centres corticaux activés sont fortement latéralisés dans l'hémisphère gauche (Pulvermüller, 2002). Depuis, cette vision s'est fortement nuancée.

De plus en plus d'études fondées sur les techniques modernes de neuro-imagerie (imagerie par résonance magnétique fonctionnelle [IRMf], *event-related potential*, etc.) établissent la contribution de l'hémisphère droit pour le traitement lexical, le traitement pragmatique et certains aspects du traitement prosodique de la parole (cf. par exemple Pullvermüller, 1999, 2002 ; Dolcos et al., 2002). Shaywitz et al (1995) ont montré par IRM que l'organisation fonctionnelle du cerveau pour le langage diffère entre hommes et femmes, l'activation du cerveau étant un peu plus bilatéralisée chez les femmes, en particulier pour les traitements phonologiques. De plus, la latéralisation hémisphérique pour le langage se modifie avec l'âge. Szaflarski et al. (2006) ont observé par IRMf les effets de l'âge sur la latéralisation du langage chez 170 enfants et adultes droitiers âgés de 5 à 67 ans dans une épreuve de génération de verbe. Ils ont observé que la latéralisation du langage dans l'hémisphère dominant augmente entre les âges de 5 et 20 ans, puis diminue lentement à partir de 25 ans. Cette diminution pourrait être due à des pertes neuronales ou à un changement d'organisation.

On a montré également que les expériences affectent la mobilisation et l'efficience des ressources cognitives. Ainsi, Bialystok et al. (2004) ont comparé les performances cognitives de sujets monolingues et bilingues de deux classes d'âges. Ils ont testé 20 sujets de 43 ans d'âge moyen et 20 sujets de 71,9 ans d'âge moyen, chaque groupe étant composé à moitié d'individus monolingues et pour l'autre moitié d'individus bilingues. Ils ont soumis ces sujets au test de Simon qui consiste à appuyer sur une touche de clavier gauche/droit selon la couleur d'un stimulus présenté à gauche ou à droite d'un point de référence. Parfois, la localisation du stimulus est congruente avec l'emplacement de la touche de clavier (stimulus gauche, réponse gauche), parfois elle est opposée (stimulus droit, réponse gauche). Le temps de réaction attendu est typiquement plus court lorsque l'emplacement du stimulus est congruent. Chez les sujets âgés, il a été montré que ces temps de réaction augmentent par rapport aux sujets plus jeunes, un résultat attendu compte tenu des effets de ralentissement cognitif observés avec l'âge. Bialystok et al. (2004) montrent cependant aussi que cet effet est bien moindre chez les sujets âgés bilingues et ils suggèrent que le bilinguisme pourrait contribuer à entretenir les capacités exécutives.

Bien qu'il soit très complexe et hasardeux d'établir la (les) relation(s) entre les ressources neurales et les fonctions cognitives activées, il reste que l'adoption d'une perspective évolutive et adaptative du cerveau au cours de la vie semble bien motivée. Selon leur âge et leurs expériences, les locuteurs n'utilisent pas les mêmes ressources corticales. Le vieillissement est multifactoriel, il affecte les ressources neurales et le plan comportemental. La section suivante montre que le système langagier comme l'ensemble des autres fonctions cognitives est concerné par le vieillissement.

Le système langagier vieillit

Le vieillissement est souvent marqué par un ralentissement cognitif et gestuel et des problèmes de mémoire, en particulier avec la mémoire de travail (Craik et Salthouse, 1992 ; Mortensen et al., 2006, Wingfield et al., 2006). Toutes les fonctions cognitives ne sont pas également affectées au cours du vieillissement. L'hypothèse d'un vieillissement fonctionnel asymétrique des hémisphères cérébraux est devenue familière. Ainsi, Thuillard et Assal (1991) rapportent que les aires visuo-spatiales et visuo-perceptives sont plus rapidement atteintes que les fonctions verbales, et que les stratégies cognitives se modifient avec l'âge. Les habiletés mentales cristallisées, qui s'appuient sur les connaissances générales acquises au fil des années, sont relativement bien maintenues. En revanche, les habiletés mentales dites fluides, qui s'appuient davantage sur des processus cognitifs (mémoire, attention, vitesse de traitement) sont fortement touchées et de façon plus précoce (Park et Gutchess, 2002 ; Bialystok et al., 2004). Ainsi, l'avancée en âge se marque en général davantage dans le déclin de l'efficacité du contrôle attentionnel plutôt que dans la capacité à utiliser des procédures habituelles et des connaissances (Bialystok et al., 2004).

Selon Valdois et Joannette (1991) et Bialystok et al. (2004), les fonctions langagières sont longtemps préservées car elles relèvent des habiletés cristallisées, les atteintes sélectives avec l'âge de certains aspects du fonctionnement linguistique se manifestant assez tard (après 70 ans). En ce qui concerne la production de parole, la fluence verbale – aptitude à parler sans hésitation – est en revanche plutôt en déclin. Il y a aussi des changements notables dans la parole des personnes âgées. Avec l'avancée en âge, les locuteurs tendent à utiliser une articulation moins précise et plus lente, avec une intonation plus haute (pour les hommes) ou plus basse (pour les femmes), et une voix plus tremblante et plus rauque (Zellner Keller, 2006). Les pertes auditives dans les hautes fréquences, qui sont typiques du vieillissement sensoriel, affectent la compréhension de la parole : les pertes rendent la perception de la parole moins précise et imposent un effort attentionnel supplémentaire au locuteur âgé, un effort qui ne peut être dédié à d'autres processus d'encodage de l'information (Wingfield et al., 2006).

Les performances en langage et parole dans les travaux précités ont le plus souvent été évaluées en laboratoire. Ces conditions expérimentales sont utiles pour réduire les facteurs de variation et tester des hypothèses spécifiques en vue de construire des modèles explicatifs de la production et de la perception de la parole. Mais ces conditions épurées sont souvent éloignées des situations réelles de communication, qui sont uniques et plus complexes car généralement co-construites. Ainsi, l'efficacité de la communication peut beaucoup varier selon le moment et le sujet de conversation, l'environnement, la charge émotive, le lien de proximité avec l'interlocuteur. Autre exemple : la prise en compte de la temporalité dans l'interaction, les processus de coordination et synchronisation ne peuvent émerger qu'au travers de l'activation des ressources dialogiques en situation de conversation. Dans cette perspective, observer les ressources dialogiques des personnes très âgées en situation naturelle doit permettre d'établir comment les personnes âgées parviennent ou non à maintenir un niveau de communication efficace et satisfaisant. Nous allons définir ci-après le cadre d'observation qui nous intéresse.

L'activité conversationnelle

> La parole est moitié à celui qui parle,
> moitié à celui qui écoute.
> (Montaigne, *Essais* III, XIII : De l'expérience, p. 381)

La conversation

La conversation, ou « échange de propos » (définition du *Petit Robert*), consiste en une activité quotidienne complexe, rapide, faisant intervenir toutes les composantes de la langue (Mondada, 2001), et sollicitant simultanément les compétences psychosociales qui permettent aux individus de se comprendre et de s'entendre. Le dialogue est une forme particulière de conversation où l'entretien s'effectue entre deux locuteurs.

La conversation est une activité interactive en ce sens qu'elle exerce une action réciproque sur celui qui parle et celui qui écoute :

> L'interaction sociale, dans ses formes variées, allant de la conversation ordinaire aux échanges professionnels et institutionnels, est le lieu prototypique de l'usage des ressources linguistiques, outre que de la construction de l'ordre social, des relations, des positions et des identités catégorielles des participants. (Mondada, 2001, p. 3)

Chaque conversation est unique et chacun doit négocier les places et les rôles, protéger son image et celle de l'autre, anticiper les mésinterprétations, prévenir les malentendus ou les réparer, ménager les susceptibilités, etc.

La conversation est une activité conventionnelle, où la gestion des tours de parole est régie par un certain nombre de règles conventionnelles (Schlegoff et al., 1977 ; Brennan et William, 1995 ; Bortfeld et al., 2001). Par exemple, une question appelle une réponse, ou encore un seul locuteur parle à la fois. La conversation est une activité « facile » selon

Pickering et Garrod (2004), car fondée sur un mécanisme interactif automatisé qui conduit les partenaires à aligner leurs représentations linguistiques. Ces auteurs supposent que la fonction de cet alignement serait de réduire la charge cognitive entre locuteurs, car chacun réutilise l'information fournie par l'autre.

L'activité conversationnelle chez la personne âgée

• *Le lexique*. À partir de différentes études, Mortensen et al. (2006) concluent qu'en réponse à des questions autobiographiques ou en conversation, les locuteurs plus âgés sont plus « bavards » que les jeunes adultes : les premiers ont tendance à produire plus de mots. Arbuckle et al. (2000) montrent que les locuteurs plus âgés plus bavards sont aussi ceux qui produisent le plus d'énoncés non pertinents (« hors sujets »), et ils interprètent cette prolixité et ces excursions discursives comme un déficit d'inhibition lié à l'âge (cf. infra). Une autre interprétation proposée par Cooper (in Mortensen et al., 2006) est que les personnes âgées ont un plus grand besoin d'interactions, car vivant souvent de manière plus isolée, hypothèse réfutée par les travaux de Gold et al. (in Mortensen, 2006).

Selon Bortfeld et al. (2001), les locuteurs plus âgés (63-72 ans) produisent aussi plus de disfluences (hésitations, pauses, répétitions, faux départs, reformulations), en particulier quand le sujet de conversation est peu familier. Les personnes âgées ont besoin de plus de temps pour effectuer une même tâche linguistique. Elles produisent moins de mots lexicaux (verbes, noms, adjectifs, etc.) par unité de temps et plus de répétitions et hésitations à l'intérieur des énoncés (ou groupes de sens). Ces disfluences plus nombreuses que chez le jeune adulte rendent le flux conversationnel plus laborieux, d'où une moins grande efficacité de communication verbale. Les auteurs interprètent cette perte d'efficacité comme le signe d'un accès plus lent au lexique mental, et cela est possiblement renforcé lorsque le sujet de conversation est contraint – exécuter une tâche linguistique – et ne fait pas référence au vécu de la personne. Les hésitations et autres disfluences sont également un peu plus fréquentes entre deux énoncés par rapport à des locuteurs plus jeunes, suggérant que les capacités de planification et structuration syntaxique des énoncés deviennent aussi un peu moins efficientes avec l'âge (Mortensen et al., 2006).

• *La syntaxe*. En condition expérimentale, la capacité de gérer sur le moment (*« on the fly »*) des structures syntaxiques complexes diminue avec l'âge. Ainsi, Kemper et al. (2004) ont demandé à des participants, jeunes et âgés, de mémoriser des segments de phrase qui variaient sur le plan de la complexité syntaxique et de la longueur, puis de produire une phrase complète en incluant ces segments. Les locuteurs plus âgés ont eu tendance à produire des phrases moins complexes que les sujets jeunes, résultats corroborés dans d'autres études (Kemper et al., 2003 ; Wingfield, 2006). Kemper suggère que la diminution de *performance* – ce qui est effectivement réalisé – n'est pas attribuable à une diminution de *compétence* – ou capacité – au plan syntaxique, mais plutôt aux limitations de la mémoire de travail à prendre en charge davantage de matériel verbal. Mortensen et al. (2006) font l'hypothèse que la plus grande verbosité des personnes âgées constituerait en ce sens une sorte de masquage de leurs difficultés à trouver les mots.

L'interprétation de l'augmentation de l'activité verbale en conversation accompagnée d'une augmentation des disfluences peut donc être le produit d'un ou de plusieurs facteurs : problème d'accès au lexique, problèmes cognitif et communicationnel.

Le manque de mot chez l'adulte

Le manque de mot en conversation

En situation d'échanges spontanés, le traitement de l'information s'effectue très rapidement (entre 140 et 180 mots par minute selon Wingfield et al., 2006). C'est une situation qui implique une rapidité des traitements cognitifs. Les processus d'interactions dialogiques sont régis par des règles conventionnelles permettant le bon déroulement de la conversation. Cependant, une conversation peut se trouver arrêtée. Parmi les ruptures dans le flux conversationnel, on peut observer le phénomène du manque de mot qui se manifeste par des pauses silencieuses ou sonores, des mots vides de sens (par exemple : « le truc »), ou des hésitations lexicales ou phonologiques (Burke et al., 1991 ; Schwartz, 1999). Le manque de mot correspond à l'impossibilité ou difficulté marquée à aller « récupérer » des mots connus que le locuteur est certain de connaître. Le locuteur a l'impression momentanée de savoir le mot cherché sans le trouver (*feeling of knowing* [FOK]), pouvant conduire au sentiment d'avoir le mot sur le bout de la langue, c'est-à-dire d'être sur le point de le retrouver (*tip of the tongue* [TOT]). Le TOT se rencontre dans la plupart si ce n'est toutes les langues (Schwartz, 1999). De plus, on trouve son homologue dans la langue des signes des malentendants, le *tip of the finger*, ce qui suggère que ce phénomène relève d'un processus langagier universel (Thompson et al., 2005).

Le mot manquant est toujours un nom, un verbe, un adjectif ou un adverbe et jamais un mot grammatical (article, pronom, etc.). L'interprétation du phénomène du TOT étaye l'hypothèse de l'accès au lexique en deux phases, la signification d'un mot – niveau sémantique – pouvant être retrouvée indépendamment de sa forme sonore – niveau phonologique (cf. par exemple Burke et al., 1991).

De manière générale, le problème du manque de mot a souvent été traité sous l'angle restreint du TOT, car étudié en situation expérimentale. Notons toutefois qu'en conversation, le manque de mot peut être plus ou moins dissimulé par des synonymes, des évitements, voire des pauses, tandis qu'en condition expérimentale, le locuteur ne peut pas s'appuyer sur d'autre matériel verbal (Mortensen et al., 2006). C'est pourquoi dans notre étude exploratoire (cf. infra), le repérage du manque de mot couvre l'ensemble des phénomènes langagiers qui entourent l'effort de récupération d'un mot.

La résolution du manque de mot

La résolution du manque de mot témoigne des aptitudes effectives d'un locuteur. Les modes de résolution peuvent varier d'une part selon les ressources linguistiques et cognitives de la personne, d'autre part selon la qualité de l'interaction (neutralité ou coopération de l'interlocuteur par exemple).

Schwartz (2001) répertorie trois grands types de résolution du manque de mot lorsqu'un locuteur est placé en condition expérimentale. Le premier type est celui de la résolution spontanée. Le mot cherché émerge spontanément sans stratégie consciente particulière. C'est la stratégie la plus utilisée en général en situation naturelle, surtout chez les locuteurs plus âgés. Ainsi, selon Burke et al. (1991), les jeunes adultes résolvent 56 % des TOT de cette façon, le groupe intermédiaire 60 % et les plus âgés 78 %. Il n'est pas rapporté dans quel délai cette information est spontanément retrouvée. Un second type de résolution des TOT est celui de la recherche active, fondée sur un effort mnémonique comme trouver la première lettre du mot cherché (Burke et al., 1991). Le dernier type de résolution est celui de la consultation, c'est-à-dire en cherchant autour de soi (autres locuteurs, dictionnaires, etc.).

En conversation, le problème de trouver ses mots se situe dans un contexte interactif où l'autre interlocuteur joue un rôle important. Cette situation se différencie en cela d'expériences de désignation d'images en laboratoire, où la personne accomplit sa tâche linguistique seule. Le manque de mot se manifeste alors à travers les TOT, mais également par d'autres indicateurs comme les pauses, le métadiscours, les hésitations, etc. Schegloff et al. (1977) ont montré dans leurs travaux en conversation chez l'adulte que les erreurs – terme générique désignant l'ensemble des phénomènes qui interrompent le flux du discours pour résoudre des problèmes de production, perception ou compréhension – sont généralement sujettes à réparation selon deux modes. Le locuteur peut chercher à « réparer » ses erreurs, en prenant le temps de chercher ce qui est correct – ou autoréparation –, ou il peut permettre à son interlocuteur de contribuer à la recherche du matériel pertinent – ou réparation interactive. La structure des réparations dans les tours de parole en conversation est décrite par Schegloff et al. en fonction de celui qui initie la réparation (l'auteur d'un énoncé ou son partenaire) et de celui qui accomplit la réparation. Dans un cas, le locuteur qui a rencontré une difficulté cherche lui-même comment continuer le dialogue. Dans l'autre cas, le locuteur qui a rencontré une difficulté est aidé par l'interlocuteur pour poursuivre le dialogue. Selon Schegloff et al., les locuteurs adultes préfèrent en général utiliser l'autoréparation.

Le manque de mot chez la personne âgée

Données empiriques

Chercher ses mots est une activité normale chez tout locuteur. Cependant, la fréquence du manque de mot, et en particulier du TOT, augmente avec l'avancée en âge (pour une revue de la question, cf. Schwartz et Frazier, 2005 ; Mortensen et al., 2006). Nous avons demandé à 55 sujets, âgés entre 19 et 79 ans, d'évaluer subjectivement la fréquence avec laquelle ils étaient confrontés au phénomène du TOT. Comme attendu, la figure 6-3 montre l'augmentation de la fréquence du manque de mot avec l'avancée en âge.

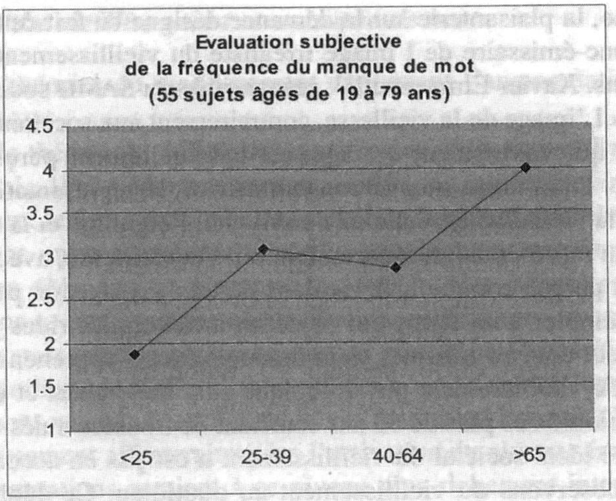

Figure 6-3. Résultat d'une enquête sur le manque de mot. Les sujets devaient auto-évaluer sur une échelle de 0 à 7 la fréquence de leurs manques de mot.

En situation de TOT, les personnes âgées éprouvent davantage de difficultés que des locuteurs plus jeunes à retrouver des informations sonores et disposent d'un moins grand nombre de mots de rechange (Astell et Harley, 1996 ; Burke et Shafto, 2004). Dans une étude pilote, Shafto et al. (2006) ont observé par IRMf des locuteurs adultes jeunes et âgés, mis en situation de TOT. Leurs résultats montrent que l'importance relative d'activation des zones diffère selon l'âge. Les locuteurs les plus âgés activent davantage le cortex insulaire droit que gauche. Shafto et al. (2005) montrent aussi une corrélation entre l'augmentation des TOT et l'atrophie du cortex insulaire antérieur gauche, cette zone étant associée à la planification phonologique depuis les travaux de Dronkers (1996).

Le vécu subjectif du manque de mot en fonction de l'âge

Chacun est confronté au manque de mot dans ses conversations. Pourtant, avec l'âge, ce phénomène devient de plus en plus l'occasion de plaisanteries où le manque de mot est associé à la sénilité, voire la maladie d'Alzheimer. Les petits oublis sont ainsi interprétés comme les possibles premiers symptômes d'une maladie cérébrale dégénérative.

Considérant que, sur le plan de la communication, la plaisanterie permet d'encoder un double-sens, le deuxième sens étant extralinguistique, la plaisanterie sur la démence désigne en fait cette dernière comme bouc-émissaire de l'image irréaliste du vieillissement que nous nous faisons. Xavier Emmanuelli[1], responsable du SAMU social, écrivait en 2003 : « L'image de la vieillesse, contrairement aux sociétés anciennes ou rurales qui valorisaient cet âge, est habituellement perçue comme mortifère. » Dans notre société consommatrice, la représentation sociale admise de la vieillesse est celle de l'harmonie, l'équilibre et la sérénité. Il s'agit d'une représentation inaccessible où « la vieillesse, avec ses fragilités, serait perçue comme hideuse dans de tels paysages et personne ne désire ressembler à un corps qui se défait à travers les rides jour après jour, qui peut devenir infirme, plein de douleur et d'appréhension ». Les processus de vieillissement physiologique sont inévitables et universels. Plus de la moitié des plus de 60 ans souffrent de troubles mnésiques liés à l'âge. Notre idéal sociétal du vieillissement n'est pas en accord avec ce que nous observons du vieillissement au quotidien. Ce déphasage est source d'angoisse ou, du moins, d'inquiétude. Reconnaître ses trous de mémoire comme marque de vieillissement reviendrait à une reconnaissance implicite d'une moindre compétence cognitive, voire à un début de démence, ce qui est source d'anxiété. D'ailleurs, notons que le manque de mot chez la personne âgée démente peut conduire aux cris, gémissements, grommellements et stéréotypies verbales, c'est-à-dire à un ensemble de comportements oraux difficiles à interpréter et stressants. La démence de type Alzheimer est un phénomène certes fréquent, mais non universel : il touche 5 à 10 % de la population âgée (8 % en Suisse selon l'association Alzheimer Suisse) ; sa fréquence augmente avec l'âge. Ce phénomène est très médiatisé. En d'autres mots, la conscience d'une défaillance linguistique est souvent renvoyée à une représentation non seulement médicale de la démence, mais aussi sociologique, philosophique et psychologique de la perte de soi (Christen-Gueissaz, 1998 ; Davis, 2004).

En situation de conversation, la personne âgée confrontée au manque de mot récurrent peut éprouver des sentiments négatifs inquiétants et disqualifiants. Ce sentiment d'incompétence communicative peut augmenter lorsque le lieu de vie place d'emblée la personne âgée en position asymétrique, car elle est dépendante de soins.

1. http://www.samu-social-international.com/documents/vieillesse-exclusion.pdf

Théories du vieillissement et manque de mot

Plusieurs théories du vieillissement expliquent l'augmentation des TOT avec l'âge.

Dans la théorie du déficit de transmission (MacKay et Burke, 1990 ; Burke et al., 1991 ; Mortensen et al., 2006), les représentations phonologiques (sonores) seraient intactes, mais il y aurait un affaiblissement des connexions entre représentations phonologiques et représentations sémantiques (Miozzo et Caramazza, 1997). Cet affaiblissement des connexions se traduirait par une activation insuffisante – incomplète – de toute la représentation phonologique du mot, d'où l'apparition du TOT. Cette hypothèse de l'affaiblissement des connexions se fonde sur le ralentissement neural observé dans le vieillissement normal. Ce processus d'affaiblissement affecterait moins l'activation du niveau sémantique, car les représentations seraient à ce niveau plus richement interconnectées. L'hypothèse d'une moins bonne transmission entre niveau de signification et niveau sonore permet de rendre compte par exemple des plus nombreux manques de mots éprouvés pour les noms propres par les personnes âgées. En effet, les noms propres n'ont pas de connexions directes avec des concepts sémantiques ; ils sont surtout reliés à des traits visuels. Étant moins richement connectés, ils sont donc plus vulnérables et se concrétisent par l'oubli fréquent des noms propres ou par les TOT sur ces items (Mortensen et al., 2006).

Dans la théorie du savoir incrémental (par exemple Dahlgren 1998, Craik et Salthouse, 1992), l'avancée en âge se marquerait par un réseau plus dense d'informations stockées en mémoire sémantique. Cette théorie rejoint dans une certaine mesure la théorie du déficit d'inhibition (décrite dans Mortensen et al., 2006) où les processus d'inhibition déclineraient avec l'âge. Dans cette perspective, les personnes âgées activeraient davantage d'informations plus ou moins pertinentes. L'augmentation des TOT révèlerait alors la disposition d'un plus grand nombre de candidats pour un item donné et complexifierait donc davantage la recherche puis la sélection du mot correct.

Dans une perspective intégrative de ces théories du vieillissement, Schwartz (2001) propose que les TOT serviraient de fonction de guidage. Sans TOT, le locuteur ne penserait pas qu'il est possible de retrouver l'information. Le TOT équivaudrait à une sorte de jugement métacognitif, une prédiction de remémoration future, permettant d'ajuster son comportement, avec pour effet de renforcer les représentations en mémoire.

L'augmentation du temps de récupération servirait à activer des stratégies spécifiques ou plus élaborées face à un TOT. À l'appui de cette hypothèse, Schwartz invoque des études montrant que la résolution du manque de mot serait légèrement meilleure chez les personnes âgées sans que cependant, dans aucune de ces études, la différence soit statistiquement significative. Le Rouzo et Joubert (2001) trouvent également dans leur étude que 46 % des TOT sont résolus en condition expérimentale par les personnes âgées contre 29 % par les adultes plus jeunes.

Inventaire des stratégies de réparation du manque de mot chez la personne âgée

Nous avons recensé les différents types de manque de mot qui interviennent en conversation chez les personnes âgées et leurs stratégies de résolution. Pour investiguer cette question, nous avons repris de la recherche qualitative déjà citée (Genton Trachsel et Christen-Gueissaz, 2005), les 62 entretiens effectués auprès de résidents. Parmi ces personnes, âgées de 70 à 95 ans, un certain nombre sont de langue maternelle suisse-allemande, mais toutes vivent en Suisse romande depuis plus de 40 ans et parlent couramment français.

Nous avons analysé les enregistrements de ces entretiens pour d'une part relever les phénomènes de manque de mot, et d'autre part caractériser les stratégies de résolution développées in situ. Ces observations sont présentées ci-après.

Caractéristiques générales du manque de mot observé

Notons que, lorsque nous identifions un événement comme un manque de mot, nous catégorisons en fait une production sonore comme difficulté momentanée de produire un mot. Derrière cette difficulté peuvent intervenir différents facteurs, outre des problèmes spécifiques d'accès en mémoire. Par exemple, des difficultés liées à la vie affective ou existentielle peuvent briser le flux conversationnel ; le manque de mot n'est alors plus de nature linguistique ou mnésique. Beaucoup de questions dans ces entretiens permettaient d'évoquer des moments de vie plus ou moins difficiles comme le départ de son domicile, la maladie dégénérative accompagnée d'une perte d'espoir d'amélioration, ou la perte des proches. Selon les ressources adaptatives de la personne et son caractère, ces évocations peuvent éveiller des souffrances psychologiques que la personne âgée ne souhaite pas exprimer. Cela se manifeste par exemple par un silence suite à une question jugée trop intrusive par le locuteur, et conduit à des énoncés du type : « Écoutez j'ai un blanc là. » Dans ce cas, cet énoncé correspond à une façon d'interrompre l'échange et d'annoncer clairement le souhait de ne pas poursuivre la réponse. Nous avons exclu de notre étude ce type d'événements.

Les types de manques de mot présentés ci-après ont été observés chez toutes les personnes âgées interviewées. Comme chez les adultes, la majorité des manques de mot sont réparés par le locuteur lui-même, soit au sein du même tour de parole, soit après plusieurs tours de parole. Les manques de mot se situent principalement au niveau infralexical (difficulté articulatoire ou phonologique) ou au niveau lexical[1].

• *Hésitation phonétique ou phonologique*. Dans ce cas, la difficulté peut être motrice (difficulté liée à l'exécution d'un ensemble de gestes articulatoires) et/ou phonologique (difficulté à planifier les unités sonores pertinentes).

(1) Alors vraiment là il était un peu // aé# // aéré // arriéré // mais enfin bon

• *Hésitation lexicale*. Dans ce cas, la difficulté consiste à trouver le mot pertinent.

(2) Voyez ma pendule on a dû la mettre sur le /v/ le--# // Parce qu'on peut pas la pendre.

Les stratégies de résolution du manque de mot sont présentées ci-après en fonction du type de réparation (auto ou hétéro-réparation), du niveau de difficulté linguistique (articulatoire ou phonologique, lexicale) et du type d'aide apportée par l'interlocuteur.

Autoréparations immédiates en conversation

Ces autoréparations sont produites à proximité immédiate de la difficulté, au sein du même énoncé. Le fil du discours est maintenu.

---

1. Conventions de transcription des énoncés :

#	Rupture au milieu d'un mot
*	Forme produite inexistante dans la langue
/v/	Pause avec respiration audible
//	Pause silencieuse
euh	Hésitation
euh---	Syllabe finale allongée

Tableau 6-1. Difficultés infralexicales : stratégies observées et exemples

Stratégies observées	Exemples
a. Produire un mot de façon erronée puis le corriger en fournissant le mot adéquat.	(3) alors je prends un anxiolyte* // et p(u)is gentiment je sombre dans l(e) soleil dans l(e) sommeil /v/ jusqu'au lendemain matin //
b. S'arrêter sur une syllabe et répéter	(4) il avait donc le Par le Parkinson euh /v/ euh gesticulaire […] (5) C'est s-- c'est c'est c'est cette simple raison /v/ et i(l) voulait pas […]
c. Faire une pause après la résolution	Cf. exemple 4
d. Combinaison des trois stratégies. b, a et c : arrêt sur une syllabe, pause, production d'un mot erroné, pause, production du mot adéquat. c, b et a : s'arrêter sur une syllabe, faire une pause et produire le mot adéquat	(6) Alors vraiment là il était un peu // aé# // aéré // arriéré // mais enfin bon (7) Lucas c'est celui qui est responsable du re# du---- /v/ euh--- // du restaurant

• *Difficultés infralexicales*. À ce niveau, le locuteur peut produire une partie seulement du mot, parce que la représentation phonologique du mot est partielle et/ou parce que des difficultés motrices gênent une production fluente. Les locuteurs résolvent seuls la difficulté rencontrée, au sein du même énoncé. Pour cela, différentes stratégies sont activées (tableau 6-1).

S'arrêter, répéter, revenir en arrière : il s'agit de trois moyens d'agir sur l'organisation temporelle de l'énoncé. Ainsi, à ce niveau de difficultés infralexicales – où une partie du mot est phonologiquement indisponible –, le locuteur peut, au sein d'un même énoncé, activer trois modes de résolution, soit isolément, soit en combinaison, qui tous ont pour effet de stopper momentanément le processus en cours, et de permettre ensuite la production de l'unité lexicale adéquate.

Difficultés lexicales. À ce niveau, le locuteur ne peut produire le mot parce que la représentation phonologique du mot est indisponible. Les locuteurs résolvent seuls la difficulté rencontrée, au sein du même énoncé. Pour cela, différentes stratégies sont activées (tableau 6-2).

Tableau 6-2. Difficultés lexicales : stratégies observées et exemples

Stratégies observées	Exemples
a. Après une ou plusieurs pauses, abandonner l'effort de recherche, poursuivre l'énoncé. (C'est une forme de résolution puisque le locuteur peut continuer son discours.)	(2) Voyez ma pendule on a dû la mettre sur le /v/ le--# // Parce qu'on peut pas la pendre
b. Après un faux départ, s'arrêter et recommencer l'énoncé.	(8) /v/ j'ai été emballée quand on on est-- on est monté jusqu'au sixième étage qu'on a vu *cette--# /v/ c(e)* magnifique pano- panor-rama /v/ alors là ça m'a plu et p(u)is--- [...]
c. S'arrêter sur une syllabe, la répéter et produire le mot.	(8) /v/ j'ai été emballée quand on on est-- on est monté jusqu'au sixième étage qu'on a vu *cette--# /v/ c(e)* magnifique *pano- panor-rama* /v/ alors là ça m'a plu et p(u)is--- [...]
d. S'arrêter, verbaliser sa difficulté, trouver le mot et continuer. (Le mot adéquat est souvent produit avec une augmentation de l'intensité sonore.)	(9) et puis-- il a vu // dans quel état j'étais alors il a dit faut tout de suite /v/ euh appeler la-- // *[claquement de langue] comment est-c(e) qu'on dit* l'ambulance /v/ et puis l'envoyer à l'hôpital. (10) alors on m(e) donne euh--- le matin du-- // *[claquement de langue] comment est-c(e) qu'on dit* // ah du sirop de figue

Dans nos données, les métacommunications reliées à la difficulté de trouver un mot sont fréquentes et s'expriment comme suit : « comment est-ce qu'on dit » ; « comment est-ce qu'il faudrait dire ça » ; « comment on dit ça ».

Elles sont souvent précédées d'une pause, avec éventuellement claquement de langue, et elles sont souvent suivies d'une pause et du mot adéquat.

Parfois, la résolution demande plus de temps, tout en étant accomplie au sein du même tour de parole.

> (11) (...) mais j'ai pas /v/ j'ai pas r(e)trouvé mon-- /v/ comment faut-il dire c'était la-- // [claquement de langue] comment est ce qu'on appelle // vous voyez ça veut pas sortir [baisse intensité] /v/ la-- [soupir] pas les vertiges comment est c(e) qu'on dit // ah l'équilibre

Dans ce cas, la métacommunication est elle-même plus longue (« *comment faut-il dire…* » ; « *comment est ce qu'on appelle…* ») et oralise la difficulté éprouvée (« *vous voyez ça veut pas sortir* »), le processus suivi pour chercher (pause, soupir), éliminer un candidat non pertinent (« *pas les vertiges* ») et finalement trouver le mot adéquat (« *ah l'équilibre* »). Outre la métacommunication verbale, les soupirs, pauses et claquements de langue signalent également à l'interlocuteur la difficulté et l'effort fourni pour la résoudre.

Les locuteurs âgés, confrontés à une difficulté plus importante d'accès au mot, activent donc deux stratégies pour résoudre la difficulté au sein du même tour de parole. La première, peu fréquente, consiste à ignorer la difficulté (a). La seconde, stratégie plus fréquente, consiste à se donner du temps, soit par une répétition de syllabe (c), soit en recommençant l'énoncé (b), soit en commentant sa difficulté (d).

Les autoréparations immédiates observées consistent donc toutes à stopper momentanément le processus de production en cours pour trouver le mot manquant. Selon l'importance de la difficulté, l'hésitation apparaîtra soit au niveau infralexical, soit au niveau lexical. Le délai de résolution est suffisamment bref pour que l'énoncé puisse être poursuivi.

Autoréparations avec intervention de l'interlocuteur

Ce type d'autoréparations est rare. Les manques de mot sont résolus par le locuteur, mais l'interlocuteur se manifeste. L'énoncé initial est donc brièvement interrompu et poursuivi au tour de parole suivant (tableau 6-3).

Tableau 6-3. Autoréparations avec intervention de l'interlocuteur : stratégies observées et exemple

Stratégie observée	Exemple
a. S'arrêter, verbaliser sa difficulté, laisser l'interlocuteur réagir, continuer.	(12) (FA : femme âgée ; I : intervieweuse) FA : […] parce que là elle faisait des crises elle faisait des# alors moi j'ai eu le moral complètement en bas /v/ Si y avait pas eu un-- // un-- bon--- // euh comment est-ce qu'on dit euh // ceux qui s'occupent des malades euh-- infirmier I : infirmier oui FA : et bien /v/ euh j(e) crois que-- j'aurais pas pu rester.

Hétéro-réparations

Les hétéro-réparations font intervenir l'interlocuteur dans la résolution du manque de mot. Certaines réparations sont produites à proximité immédiate de la difficulté, au sein du même énoncé. D'autres réparations nécessitent plusieurs tours de parole, comme dans le cas de l'exemple 14. De ces interactions émergent différents patterns de résolution, selon que l'aide de l'interlocuteur est acceptée ou pas, et que les stratégies d'aides sont efficaces ou non (tableau 6-4).

Tableau 6-4. Hétéro-réparations : stratégies observées et exemples

Stratégies observées	Exemples
a. Proposition de résolution immédiate (Dans cet exemple, le mot fourni par l'interlocuteur est immédiatement accepté et repris.)	(13) (HA : homme âgé ; I : intervieweuse) HA : [...] Alors aujourd'hui vers les trois heures // j'ai-- la-- I : la physio HA : la physio qui vient //
b. Recherche co-construite d'un mot sur la base d'indices phonologiques et sémantiques.	(14) HA : // elle s'était fait un ch- /v/ un chaz# un // [déglutition] I : // un châle ? ou bien // non ? HA : non I : heu // ça r(e)ssemble à quoi ? HA : comment ? I : ça ressemble à quoi ? HA : à un habit [élévation mélodie] // I : mais de dessus HA : oui I : un manteau-- ou que(l)qu(e) chose comme ça ? HA : un genre de manteau oui voilà c'est ça I : ah oui // chasuble c'est ça ?// non HA : hein I : chasuble ? HA : chasuble I : j(e) sais pas je ben// vous cherchiez un mot en cha alors j(e) me j(e)me d(e)mandais /v/ si c'était ça qu(e) vous cherchiez HA : chasuble // ou--i c'était comme une chasuble vous avez raison//

Tableau 6-4. Hétéro-réparations : stratégies observées et exemples (*suite*)

c. Recherche co-construite d'un mot avec modification de la stratégie d'aide (L'intervieweuse est venue en aide en dédramatisant le manque de mot d'abord par le rire, puis en déclarant : « Ça nous arrive à tous d'oublier des noms ». Dans les deux cas, on remarque la persistance de la locutrice à poursuivre sa recherche du prénom. L'intervieweuse modifie alors sa stratégie d'aide et propose une mise en situation pour retrouver le prénom de la personne.)	(15) FA : [...] Oui c'est--- // qui c'est qui m'a maquillé e(lle) s'app(e)lait---- // j(e) sais plus (J'ai des) passages à vide moi // vu mon grand âge I : rire FA : (a)ttendez voir c'est--- I : bon vous savez ça nous arrive à tous hein d'oublier des noms (intonation plus basse) // Ouais FA : hum I : j(e) pense que c'est la personne qu'on a vu tout à l'heure // FA : oui oui // voilà I : qui d(e)vait venir pour faire l'épilation des sourcils // voilà FA : oui c'est Li euh Sylvie I : oui

• *Complétion d'un énoncé*. Parfois, l'hétéro-réparation va au-delà du mot et complète l'énoncé. Quand la réparation avec complétion est acceptée, elle a pour effet de terminer le tour de parole.

(16) FA : [...] P(u)is voilà p(u)is ça m(e) fait une journée--
qui est---ouais tout à fait hors de-- //
I : ouais qui change un peu quoi
FA : ouais //
I : hum hum

• *Refus de l'aide proposée*. L'interaction n'est pas toujours aussi bien acceptée, comme dans les exemples 17 et 18.

(17) FA : maintenant j(e) peux presque plus j(e) peux# ça va juste pour-- coudre un bouton
I : hum hum
FA : ou bien [hausse intensité] /v/ ranger une boutonnière ou comme ça ou faire /v/ euh-- recoudre le bas d'une robe

Dans l'exemple 17, la femme âgée élève aussitôt la voix alors que son interlocutrice remplit une simple fonction phatique par le « hum hum ».

(18) FA : voyez j(e) sais pas comment vous expliquer ça euh Edwige m'a dit ah non maint(e)nant y faut-- /v/ y y faut sort# j(e) sais pas comment# j(e) trouve pas l(e) mot // mais vous l(e) comprenez peut-être

I : J'crois que je comp#
FA : c(e) que j(e) veux dire
I : ouais
FA : mais ça# /v/ ça m(e) porte [...]

Dans l'exemple 18, l'intervieweuse commence à confirmer le dernier énoncé de la femme âgée car elle l'a perçu comme une demande d'aide suite à *« mais vous l(e) comprenez peut-être »*. La femme âgée élève alors aussitôt la voix et interrompt l'intervieweuse pour reprendre la parole.

Ces résistances aux interventions de l'interlocuteur illustrent une forme de petit « malentendu » où l'intervieweuse a cru déceler une demande d'aide et a voulu y répondre par des formes de confirmation (*« hum hum »*), ou reformulation de ce qui vient d'être dit. Ces interventions sont refusées. La locutrice ne permet pas l'interruption et elle reprend le contrôle du tour de parole en élevant la voix.

Les hétéro-réparations observées sont donc de deux types. Le premier type est celui où l'intervention de l'autre locuteur est acceptée. Un processus plus ou moins long de résolution co-construit s'engage alors. Le deuxième type concerne le cas où l'intervention est perçue comme intrusive et est refusée par le locuteur, qui reprend le contrôle du tour de parole, principalement en montant l'intensité de sa voix.

Le manque de mot du point de vue de la personne âgée

La personne âgée est, par son expérience, experte du langage et d'un grand nombre de situations de communication. Elle a développé au cours du temps des habiletés qui lui ont permis de développer la fonction langagière dans une ou plusieurs langues. Étant donné que le vieillissement s'accompagne de modifications neurophysiologiques et cognitives notables, nous nous demandons comment la personne âgée maintient ses compétences en communication. Avec l'âge, nous savons que le manque de mots en conversation tend à augmenter. L'accès au lexique est momentanément entravé. Le locuteur éprouve le sentiment de savoir ce qu'il veut exprimer mais le mot ne vient pas de suite. Une première investigation dans des entretiens enregistrés révèle les stratégies les plus fréquentes déployées par les personnes âgées pour poursuivre leur énoncé et ainsi satisfaire leur besoin de communication.

Nous avons montré tout d'abord que le manque de mot lui-même est souvent résolu par le locuteur âgé. La stratégie usuelle consiste à stopper la production en cours, car le locuteur s'aperçoit qu'elle n'est pas complète ou est erronée. Compte tenu de la vitesse de traitement de la parole (environ 5 à 6 syllabes produites par seconde), le fait de s'arrêter fournit au locuteur un délai temporel qui lui permet de ré-initier ensuite correctement sa production. Selon la difficulté éprouvée pour produire le mot manquant, la ré-initiation est plus ou moins importante. Ainsi, si le locuteur dispose d'une information phonologique partielle, une répétition de la syllabe initiale peut suffire à fournir le mot manquant (exemples 2, 5, 9). Parfois, cette première réparation échoue et nécessite une nouvelle pause avant la production du mot complet (exemple 4). Quand la résolution demande un délai temporel plus important et que le locuteur âgé veut manifester son intention de conserver son tour de parole, il introduit après une pause silencieuse une métacommunication du type *« comment est-ce qu'on dit ? »* Cette verbalisation signale l'effort d'accès lexical fourni par la personne âgée et son intention de résoudre ce manque de mot. L'exemple 11 montre que lorsque ce délai supplémentaire ne suffit pas, le locuteur produit alors de nouvelles métacommunications jusqu'à ce que la résolution soit possible. Cela signifie que, dans cette situation, la personne âgée ne demande pas l'aide de son interlocuteur.

Lorsque l'interlocuteur participe à la réparation, il peut y avoir acceptation ou refus de l'aide du locuteur qui ne souhaite pas être interrompu. Ce refus se manifeste avant tout par la reprise de parole avec élévation de l'intensité vocale (exemples 17, 18). La co-résolution du manque de mot avec poursuite du tour de parole par le locuteur apparaît lorsque l'interlocuteur participe au processus de recherche (exemple 14). En revanche, quand l'interlocuteur privilégie la métacommunication pour induire la personne à abandonner son effort de recherche ou du moins minimiser le fait de se trouver en situation de manque de mot, la personne âgée résiste et poursuit son effort de recherche (exemple 15).

Le manque de mot du point de vue de l'aidant

Pour les psychologues, soignants et aidants quotidiens conversant avec la personne âgée en situation de manque de mot, nous avons relevé différentes attitudes communicatives plus ou moins efficaces. L'attente semble être une bonne stratégie pour permettre à la personne âgée de résoudre son manque de mot. Nous avons observé en effet que, comme chez l'adulte plus jeune, l'autoréparation est généralement préférée chez la personne âgée. L'interlocuteur est toutefois tenté de proposer son aide, soit par la suggestion du mot manquant (exemple 14), soit par une métacommunication qui viserait à minimiser la difficulté passagère (exemple 16 : rire, *« ça nous arrive à tous »*). Pour le locuteur âgé, la minimisation du manque de mot peut être frustrante puisqu'elle pourrait viser à lui faire abandonner le processus de recherche et donc à ne pas aboutir à la résolution. De plus, cette attitude de minimisation peut être interprétée par la personne âgée comme une forme de jugement condescendant sur ses aptitudes cognitives (cf. Kemper, 1999). Si l'autoréparation n'aboutit pas, il paraît beaucoup plus efficace que l'interlocuteur s'insère dans le processus actif de recherche lexicale (exemple 14). De cette façon, le processus de résolution lexicale à une meilleure probabilité d'aboutir, laissant à la personne âgée le temps d'une part d'effectuer son effort de recherche, et d'autre part, par la suggestion d'indices phonologiques ou sémantiques ou pragmatiques, de faciliter la récupération du mot.

Bien-être et communication

Converser est une source de bien-être, car permettant à l'individu d'exprimer ses besoins et désirs de réalisation de soi. Cette activité peut donc s'accompagner de l'expérience du *flow* au sens défini par Csikszentmihalyi, où l'exercice de l'activité procure un état positif d'épanouissement personnel.

Lorsqu'une personne âgée éprouve un manque de mot, l'interlocuteur, qui minimise cette situation, interrompt en fait le *flow* ou état de bien-être dans lequel se trouvait plongée la personne âgée, en particulier au niveau des composantes 1 à 6. En revanche, l'interlocuteur favorise le maintien de l'expérience du *flow* en s'insérant dans le processus de résolution soit par l'attente, soit par la co-recherche du mot manquant. Les deux locuteurs s'alignent alors au même niveau et s'engagent dans l'expérience du moment.

Cette dynamique d'appairage dans la communication est particulièrement importante quand on la replace dans un schéma relationnel asymétrique comme celui d'un établissement d'accueil de personnes âgées. En effet, la personne âgée dépendante doit mettre sa confiance dans ses interlocuteurs que sont les membres du personnel. Restituer à la personne âgée dépendante sa pleine place de communicateur contribue à favoriser le bien-être par la mise en place du premier maillon de la relation de confiance.

RÉFÉRENCES

Arbuckle T.Y., Nohara-LeClair M. et Pushkar D. (2000), « Effect of off-target verbosity on communication efficiency in a referential communication task », *Psychol Aging*, n° 15 (1), p. 65-77.

Astell, A.J., Harley, T.A. (1996), « Tip-of-the-tongue states and lexical access in dementia ». *Brain and Language*, n° 54, p. 196–215.

Bialystok, E., Craik, F.I., Klein, R., Viswanathan, M. (2004), « Bilingualism, aging, and cognitive control : evidence from the Simon task », *Psychology and Aging*, vol. 19, n° 2, p. 290-303.

Bortfeld H., Leon S.D., Bloom J.E., Schober M.F. et Brennan S.E. (2001), « Disfluency rates in conversation : effects of age, relationship, topic, role, and gender », *Language and Speech*, 2001, n° 44 (2), p. 123-147.

Burke, D.M., MacKay, D.G., Worthley, J.S. et Wade, E. (1991), « On the tip of the tongue : What causes word finding failures in young and older adults ? », *Journal of Memory and Language*, n° 30, p. 552-579.

Burke D.M. et Shafto M.A. (2004), « Aging and language production », *Current Directions in Psychological Science*, vol. 13, n° 1, p. 21-24.

Burke, D.M., Stamatakis, E.A., Broderick, C., Finan, V., Shafto, M.A. et Osborne, G. (2005), « Aging, tip-of-the-tongue experiences, and atrophy of the insula : A voxel-based morphometry study », *Journal of Cognitive Neuroscience*, n° 17, Suppl. B195.

Craik, F.I.M. et Salthouse, T.A., eds, (1992), *Handbook of aging and cognition*, Hillsdale, N.J., Lawrence Erlbaum Associates.

Christen-Gueissaz. E. (1998), « Mémoire et récit de vie chez les adultes âgés », *Gérontologie*, n° 105, p. 31-39.

Csikszentmihalyi, M. (1990), *Flow : the psychology of optimal experience*, New York, Harper and Row.

Dahlgren, D.J. (1998), « Impact of knowledge and age on tip-of-the-tongue rates », *Experimental Aging Research*, n° 24, p. 139-153.

Davis D.H. (2004), « Dementia : sociological and philosophical constructions, *Soc Sci Med*, n° 58 (2), p. 369-378.

Dolcos, F., Rice, H.J., Cabeza R. (2002), « Hemispheric asymmetry and aging : right hemisphere decline or asymmetry reduction », *Neuroscience Biobehavioral Reviews*, n° 26, p. 819-825.

Dronkers, N.F. (1996), « A new brain region for coordinating speech articulation », *Nature*, n° 384, p. 159-161.

Gable, S.L., et Haidt, J. (2005), « What (and why) is positive psychology ? », *Review of General Psychology*, n° 9 (2), p. 103-110.

Genton Trachsel, A. et Christen-Gueissaz, E. (2005), *Convergences et décalages entre la portée institutionnelle des « démarches qualité » et le bien-être des résidents d'établissements médico-sociaux certifiées*, Lausanne, UNIGER.

Henderson, V. (1960), *Principes fondamentaux des soins infirmiers*, Genève, Conseil International des Infimières, traduction 2003.

Kemper, S. et Harden, T. (1999), « Experimentally disentangling what's beneficial about elderspeak from what's not », *Psychol Ageing*, n° 14 (4), p. 656-670.

Kemper, S., Herman, R. et Lian, C.H.T. (2003), « Age differences in sentence production », *Journals of Gerontology : Psychological Science*, n° 58, p. 260-269.

Kemper, S, Herman, R.E. et Liu C.J. (2004), « Sentence production by young and older adults in controlled contexts », *Journals of Gerontology, Series B : Psychological Sciences and Social Sciences*, n° 59, p. 220-224.

Le Rouzo, M.-L. et Joubert, A., « Le "mot sur le bout de la langue" chez des adultes jeunes et âgés », *Champs Psychosomatique*, n° 24, p. 113-129.

MacKay, D.G. et Burke, D.M. (1990), « Cognition and aging : A theory of new learning and the use of old connections », in T.M. Hess, ed., *Aging and cognition : Knowledge organization and utilization*, Amsterdam, North-Holland, p. 214-263.

Maslow, A.H. (1943), « A Theory of human motivation », *Psychological Review*, n° 50, p. 370-396.

Miozzo, M. et Caramazza, A. (1997), « Retrieval of lexical-syntactic features in tip-of-the-tongue states », *Journal of Experimental Psychology : Learning Memory and Cognition*, n° 23, p. 1410-1423.

Mondada, L. (2001), « Pour une linguistique interactionnelle », *Marges Linguistiques*, n° 1.

Mortensen L., Meyer A. et Humphreys G. (2006), « Age-related effects on speech production : A review », *Language and Cognitive Processes*, vol. 21, n° 1-3, p. 238-290.

Park, D.C. et Gutchess, A.H. (2002), « Aging, cognition and culture : A neuroscientific perspective », *Neuroscience and Biobehavioral Reviews*, n° 26, p. 859-867.

Peterson, C., Park, N. et Seligman, M.E.P. (2005), « Orientations to happiness and life satisfaction: The full life versus the empty life », *Journal of Happiness Studies,* n° 6 (1), p. 25-41.

Pickering, M.J. et Garrod, S. (2004), « Towards a mechanistic psychology of dialogue », *Behavioral and Brain Sciences*, n° 27, p. 169-226.

Pulvermüller, F. (1999), « Words in the brain's language », *The Behavioral and Brain Sciences*, n° 22, p. 253-279.

Pullvermuller, F. (2002), « A brain perspective on language mechanisms : from discrete neuronal ensembles to serial order », *Progress in Neurobiology,* n° 67, p. 85-111.

Schlegoff, E.A., Jefferson, G. et Sacks, H. (1977), « The Preference for self-correction in the organization of repair in conversation », *Language*, n° 53, p. 361-382.

Schwartz, B.L. (1999), « Sparkling at the end of the tongue : The etiology of tip-of-the-tongue phenomenology », *Psychonomic Bulletin and Review*, n° 6, p. 379-393.

Schwartz, B.L. (2001), « The Relation of tip-of-the-tongue states and retrieval time », *Memory et Cognition*, n° 29, p. 117-126.

Schwartz, B.L. et Frazier, L.D. (2005), « Tip-of-the-tongue states and aging : contrasting psycholinguistic and metacognitive perspectives », *Journal of General Psychology*, n° 132 (4), p. 377-391.

Seligman M.E.P. et Csikszentmihalyi, M. (2000), « Positive psychology : An introduction », *American Psychologist*, n° 55 (1).

Shaywitz, B.A., Shaywitz, S.A., Pugh, K.R., Constable, R.T., Skudlawski, P., Fulbright, R.K. et al. (1995), « Sex differences in the functional organization of the brain for language », *Nature*, n° 373 (6515), p. 607-609.

Shafto, M.A., Stamatakis, E.A., Tam, P.P., Burke, D.M. et Tyler, L.K. (2006), « Age-related changes in activation during tip-of-the-tongue : An event-related fMRI study », *Journal of Cognitive Neuroscience*, n° 18, Suppl. D35.

Ska, B., Joanette, Y. (1996), « Discourse in older adults : Influence of text, task, and participant characteristics », *Journal of Speech-Language Pathology and Audiology,* n° 20, p. 101-108.

Szaflarski, J.P., Holland, S.K., Schmithorst, V.J., Byars, A.W. (2006), « fMRI study of language lateralization in children and adults », *Human Brain Mapping*, n° 27, p. 202-212.

Thompson, R. Emmorey, K. et Gollan, T. (2005), « "Tip of the fingers" experiences by deaf signers », *Psychological Science*, n° 16, p. 856-860.

Valdois, S. et Joanette, Y. (1991), « Aspects neuropsychologiques du vieillissement normal », in M. Habib, Y. Joanette et M. Puel, dir., *Syndromes démentiels : approche clinique et neuropsychologique*, Paris, Masson, p. 137-144.

Wingfield, A. et Grossman, M. (2006), « Language and the aging brain : Patterns of neural compensation revealed by functional brain imaging », *J. Neurophysiol.*, n° 96, p. 2830-2839.

Zellner Keller, B. (2006), Aging and speech prosody. Speech prosody 2006, *Studientexte Zur Sprachkommunikation*, Rüdiger Hoffmann, Hansjörg Mixdorff (eds), p. 696-70.

7

Représentations de la maltraitance et de la bientraitance envers les personnes âgées chez des professionnels d'établissements médico-sociaux : quelles indications pour la prévention ?

Delphine Roulet Schwab

Introduction

Pourquoi s'intéresser aux représentations de la maltraitance et de la bientraitance des personnes âgées chez des professionnels d'établissements médico-sociaux hébergeant des personnes âgées ? Tout d'abord parce qu'il s'agit d'une problématique d'actualité encore relativement taboue, qui véhicule des compréhensions diverses parmi les professionnels du champ socio-sanitaire et le grand public, tout en suscitant de nombreux débats parmi les scientifiques et les politiciens. En explorant la littérature sur le sujet dans le cadre de notre mémoire de licence en psychologie (Roulet, 2002), d'une recherche-action sur la prévention de la maltraitance des personnes âgées en institution (Roulet, 2004a) et de notre thèse de doctorat (en cours), nous avons constaté à maintes reprises que ce sujet soulève de nombreuses polémiques. Notamment, il voit s'affronter des conceptions diverses du rôle et de la responsabilité des différents acteurs impliqués (personnes âgées, proches aidants, professionnels du champ socio-sanitaire, État, médias, etc.).

Dans le cadre de notre activité au sein du comité de l'Association suisse pour la prévention de la maltraitance envers les personnes âgées (Alter Ego), nous observons qu'il ne suffit pas de mettre des outils à disposition des professionnels pour qu'ils s'en saisissent et s'en servent.

Tout se passe plutôt comme s'il y avait un décalage entre des besoins de soutien – plus ou moins directement exprimés – et les demandes d'aide effectives. Nous formulons l'hypothèse que cette non-sollicitation est en large partie liée à la connotation négative, culpabilisante et stigmatisante du terme « maltraitance » ainsi qu'à sa conception parfois très réductrice. Nous pensons que cette connotation constitue un frein à la formulation de demandes de prestations spécifiques. Ainsi, explorer les représentations de la maltraitance permet de mieux saisir les interprétations des professionnels de cette notion, afin d'affiner et d'adapter les mesures de prévention et d'accompagnement. De même, investiguer les représentations de la bientraitance contribue à évaluer dans quelle mesure les actions de prévention et le type de communication privilégié correspondent ou non à la sensibilité des personnes cibles. L'emploi du terme « bientraitance » comporte toutefois un certain nombre de limites : s'il a l'avantage d'être plus valorisant et moins menaçant pour les aidants, sa généralisation excessive peut mener à une esquive du débat et à une banalisation d'actes qui restent graves.

Par ailleurs, dans une perspective psychosociale et systémique, il nous importe de comprendre le phénomène de la maltraitance dans sa globalité et sa complexité, c'est-à-dire de situer les actes ou attitudes observés dans leur contexte, en considérant les interactions entre les nombreux protagonistes de la situation. Explorer les représentations de la maltraitance est en ce sens nécessaire pour saisir toute la complexité et la finesse des mécanismes à l'œuvre dans les processus conduisant à des situations de violence envers des aînés.

Une analyse de représentations recueillies dans le cadre de formations

Le présent chapitre présente l'analyse de matériel récolté dans le cadre de sessions de sensibilisation à la maltraitance des personnes âgées, proposées par l'Association Alter Ego. Nous avons dispensé ces formations au cours des années 2004 et 2005 dans divers établissements médico-sociaux (EMS) de Suisse romande. Elles s'adressaient à des professionnels de tous secteurs (soins, animation, intendance, cuisine, etc.), mais ont été essentiellement suivies par des soignants (infirmiers et aides-soignants) et des animateurs. Cette donnée est selon nous à comprendre en regard de contraintes pratiques et organisationnelles : la possibilité de libérer du personnel une demi-journée dépend du nombre de personnes à disposition (taille de l'équipe par secteur). Elle est probablement aussi liée aux représentations que les responsables d'équipe et les directions ont de la problématique de la maltraitance des personnes âgées et, par là, des personnels qu'ils considèrent comme à risque ou concernés.

Le matériel récolté consiste en des associations libres[1] sur les termes « maltraitance » et « bientraitance ». Il réunit également les remarques et les pistes de prévention évoquées par les participants. Cette activité a été effectuée de manière collective. La contribution de chacun était libre, ce qui signifie que certaines personnes se sont plus exprimées que d'autres. Nous estimons que ce fait n'a pas d'incidence sur la validité des représentations recueillies, puisque nous ne cherchons pas à analyser la perception d'individus spécifiques, mais celle d'un échantillon de professionnels. D'un point de vue qualitatif, tout matériel de recherche est coconstruit dans l'interaction avec le contexte de sa production. Il importe en ce sens de préciser que cette tâche d'associations libres n'a pas été réalisée dans le cadre d'une recherche. Elle constituait une activité pédagogique qui visait à explorer le champ sémantique de la maltraitance et à permettre aux participants de faire des liens entre leurs connaissances préalables et les savoirs théoriques et réflexifs développés durant la formation.

Chaque session de sensibilisation durait une heure et demie ou trois heures (selon la demande de l'établissement) et avait lieu dans les murs de l'institution. Le contenu était adapté en fonction du temps à disposition. Les sessions d'une heure et demie comprenaient un travail d'associations libres en groupe et une partie théorique et d'échanges sur la problématique de la maltraitance (définitions, types de maltraitance, ampleur du phénomène, facteurs de risque et pistes pour la bientraitance). Les sessions de trois heures comportaient en plus des exercices pratiques en petits groupes autour de situations de négligence proposées sur la forme de vignettes illustrées (type bande dessinée). Nous inscrivions les

1. La question posée aux participants était la suivante : « Quand vous entendez le mot maltraitance/bientraitance, à quels mots, images ou expressions cela vous fait tout de suite penser ? » Du point de vue de l'étude des représentations sociales, la technique d'associations libres présente l'avantage de posséder un caractère spontané qui permet d'accéder facilement et rapidement aux éléments qui constituent l'univers sémantique d'une représentation. Par ailleurs, l'aspect projectif de cette technique évite que des processus de rationalisation interviennent et orientent les réponses, sous l'effet de la désirabilité sociale par exemple (De Rosa et Thériault, 1988).

associations proposées par les participants sur de grandes feuilles blanches, sans chercher à les organiser en catégories ou en types. Nous avons utilisé des couleurs différentes pour indiquer si les associations renvoyaient : au terme « maltraitance », au terme « bientraitance », et à des remarques ou des pistes pour la prévention. Ce code de couleurs nous a aidée lors de l'analyse des représentations sous-jacentes.

Qu'est-ce qu'une représentation sociale ?

Avant de présenter plus en détail l'analyse de ce matériel, il convient de définir ce que nous entendons par « représentations sociales ». La notion de représentations sociales occupe en psychologie une place particulière. Au carrefour entre l'individuel et le social, entre les approches cognitives et sociales, elle participe à une véritable interdisciplinarité dans laquelle se rencontrent les intérêts des psychologues sociaux, des anthropologues, des sociologues, des linguistes et des historiens des mentalités. D'abord utilisée par les sociologues et les philosophes, elle est devenue une théorie centrale de la psychologie sociale avec les travaux de S. Moscovici en 1961. Les représentations sociales possèdent la particularité de concerner tous les aspects et domaines de la vie sociale. Elles influencent jusqu'à la vie intime et reflètent les relations entre la sphère publique et la sphère privée. De manière générale, une représentation sociale désigne un ensemble de contenus et de savoirs à la fois spécifique et commun à des individus. Elle relève d'une structure dynamique qui évolue et se reconstruit en permanence, sous l'influence des conditionnements et des orientations émanant des sociétés et des groupes d'appartenance.

Lorsque l'on parle de représentations sociales, une première difficulté est due au fait que le terme « représentation » désigne à la fois :

- un phénomène (c'est-à-dire la construction sociale d'un objet particulier, par exemple la maltraitance ou la bientraitance des personnes âgées) ;
- un concept (une structure et une dynamique sociocognitive, c'est-à-dire le processus sociocognitif des représentations sociales) ;
- une théorie (un ensemble de propositions visant à rendre compte du savoir de sens commun, c'est-à-dire la théorie des représentations sociales).

Cette diversité de niveaux transparaît dans les définitions qui en ont été données :

> La représentation sociale est à la fois le produit et le processus d'une activité mentale par laquelle un individu ou un groupe reconstitue le réel auquel il est confronté et lui attribue une signification spécifique. (Abric, 1987, p. 64)

Ou, comme le décrit Moscovici (1976) :

> Les représentations sociales constituent une organisation psychologique, une forme de connaissance particulière à notre société, et irréductible à aucune autre. En résumé, nous y voyons des systèmes qui ont une logique et un langage particuliers, une structure d'implications qui portent autant sur des valeurs que sur des concepts. Un style de discours qui leur est propre. Nous ne les considérons pas comme des « opinions sur » ou des « images de », mais comme des théories, des sciences collectives *sui generis*, destinées à l'interprétation et au fonctionnement du réel. (p. 43 et 48)

Plus généralement, une représentation sociale constitue un ensemble organisé d'opinions, d'attitudes, de croyances et d'informations se référant à un objet ou à une situation. Elle est déterminée à la fois par le sujet lui-même (son histoire, son vécu), par le système social et idéologique dans lequel il s'inscrit, ainsi que par la nature des liens que ce sujet entretient avec le système social. Cela suppose que « les comportements des sujets ou des groupes ne sont pas déterminés par les caractéristiques objectives de la situation, mais par la représentation de cette situation » (Abric, 1989, p. 207). Ainsi, un même objet peut donner lieu à des représentations différentes et donc avoir, selon les personnes et les contextes, des significations diverses. Les comportements étant liés aux représentations, nous voyons bien toute l'importance de l'étude des représentations de la maltraitance et de la bientraitance pour la prévention.

Les représentations sociales se constituent dans un double mouvement d'objectivation[1] et d'ancrage[2], qui permet l'appropriation du réel. Nous

---

1. L'objectivation désigne le processus de transformation de concepts abstraits, complexes ou nouveaux, en images concrètes et signifiantes. Ces images peuvent être clairement perçues et assimilées (par le biais du processus d'ancrage) selon des cadres de référence et des conceptions familières. Elles constituent en quelque sorte des pré-représentations. Le processus d'objectivation permet une meilleure compréhension de l'environnement, mais il implique une simplification de la réalité, donc une perte de richesse informative.
2. L'ancrage participe à la formation d'une représentation en donnant une efficacité concrète au noyau figuratif (créé dans le mouvement d'objectivation). Il permet à l'individu d'intégrer l'objet de représentation dans son système de valeurs, en comparant les informations nouvelles aux catégories qu'il possède déjà et qui sont facilement accessibles dans sa mémoire. L'objet nouveau sera alors ancré, c'est-à-dire qu'il s'intégrera dans une des catégories existantes, suite à quelques adaptations.

n'allons pas étudier ici la formation des représentations de la maltraitance et de la bientraitance, mais plutôt chercher à saisir leur forme et leur contenu. Cette démarche nous permettra de constituer une sorte de photographie de l'état des représentations des professionnels de notre échantillon, sachant qu'elles sont amenées à se transformer et que l'un des objectifs d'une formation de type sensibilisation est justement de participer à l'évolution des représentations.

Maltraitance et bientraitance des personnes âgées, de quoi parle-t-on ?

Il nous paraît important d'esquisser brièvement les contours de la problématique de la maltraitance des personnes âgées, telle qu'elle est décrite dans la littérature sur le sujet. Cet aperçu nous permettra de situer les représentations des professionnels dans ce cadre de référence.

De nombreuses définitions ont été proposées pour décrire le phénomène de la maltraitance des aînés. Une des plus connues est celle de l'Organisation mondiale de la santé (OMS), exposée dans son *Rapport mondial sur la violence et la santé* (2002) :

> La maltraitance est un acte commis ou omis, auquel cas on parle habituellement de « négligence », qu'elle soit intentionnelle ou involontaire. La maltraitance peut être physique ou psychologique, avec des agressions verbales notamment. Elle peut aussi passer par des mauvais traitements sur le plan financier et matériel. Quel qu'en soit le type, la maltraitance entraînera certainement des souffrances et des douleurs inutiles, la perte ou la violation des droits de l'homme et une dégradation de la qualité de vie de la personne âgée.

Cette définition est largement reconnue et possède l'avantage de ne pas se fonder uniquement sur des travaux réalisés dans des pays occidentaux. Elle constitue de ce fait une référence au niveau international. Un autre aspect intéressant de cette définition est la clarification du statut de l'intentionnalité, souvent source de débats et de divergences de perception.

La commission du Conseil de l'Europe (1987) a, quant à elle, retenu la définition suivante :

> La violence se caractérise par tout acte ou omission commis par une personne, s'il porte atteinte à la vie, à l'intégrité corporelle ou psychique ou à la liberté d'une personne ou compromet gravement le développement de sa personnalité et/ou nuit à sa sécurité financière.

Comme nous pouvons le constater, cette définition relève les mêmes catégories d'actes que la précédente (physiques, psychologiques, financiers ou matériels, négligences et violations des droits). Elle ajoute toutefois l'idée d'une atteinte au développement de la personnalité. Cette notion – qui fait certainement d'abord référence à la maltraitance des enfants – nous semble apporter un éclairage pertinent sur les enjeux liés à la dépersonnalisation et à la désubjectivation dans le processus de la maltraitance des personnes âgées.

Les termes « violence » et « maltraitance » sont très souvent utilisés en tant que synonymes. Les distinguer nous paraît toutefois intéressant pour saisir la spécificité de la maltraitance et ses implications concrètes. Si ces deux notions désignent la destruction et l'atteinte à l'intégrité de l'autre, la seconde s'inscrit souvent dans le contexte d'une relation marquée d'asymétrie du fait de la vulnérabilité de l'un des partenaires (enfant, femme, personne en situation de handicap, personne âgée, etc.). La définition suivante, relative aux personnes âgées, rend compte de cette nuance :

> La maltraitance consiste en un acte simple ou répété, ou le manque d'action appropriée dans une relation en principe fondée sur la confiance, qui provoque un préjudice ou une souffrance à une personne âgée. (OMS, 2002)

La violence désigne ainsi une catégorie générale de faits et d'actes. On parle par exemple de la violence d'une tempête pour désigner son aspect destructeur. La maltraitance constitue une forme de violence, mais elle présente de plus la particularité de s'inscrire dans une relation de relative intimité. Elle s'approche en ce sens de la notion d'abus de pouvoir, voire d'abus de confiance. Prenons un exemple : une dame âgée qui se fait voler son sac à main dans la rue par un inconnu est victime d'un acte de violence, mais si cette même dame âgée se fait systématiquement tromper par sa voisine qui fait ses commissions et garde la monnaie, on préférera parler d'un acte de maltraitance. La dimension relationnelle et communicationnelle du processus de maltraitance nous paraît essentielle pour saisir avec finesse toute la complexité des mécanismes en jeu et tenter de développer des mesures de prévention aussi adaptées que possible. Nous verrons plus loin comment cette dimension apparaît dans les représentations des professionnels. Cette dimension relationnelle et communicationnelle est également à l'origine des phénomènes d'escalade et d'engrenage, dans lesquels on assiste à une montée en symétrie des partenaires de la relation à travers des actes et des attitudes agressifs ou défensifs.

Dans les catégorisations existantes, cinq types de maltraitance sont généralement distingués.

- La *maltraitance physique*. Cette catégorie, la plus visible, apparaît souvent comme la plus choquante. Elle est pourtant une des moins courantes. Elle comprend notamment les coups, les brûlures, les chutes provoquées, la contention, les abus sexuels.
- La *maltraitance psychologique*. Parmi les plus fréquents, ce type de maltraitance est essentiellement verbal. Il vise l'existence même de la personne, son aspect ou son état mental et provoque des atteintes à l'identité et à l'estime de soi, ainsi que de la peur, de la dépression et de l'angoisse. Il peut prendre la forme de chantage, d'humiliation, de menaces, d'infantilisation, d'injures, de rejet.
- La *maltraitance financière*. Elle constitue également un type de maltraitance parmi les plus courants envers les personnes âgées. Elle recouvre tous les actes qui empêchent la personne de maîtriser ses ressources financières, comme la spoliation d'argent et de biens, le détournement partiel ou total de pension de retraite, l'héritage anticipé ou la mise sous tutelle abusive.
- La *négligence*. Active ou passive (c'est-à-dire intentionnelle ou non), elle regroupe la non-réponse et la non-reconnaissance des besoins de la personne âgée dépendante, ainsi que tout manque d'aide à la vie quotidienne, tels que privation de soins ou d'hygiène, manque de stimuli, privation de nourriture, abandon d'une personne incapable de s'occuper d'elle-même.
- La *violation des droits*. Cette catégorie fait référence aux droits de l'homme en général, ainsi qu'à des textes plus spécifiques comme le droit des patients ou les chartes de la personne âgée dépendante. Elle concerne aussi bien la violation des droits élémentaires que des situations d'abus d'autorité ou de pouvoir, tels que placement forcé en institution, privation de papiers d'identité, restriction ou interdiction du droit de visite, fait de déclarer un aîné incapable de voter plutôt que de le conduire au bureau de vote, fait de répondre à la place de la personne.

Selon les catégorisations, d'autres types de maltraitance sont définis (violences médicamenteuses par exemple). Il est également intéressant de relever qu'en fonction des cultures et selon les pays, certaines catégories de maltraitance sont spécifiquement mises en évidence, comme les accusations de sorcellerie en Afrique du Sud (OMS, 2002). Cet exemple démontre le relativisme de la définition de la maltraitance et de la violence :

en fonction de normes, de valeurs et de croyances qui diffèrent selon les époques, les cultures et les individus, les mêmes faits sont considérés comme de la maltraitance ou non. Ce relativisme s'observe très bien dans les perceptions de la violence dans l'éducation des enfants. Jusqu'à récemment, il était considéré comme normal, voire souhaitable, d'utiliser des corrections physiques pour apprendre aux enfants à bien se comporter[1]. Actuellement, une mère qui gifle son enfant dans la rue est considérée comme maltraitante. Or, ce relativisme ne va pas sans poser des problèmes interculturels, comme le démontre Sabatier (2005). Nous n'allons toutefois pas développer ce point ici.

Concernant la maltraitance des personnes âgées, c'est récemment que l'intérêt des scientifiques et des politiques s'est porté sur cette question. Le premier article scientifique sur le sujet a paru en 1975[2]. Aujourd'hui, un grand nombre d'ouvrages ont été publiés sur cette problématique et de nombreuses recherches ont été conduites. En Suisse, l'association pour la prévention de la maltraitance des personnes âgées Alter Ego[3] a vu le jour en 2002. Elle mène des actions d'information auprès du grand public et des professionnels (ligne téléphonique, pièce de théâtre interactive, etc.) et offre plusieurs types de formations (sensibilisation, multiplicateurs, etc.). Elle propose également diverses prestations aux professionnels (groupes de référence, unité d'intervention en établissement, etc.).

Aucune recherche épidémiologique de grande envergure n'a été réalisée en Suisse, mais il est fort probable que les chiffres suisses soient comparables à ceux de la France et d'autres pays occidentaux. Ainsi, on estime que, de manière générale, entre 3 à 10 % des personnes de plus de 65 ans sont victimes de mauvais traitements dans les pays occidentaux (Organisation des Nations Unies, 2002). À domicile, ce chiffre se monterait à 4 à 6 % (OMS, 2002). Selon le réseau ALMA (Allô maltraitance des personnes âgées, France), entre 65 et 75 % des situations signalées concernent le domicile (Cario, 2003). Selon l'OMS (2002), il n'existerait pas de données fiables et d'ampleur nationale concernant la prévalence ou l'incidence de la maltraitance en institution. Les études existantes posent cependant un certain nombre de problèmes et de difficultés d'interprétation, du fait qu'elles se fondent uniquement sur les cas constatés et signalés (alors que l'on sait que bon nombre de situations restent dans

1. On parle parfois à ce propos de « pédagogie noire » ; cf. par exemple Barras (2005).
2. Baker (1975) ; Burston (1975).
3. Cf. www.alter-ego.ch

l'ombre). Les auteurs se référant souvent à des définitions et à des typologies différentes, la comparaison des résultats entre les études est par ailleurs généralement ardue.

Malgré leurs limites, les recherches conduites depuis une vingtaine d'années ont permis d'identifier un certain nombre de facteurs de risque de maltraitance. Par « facteur de risque », on entend un indicateur de situation à risque. C'est l'accumulation ou la répétition de ces facteurs qui conduirait à de la maltraitance avérée. Il est néanmoins souvent délicat de déceler la présence d'abus ou de négligences envers des personnes âgées. L'identification de plusieurs facteurs de risque dans une situation n'indique pas forcément en effet la présence d'actes de maltraitance. Il convient donc d'être prudent lors de la dénonciation ou du signalement de situations de maltraitance suspectée. Dans tous les cas, cette évaluation ne peut se faire sans solliciter et confronter les points de vue des personnes concernées. Comme nous l'avons déjà mentionné, il s'agit aussi de replacer les actes observés dans leur contexte, afin de percevoir le sens qu'ils prennent pour les acteurs.

Par souci de synthèse, nous n'allons pas lister de manière exhaustive les facteurs de risque de maltraitance décrits dans la littérature. Nous retiendrons toutefois qu'ils se situent à plusieurs niveaux : individuel, interpersonnel et communautaire (OMS, 2002) (tableau 7-1).

Tableau 7-1. Facteurs de risque de maltraitance

Individuels		Interpersonnels	Contextuels
Liés à la personne âgée	Liés à l'aidant		
Dépendance pour les soins de base (hygiène et alimentation) Incapacité de discernement Démences Incontinence Troubles du caractère Etc.	Épuisement Surcharge Manque de temps Manque de formation Manque de reconnaissance, de soutien Troubles mentaux Alcoolisme, toxicomanie Isolement ou marginalité Etc.	Conflits et rivalités Co-dépendance Manque de communication Manque de cohérence et de collaboration Manque de clarté des rôles et des responsabilités collectives Antécédents de violence intrafamiliale ou institutionnelle Etc.	Cohabitation dans un espace réduit ou surpeuplé Locaux inadaptés Absence d'espace privé Âgisme et stéréotypes négatifs envers les vieux Problèmes de gestion financière de l'institution (si hébergement) Problèmes de ressources humaines (en institution) Dénigrement du travail en gériatrie Pressions sociodémographiques et économiques Etc.

Nous examinerons plus loin comment ces différents facteurs de risque apparaissent dans les représentations des professionnels et quelles indications ils fournissent par rapport aux besoins en prévention (information notamment).

La bientraitance, quant à elle, constitue une notion très en vogue actuellement, mais qui n'a été que peu définie dans la littérature[1]. Elle est souvent utilisée dans le sens de bienveillance ou de bienfaisance, en référence aux valeurs défendues par l'éthique. Nous analyserons ci-après comment elle est perçue par les professionnels d'établissements médico-sociaux.

Quelles représentations les professionnels d'établissements médico-sociaux ont-ils du phénomène de la maltraitance des personnes âgées ?

Après un premier classement thématique des associations libres recueillies, nous avons obtenu 258 mots ou groupes de mots (items) renvoyant au terme « maltraitance ». Nous avons dégagé deux groupes d'items :

- les items relatifs à des actes de maltraitance à proprement parler (n=156) ;
- les items relatifs à des facteurs explicatifs (ou facteurs de risque) (n=102).

Il est à noter que cette distinction n'était pas faite par les professionnels, la tâche d'associations libres n'impliquant pas de classement.

En observant plus finement l'ensemble des items relatifs à des actes de maltraitance (n=156), il apparaît qu'ils peuvent être regroupés en 6 catégories : une catégorie générale et cinq catégories correspondant aux types de maltraitance définis dans la plupart des typologies internationales[2] (tableau 7-2).

1. Cf. par exemple Desmet et Pourtois (2005).
2. Cf. par exemple OMS, 2002.

Tableau 7-2. Actes de maltraitance (*n*=156)

Général (*n*=44)	Physiques (*n*=19)	Psychologiques (*n*=57)	Financiers (*n*=2)	Négligences (*n*=30)	Violations des droits (*n*=4)
« Synonymes » (=21) Manque de respect, irrespect (6) Violence (5) Faire du mal à quelqu'un (3) Atteinte à l'intégrité, à la dignité (2) Agressivité Attaques Perdre les pédales Maltraitance de la personne âgée envers le professionnel Maltraitance entre résidents (aussi physique) *Indices* (=22) Solitude, repli sur soi (6) Peur, angoisse, méfiance (5) Souffrance (3) Douleur(s) (3) Tristesse, désespoir (2) Culpabilité (après) Sentiment d'insécurité Malaise Maltraitance des enfants	Maltraitance physique, blessures, coups (8) Contentions physique et chimique, enfermement (4) Agressivité physique (2) Brutalité, brusquer (2) Acharnement thérapeutique (2) Absence de soins	Abus de pouvoir, imposer, obliger, dominer, penser être supérieur, soumission (12) Indifférence, ignorer, rejet (6) Agressivité verbale, façon de parler, paroles, injures (5) Maltraitance, blessures psychiques (4) Se moquer (3) Haine, méchanceté (2) Être impoli, impertinence (2) Froideur (2) Racisme (2) Jugement (2) Dénigrer, dévaloriser (2) Humilier (2) Impatience (2) Rétorsion, vengeance (2) Infantiliser Familiarité Pression psychologique Mépris Intolérance Chantage Mensonge Ne plus faire preuve de compassion Refuser de laisser mourir quelqu'un qui veut « partir » Ne plus avoir le choix d'avoir d'autres envies	Manque financier Suspicion de vol	Manque d'écoute (5) Banalisation (4) Faire semblant de ne pas voir le besoin de la personne (ex. : observation non transmise), non-écoute et non-reconnaissance des besoins exprimés et de la douleur (4) Ne pas s'adapter aux besoins de la personne, à ses habitudes de vie, à l'évolution de la situation (3) Négligence (2) Manque d'attention, routine (2) Faire à la place, s'exprimer à la place de la personne (2) Ne pas prendre en compte le vécu et la vie de la personne Maltraitance alimentaire, vestimentaire Soins vite faits Omission Non-prise de décision Médecin qui ne prend pas le temps de voir les résidents Consultation du médecin pendant le petit-déjeuner Maltraitance vis-à-vis de soi	Enfermement social (stigmatisation) Manque de droits humains Isolement social Placement non désiré

- Nous avons placé dans la première catégorie les items généraux, c'est-à-dire ceux qui pouvaient s'appliquer à l'ensemble des cinq autres catégories (par exemple, manque de respect, violence, atteinte à l'intégrité, etc.). S'y trouvent également les items relatifs à des conséquences ou à des indices de maltraitance, comme le repli sur soi, la peur, l'angoisse, la souffrance, la douleur, etc. Il est à noter que la plupart d'entre eux désignent à la fois des indices et des facteurs de risques de maltraitance (cf. tableau 7-3). Cette catégorie (n=44) est la deuxième plus fournie après celles des actes de maltraitance psychologique (n=57). Cette remarque nous paraît importante dans la mesure où elle indique que les professionnels de notre échantillon ont une représentation relativement généraliste de la maltraitance. Il serait intéressant de comparer ces résultats avec ceux d'individus tout-venant ou de personnes âgées. Les professionnels étant plus directement confrontés à cette problématique – et peut-être plus informés – que le grand public, il est fort possible que leurs représentations soient plus spécifiques. On peut également se demander si ces représentations auraient été différentes à l'issue de la formation.
- La deuxième catégorie concerne les actes de maltraitance physique. Contrairement aux représentations courantes – véhiculées par les médias notamment –, ce type de maltraitance n'est de loin pas le plus fréquent. À ce titre, il est intéressant de constater que relativement peu d'items en rapport à cette catégorie (n=19) sont cités par les professionnels. Est-ce dû au fait que la maltraitance physique constitue une réalité peu connue dans les établissements médico-sociaux de notre échantillon ? Ou est-ce que ces professionnels ne se risquent pas à nommer de tels actes, de peur d'être considérés comme maltraitants ? Il serait intéressant d'approfondir cette réflexion, notamment en rapport aux effets de contexte : ces mêmes professionnels, sollicités dans un autre cadre, auraient certainement formulé des associations différentes. Nous pouvons penser qu'en participant à une recherche en tant qu'individus tout-venant, ces personnes auraient peut-être activé des représentations plus proches de celles véhiculées par les médias, donc plus focalisées sur la maltraitance physique. En réalisant une tâche d'associations libres sur la maltraitance des personnes âgées dans le cadre d'une formation intra-muros, les participants ont avant tout mobilisé des représentations proches de leurs expériences. À notre sens, cela ne signifie pas que la maltraitance physique n'existe pas dans les établissements médico-sociaux, mais simplement qu'elle

reste minoritaire et que ce type d'actes est difficile à évoquer, d'autant plus face à des collègues.

- La troisième catégorie renvoie aux actes de maltraitance psychologique. Elle regroupe très clairement le plus grand nombre d'items (*n*=57). Du point de vue de la prévention, ce constat est encourageant, car il indique que les professionnels ont conscience que des attitudes parfois subtiles et difficilement quantifiables – comme le ton de la voix ou le fait d'imposer son point de vue – peuvent constituer de la maltraitance. Remarquons que la notion d'abus de pouvoir est la plus représentée (*n*=12). Elle constitue en ce sens un élément central de la représentation de la maltraitance des professionnels de notre échantillon[1].
- La quatrième catégorie est relative aux actes de maltraitance financière. Il s'agit de la catégorie comportant le plus petit nombre d'items (*n*=2). Ce constat correspond aux observations que nous faisons depuis plusieurs années dans le cadre de notre pratique de prévention : les professionnels (et les médecins en particulier) paraissent souvent surpris d'apprendre que ce type d'actes constitue un type de maltraitance à part entière. Ces abus étant parmi les plus courants envers les personnes âgées[2], de telles réactions montrent bien la nécessité de sensibiliser les professionnels à ce type de maltraitance.
- La cinquième catégorie se rapporte aux actes de maltraitance par négligence. Tout comme pour la maltraitance psychologique, ces items sont très présents (*n*=30) dans les représentations des professionnels. Ils ne sont généralement pas apparus au début de l'activité associative, mais plutôt lorsque plusieurs autres items relatifs à de la maltraitance psychologique ou physique avaient déjà été évoqués. Cette observation nous incite à penser que les professionnels convoquent peut-être moins spontanément ces représentations : elles émergeraient lorsque le processus de réflexion est initié et qu'un climat de confiance propice à la prise de distance a été établi. Il est en effet possible que ce type d'associations mette plus en danger les participants, car il renvoie à des actes plus banals, donc potentiellement plus proches de leurs pratiques et de leur expérience.

---

1. Il est possible aussi que notre profession de psychologue ait en partie déterminé les attentes perçues par les participants et orienté leurs associations.
2. Comme l'indique la littérature sur le sujet.

- La sixième catégorie concerne finalement la violation des droits[1] des aînés. Ce type de maltraitance est très peu représenté (*n*=4). Peut-être ce résultat est-il lié aux insertions sociales et professionnelles des individus présents, lesquelles déterminent le cadre de référence à travers lequel ils perçoivent et analysent la réalité. Des juristes auraient certainement une sensibilité plus grande à ce type de maltraitance.

Lors de notre classement thématique, un second groupe d'items est apparu. Ce sont les associations désignant des facteurs de risque de maltraitance ou des conditions contextuelles participant au processus de la maltraitance. Pour rendre compte qu'il s'agit de représentations sociales[2] – par opposition à des facteurs de risque objectivés par des études scientifiques –, nous avons choisi de les appeler « facteurs explicatifs » (tableau 7-3).

Il nous paraît tout d'abord intéressant de remarquer que le nombre d'associations relatives aux facteurs explicatifs (*n*=102) est aux deux tiers aussi important que celui correspondant aux actes de maltraitance (*n*=156). Cette observation indique que les représentations des professionnels ne se situent pas uniquement à un niveau descriptif, mais qu'elles incluent des éléments plus explicatifs concernant le processus conduisant à l'apparition d'actes de maltraitance.

Le classement en trois catégories (facteurs individuels, interpersonnels et contextuels) que nous avons utilisé pour ces facteurs explicatifs correspond à celui de l'OMS (2002). La catégorie des facteurs *individuels* fait référence à des éléments liés à la personnalité, au vécu, au parcours de vie ainsi qu'à l'état de santé et de dépendance des personnes concernées. Les facteurs *interpersonnels* renvoient aux interactions entre les professionnels et les résidents âgés. Finalement, la catégorie des facteurs *contextuels* est relative aux conditions dans lesquelles évoluent les acteurs de la relation d'aide et de soins. Elle comprend des facteurs liés aux fonctionnements institutionnel[3] et sociétal, ainsi qu'à la société et à l'environnement de vie.

---

1. Plusieurs items renvoyant à l'autonomie ou à l'information auraient pu être classés dans cette catégorie. Mais afin d'éviter les confusions et les redondances, nous avons choisi de n'y faire figurer que les éléments s'y rapportant le plus explicitement.
2. Nous demandions aux professionnels quels étaient les mots, images ou expressions qu'ils associaient au terme « maltraitance » et non quels étaient selon eux les facteurs de risque de maltraitance.
3. La famille étant également considérée comme une institution.

Tableau 7-3. Facteurs explicatifs (*n*=102)

Individuels (*n*=47)	Interpersonnels (*n*=11)	Contextuels (*n*=44)
Stress, fatigue, surmenage (baisse du seuil de tolérance) (8) Manque de formation, ignorance, incompétence (4) Routine, « tête dans le guidon », être aigri, ne plus voir le sens de ce qu'on fait (4) Difficulté à dénoncer (professionnel, personne âgée, famille), peur des « histoires », peur de dénoncer un collègue, culpabilité du professionnel à intervenir dans des conflits familiaux (4) Être à bout de nerf, perte de la maîtrise de soi (3) Sentiment d'être démuni, impuissance (2) Handicap, dépendance, maladie (3) Tabou (2) Angoisse, peur (chez les deux partenaires de l'interaction) (2) Émotions, blocage (2) Choix de la facilité (2) Manque de connaissance par rapport à la maltraitance Manque de temps Être humain Altérité Genre (homme ou femme) Complexes (pudeur) Soignant a l'impression de bien faire Personne âgée seule Agressivité de la personne âgée envers les autres Image du résident donnée par la famille La personne âgée a peur des coûts	Non-reconnaissance de l'aidant par la personne âgée, manque d'estime (de la part des deux partenaires de l'interaction) (3) Incompréhension réciproque, manque de dialogue, ne pas se sentir écouté, compris et pris au sérieux crée de l'agressivité (3) Agression du soignant (augmente le risque de perdre les pédales), un acte chasse l'autre (= engrenage) (2) Relation asymétrique, pas de réciprocité possible Triangulation (gentils/méchants) Manque de limites	Réduction du personnel, exploitation des professionnels, surcharge de travail, effectif et encadrement (5) Attitude des médecins : la consultation doit aller vite, ce qui pousse les soignants à reformuler à la place du résident, questions adressées à l'infirmière et non au résident, réticence à se déplacer, difficulté à laisser partir les gens (mourir), parfois loin de la réalité des situations (5) Contexte et pressions socio-économiques, répartition des budgets, restrictions (4) Organisation du travail, plannings, tranches horaires, rotation du personnel (4) Manque de cohérence, approches différentes des professionnels, divergences d'idées (3) Manque de reconnaissance du personnel, statut (3) Conflits infirmières–aides-soignantes, décalages entre aides-soignantes et hiérarchie, communication (3) *Mobbing*, racisme envers les professionnels (2) Nouvelles lois, réglementations, cadre (2) Conflits familiaux, relation parents–enfants (2) Pouvoir de la blouse blanche en EMS Tolérance de l'institution Contexte, choses qui s'accumulent et qui font perdre patience Différences culturelles Enjeux d'argent derrière Gériatrie peu valorisée Croyances (« qui aime bien, châtie bien »)

Contrairement à nos attentes – liées à notre propre compréhension du processus de la maltraitance des personnes âgées et à sa définition elle-même[1] –, nous avons été surprise de constater que les facteurs explicatifs *interpersonnels* (*n*=11) n'apparaissaient que peu dans les représentations des professionnels, comparativement aux facteurs explicatifs *individuels* (*n*=47) et *contextuels* (*n*=44). Ce résultat contraste à notre avis avec le grand nombre d'items décrivant des actes de maltraitance psychologique (*n*=57) et de négligence (*n*=30). Nous pouvons nous demander s'il est dû à un cadre de référence plutôt analytique et linéaire (une cause provoque un effet) – valorisé dans les équipes d'établissements médico-sociaux et véhiculée par les cadres, notamment dans les soins et au niveau de la direction. Cela expliquerait comment, malgré une perception relativement fine des formes de maltraitance, les professionnels de notre échantillon privilégient une interprétation en termes d'individus et de contexte, sans prendre en compte les dynamiques relationnelles qui médiatisent ces facteurs dits « objectifs ».

Nous avons en effet constaté, lors du travail en groupes à partir de vignettes mettant en scène des situations de négligence, que les professionnels se montraient beaucoup plus attentifs à cette dimension interpersonnelle et prenaient conscience de son aspect médiateur. Ce faisant, ils verbalisaient également leur responsabilité personnelle dans les éventuels dysfonctionnements de la relation. Le cadre et le type de questionnement que nous leur proposions avaient en effet pour objectif de rendre visibles les effets du malentendu et de la métacommunication dans le processus conduisant ou non à des situations de maltraitance. D'un point de vue théorique, cet exemple illustre à notre sens l'influence des insertions sociales et des positionnements des acteurs dans les processus d'ancrage et de d'objectivation présentés plus haut. Plus généralement, cela signifie qu'en modifiant le cadre des interactions et en convoquant d'autres logiques d'analyse, il est possible d'influencer les représentations, et les comportements qu'elles génèrent.

1. Cf. point 4.

Comment les professionnels d'établissements médico-sociaux se représentent-ils la bientraitance envers les personnes âgées ?

Suite à un premier classement thématique des associations libres récoltées à partir du terme « bientraitance », nous avons obtenu 235 mots ou groupes de mots (items). Dans un deuxième temps, nous les avons regroupés en deux groupes :

- les items relatifs à des actes ou des attitudes de bientraitance (*n*=124) ;
- les items concernant des facteurs de bientraitance (*n*=113).

Comme pour les associations libres autour du mot « maltraitance », la question proposée aux participants était : « En entendant le mot bientraitance, quels mots, images ou expressions vous viennent tout de suite à l'esprit ? » La distinction entre actes de bientraitance et facteurs de bientraitance n'était donc pas posée comme telle dès le début.

Concernant les actes ou les attitudes de bientraitance, deux types de catégorie semblent se dégager.

- Le premier type correspond aux six catégories utilisées pour analyser les représentations des actes de maltraitance. Ce sont les actes ou attitudes de bientraitance à un niveau général, physique, psychologique, financier, en lien avec l'attention et avec le respect des droits.
- Le second type distingue les items renvoyant au fait d'être bien traité et ceux relatifs au fait d'être bientraitant. L'introduction de cette seconde distinction nous permettra de discuter plus finement du positionnement des professionnels face à la notion de bientraitance[1] (tableau 7-4).

• *Les six catégories d'actes de bientraitance :* Nous pouvons constater que la répartition des items correspond plus ou moins à celle que nous avons décrite pour les associations sur le terme « maltraitance ». Les catégories « psychologiques » (*n*=58) et « attention » (par opposition à « négligence ») (*n*=39) rassemblent en effet le plus d'items, alors que la sous-catégorie « financiers » (*n*=1) est la moins représentée. Cette similitude se comprend à notre avis par le fait que les participants ont

1. Nous n'avons pas distingué ce type de catégories dans l'analyse des représentations de la maltraitance, car cette distinction ne semblait pas pertinente.

Tableau 7-4. Actes ou attitudes de bientraitance (n=124)

	Être bien traité (n=26)	Être bientraitant (n=98)
Général (n=11)	Bien-être (3) Intégrité	Aider, rendre service, aider la personne à se mobiliser (3) Apporter des solutions au problème exprimé, répondre aux attentes (2) Travail bien fait Variété dans les animations
Physiques (n=5)	Minimum de confort	Ne pas faire d'acharnement thérapeutique mais soulager la douleur, faciliter la « dernière étape » (2) Dispenser les soins dont la personne a besoin Soigner l'apparence de la personne
Psycho-logiques (n=58)	Retour, reconnais-sance, sourire (6) Confiance (en les autres et en soi), confiance mutuelle (2) Soulagement, apaisement (2) Satisfaction (2) Estime de soi Sentiment de sécurité Acceptation (par la personne âgée, par la famille) Pas de culpabilité, de tiraillements	Se mettre à la place de la personne, empathie, se mettre dans la peau de l'autre (7) Valorisation, montrer à la personne qu'elle est utile (5) Gentillesse, douceur, tendresse, chaleur humaine, apporter de la joie (5) Accepter la personne avec son caractère, tolérance, prendre la personne où elle en est (4) Ne pas juger, chercher à comprendre, ne pas avoir de préjugés (4) Compréhension de l'autre, de ses besoins (vécu), compassion (4) Dialogue (2) Bienveillance (2) Sourire, être avenant (2) Faire passer la personne en premier, ne pas s'imposer (2) Poser des limites (droits et devoirs des deux côtés), équilibre entre forcer et négliger (2) Valider les émotions Être là pour quelqu'un sans forcément attendre quelque chose en retour Aimer ce qu'on fait
Financiers (n=1)	Minimum de confort	
Attention (par oppo-sition à né-gligence) (n=39)		Respecter la personne (autonomie, pudeur, rythme, intimité, souffrance, fatigue, limites, choix), ses affaires, son lieu de vie et sa culture (18) Être à l'écoute, écouter, ne pas être dans la routine (11) Prendre le temps, patience, disponibilité (4) S'adapter aux habitudes de la personne, à son rythme (3) Connaître son rôle, respect de la distance professionnelle (2) Anticiper la demande
Droits (n=10)	Autonomie, pouvoir faire des choix (2) Entourage Espace de parole, pos-sibilité de dire les choses	Relation d'adulte à adulte, établir un projet avec la personne, décider *avec* la personne concernée (3) Favoriser l'autonomie (2) Informer la personne

commencé par chercher des antonymes aux associations qu'ils avaient proposées concernant le terme « maltraitance ». Certains professionnels nous ont d'ailleurs exprimé que cette tâche d'associations sur le mot « bientraitance » n'avait aucun sens, puisqu'il s'agissait seulement, selon eux, de reprendre les mêmes mots et de proposer leurs contraires. Ce type de remarque souligne à notre avis la nécessité de clarifier ces notions auprès des professionnels de terrain.

Comme le souligne Cyrulnik (2005) à propos de la bientraitance des enfants,

> la bientraitance n'est pas la non-maltraitance, comme s'il s'agissait de ne pas torturer un enfant pour qu'il soit bien traité. Il est nécessaire de ne pas le maltraiter, c'est loin d'être suffisant, car si la bientraitance n'était que cela, il suffirait de disposer autour du petit un frigidaire bien rempli, un bon programme télé, de jolis vêtements propres et de lui dire chaque matin un au revoir affectueux pour qu'il se développe bien. (p. 6)

Cette citation illustre bien à notre avis les enjeux liés à la bientraitance et les nombreuses représentations connexes (du rôle professionnel, de la qualité des soins, de la mission d'un EMS, etc.) qu'ils mobilisent.

• *La distinction entre le fait d'être bien traité (n=26) et celui d'être bientraitant (n=98).* La seconde catégorie comporte très nettement le plus grand nombre d'items. À notre sens, ce résultat indique que les professionnels se sont avant tout positionnés comme personnes aidantes, donc susceptibles de bien traiter ou non les individus dont elles ont la charge. Ce positionnement apparaît en particulier dans la catégorie « attention » (par opposition à « négligence ») (*n*=39) dans laquelle aucun item relatif au fait d'être bien traité n'est cité. Cette observation nous renvoie à notre précédente remarque concernant le rôle du cadre dans les représentations des participants face au terme « maltraitance ». Nous avons en effet émis l'hypothèse que leurs positionnements – et les représentations qui en découlent – sont fortement liés au contexte d'une formation intra-muros et qu'ils auraient été certainement différents si ces mêmes personnes avaient été sollicitées en tant que citoyens tout-venant.

Contrairement à ce que nous avons relevé à propos de la faible représentation de facteurs explicatifs de maltraitance de nature interpersonnelle, il apparaît ici que la dimension communicationnelle de la bientraitance est omniprésente, tant en ce qui concerne le fait d'être bien traité que celui d'être bientraitant. Parmi les items relatifs à la première catégorie, nous pouvons notamment souligner l'importance du retour, de la reconnaissance et du sourire (*n*=6), ainsi que de la confiance mutuelle (*n*=2). Cet aspect relationnel marque plus fortement encore la seconde catégorie, dans laquelle de nombreux items concernent la communication. C'est par exemple le cas du respect (*n*=18), de l'écoute (*n*=11), de l'empathie (*n*=7), de la valorisation (*n*=5) et de la chaleur humaine (*n*=5). Cette observation nous incite à penser que le respect constitue une dimension centrale dans la représentation de la bientraitance des professionnels de notre échantillon.

En associant librement sur le terme « bientraitance », les participants semblent s'être plus positionnés comme personnes que comme que professionnels. Autrement dit, l'omniprésence de la dimension relationnelle dans les représentations de la bientraitance signifierait qu'en convoquant ces représentations, les professionnels se sont placés dans une position égalitaire, c'est-à-dire d'individu adulte à individu adulte. À l'inverse, concernant les représentations de la maltraitance, nous assistons à la confrontation de deux rôles : celui du professionnel, tout-puissant dans l'aide qu'il peut apporter ou non, et celui de la personne âgée, par définition dépendante. Ce positionnement s'observe notamment dans le fait que la plupart des facteurs explicatifs individuels de maltraitance concernent le professionnel (par exemple : stress et surmenage (*n*=8), manque de formation (*n*=4), routine (*n*=4), etc.), alors qu'une minorité d'entre eux sont relatifs à la personne âgée (handicap, maladie, dépendance (*n*=4), solitude, agressivité, etc.). Ces données montrent, d'une part, que ces deux représentations occasionnent des positionnements différents et, d'autre part, que la bientraitance ne constitue pas simplement le contraire de la maltraitance – c'est-à-dire l'absence de maltraitance –, mais qu'elle nécessite et mobilise de nombreuses compétences relationnelles.

Un certain nombre d'items associés au terme « bientraitance » renvoient non pas à des actes de bientraitance, mais plutôt à des moyens ou des facteurs favorisant la bientraitance. Comme pour les facteurs explicatifs de la maltraitance, nous avons choisi de les classer en trois catégories : 1) les facteurs de bientraitance *individuels*, 2) les facteurs *interpersonnels* et 3) les facteurs *contextuels*. La première catégorie désigne les éléments liés aux individus, à leurs caractéristiques personnelles, à leur caractère et à leur vécu ; la deuxième indique des éléments en lien avec le fonctionnement de la relation entre professionnels et résidents âgés, tandis que la troisième se rapporte aux conditions contextuelles et environnementales dans lesquelles évoluent les acteurs de la situation (tableau 7-5).

Tableau 7-5. Facteurs de bientraitance (*n*=113)

Individuels (*n*=53)	Interpersonnels (*n*=32)	Contextuels (*n*=28)
Reconnaître ses limites, se remettre en question, reconnaître ses propres émotions, savoir séparer vie privée et vie professionnelle, prendre de la distance par rapport à son travail, relativiser (12)	Poser des questions, parler avec les personnes concernées, faire *avec* elles, se souvenir qu'il s'agit de personnes adultes et responsables, laisser la personne seule avec le médecin (8)	Communication, discussion en équipe, en interdisciplinarité, avec familles, avec résidents (8)
Déléguer, passer le relais, aller moins souvent, solliciter un collègue et faire à deux (8)	Dialogue, discuter, écouter, expliquer, négocier (5)	Cohérence des attitudes entre professionnels, cadre de référence commun, concertation (7)
Aller voir, visites régulières, observer (5)	Communication, gestuelle, façon de parler (ton, vocabulaire), s'asseoir pour montrer qu'on est disponible pour la personne (5)	Se sentir une équipe, s'entraider, relais (3)
Évaluer la situation et le degré de danger, décrypter la demande, creuser (5)	Calmer, présenter les choses positivement, (r)établir la confiance, rester professionnel (4)	Supervision, faire appel à un professionnel extérieur (2)
S'adapter, individualiser les soins (4)	Dire merci, sourire (2)	Rappeler le sens de la mission de chacun, valoriser toutes les professions (2)
Bien connaître les personnes (habitudes, attentes, histoire de vie) (3)	Rassurer (2)	Clarifier les responsabilités
Formation (2)	En parler pour ne pas rester seul, « dénonciation » (2)	Avoir les moyens nécessaires (effectif, économiques, etc.)
Anticiper, s'organiser (2)	Faire des becs [baisers]	Éviter les surcharges en planifiant bien le travail
Partir et revenir plus tard (2)	Attentions concrètes qui font plaisir (repas, fleurs)	Donner un délai, cadrer
Être bientraitant avec soi-même pour bien traiter les autres, se sentir soi-même bien dans sa peau (2)	Poser des limites (droits et devoirs des deux côtés)	Prendre du temps pour accueillir les familles
Prendre en compte la dimension relationnelle de la situation, remettre les choses dans leur contexte => complexité (2)	Discuter avec un supérieur	Directives anticipées
Respecter autant que possible les désirs de la personne		
Voir aussi les moments où ça va bien		
Prendre le temps		
Accepter la différence		
Aimer ce qu'on fait		
Imaginer que ce sont ses propres parents		

De manière générale, les facteurs de bientraitance (*n*=113) sont un peu plus fréquemment cités par les professionnels que les facteurs de maltraitance (*n*=102). Cette légère différence peut être due au fait qu'il est plus facile d'évoquer des éléments liés à la bientraitance ; ils sont plus positifs, moins menaçants et plus valorisants. Il est également possible que, face à leur attente de pistes de solution concrètes, nous ayons indirectement[1] incité les participants à identifier et à rendre visibles les ressources dont ils disposent.

Comme nous l'avons observé dans une moindre mesure pour les facteurs individuels de maltraitance (*n*=47), les facteurs *individuels* de bientraitance apparaissent comme les plus largement représentés (*n*=53). En revanche, les facteurs *interpersonnels* (*n*=33) sont beaucoup plus cités qu'ils ne l'étaient concernant la maltraitance (*n*=11). Les facteurs *contextuels* (*n*=28), quant à eux, sont les moins présents. Ces résultats reflètent à notre sens la propension que nous avons à expliquer par des qualités ou des agissements personnels les phénomènes qui nous valorisent et à attribuer ceux qui nous remettent en question ou nous menacent à des causes extérieures.

Plus spécifiquement, la question de la reconnaissance de ses limites et de la prise de distance (*n*=12), la capacité de solliciter de l'aide (*n*=8), ainsi que l'évaluation de la situation (*n*=5) apparaissent comme centrales dans la représentation que les professionnels ont des facteurs *individuels* de bientraitance. Du point de vue de la prévention, ces résultats nous paraissent extrêmement positifs, car ils indiquent que les professionnels ont conscience qu'il est dangereux de vouloir gérer seul des situations trop lourdes et qu'il est nécessaire de rester à l'écoute de son ressenti. Nous pouvons bien sûr nous demander si, dans les faits, ils appliquent ces stratégies ou si ces pistes restent essentiellement théoriques. Il serait certainement instructif de comparer ces représentations avec la manière dont les professionnels décrivent les stratégies qu'ils mobilisent face à une situation difficile (par exemple matérialisée sous la forme d'un dessin ou d'une photographie) ou avec des observations de terrain.

Concernant les facteurs *interpersonnels*, les dimensions de la communication et des messages donnés sur la nature de la relation (métacommunication) apparaissent comme fondamentales. Elles s'expriment notamment à travers les items suivants : traiter la personne comme un adulte en s'adressant directement à elle et en faisant les choses *avec* elle (n=8) (par opposition à faire *pour* elle) ; discuter, négocier et expliquer (*n*=5) (par

1. Notamment par des signes non verbaux (sourire, ton interrogatif, « hum hum » insistants, etc.).

opposition à imposer sans explication) ; et communication non verbale (positionnement du corps, ton de la voix, etc.) (*n*=5). Là aussi, du point de vue préventif, il est réjouissant de constater que les professionnels ont conscience de l'importance de la communication et des messages qu'ils véhiculent de manière indirecte. Nous pouvons toutefois nous interroger sur la véritable mobilisation de ces représentations dans des situations de contraintes ou de stress.

Finalement, par rapport aux facteurs *contextuels*, la présence de conditions permettant la discussion au sein de l'équipe et avec les acteurs concernés (*n*=8) ainsi que la cohérence entre les attitudes des professionnels (*n*=7) apparaissent comme déterminantes. Nous ne savons toutefois pas s'il s'agit de conditions idéales ou de la réalité vécue par les participants.

Quelles indications pour la prévention ?

Pour les représentations du terme « maltraitance », nous avons relevé que les associations des professionnels renvoient à deux groupes de contenus : les actes de maltraitance (*n*=156), et les facteurs explicatifs de cette maltraitance (*n*=102).

• Les maltraitances psychologiques (*n*=57) et les négligences (*n*=30) constituent les deux catégories les plus fréquemment nommées. La maltraitance financière n'est en revanche que très peu citée (*n*=2), de même que la violation des droits des personnes âgées (*n*=4).

Du point de vue de la prévention, ces résultats indiquent la nécessité de mettre l'accent sur les maltraitances psychologiques et les négligences lors d'actions de formation et d'information. Il est par ailleurs intéressant de constater que la maltraitance physique est relativement peu mentionnée (*n*=19), contrairement aux représentations généralement véhiculées par les médias. Nous pouvons penser que ce résultat serait différent chez des individus tout-venant, c'est-à-dire appartenant au grand public. Ces données montrent l'intérêt de saisir les représentations spécifiques de chaque groupe de population, afin d'affiner autant que possible les mesures de prévention qui lui sont destinées.

• Les items se rapportant à des facteurs explicatifs (*n*=102) sont environ aux deux tiers aussi nombreux que ceux relatifs à des actes de maltraitance (*n*=156). Il est vrai que les professionnels de notre échantillon possèdent déjà de nombreuses « théories » sur les mécanismes menant à des situations de maltraitance. Le contenu de la plupart de ces associations est d'ordre individuel (*n*=47) ou contextuel (*n*=44), mais relativement peu souvent de nature interpersonnelle (*n*=11). Ces observations indiquent à notre avis que les professionnels considèrent que la maltraitance constitue avant tout une affaire de personnes (c'est-à-dire d'aidants surmenés, fatigués, mal formés), conduites à déraper sous la pression de facteurs environnementaux (sous-dotation en personnel, surcharge de travail, manque d'encadrement, attitude des médecins). Étonnamment, la personne âgée semble jouer peu de rôle dans ce processus.

La dimension relationnelle de ces mécanismes est également presque entièrement passée sous silence. Ce constat nous interroge particulièrement : il reflète à notre sens une conception relativement linéaire et dichotomique de la maltraitance. Dans une perspective de prévention, nous estimons qu'il est indispensable d'insister sur la dimension interactionnelle de ce processus, afin d'amener les professionnels à prendre conscience de ces enjeux. Une telle démarche peut également les aider à identifier les stratégies et les ressources dont ils disposent pour ne pas alimenter des phénomènes d'engrenage et d'escalade. Pédagogiquement, cet objectif peut être atteint par le recours à des jeux de rôles et à des analyses de situations, notamment.

Au niveau des représentations du terme « bientraitance », deux groupes d'associations apparaissent : les actes ou attitudes de bientraitance (*n*=124), et les facteurs de bientraitance (*n*=113).

• Tout comme pour les items relatifs à des actes de maltraitance, les catégories « psychologique » (*n*=58) et « attention aux besoins de l'autre (par opposition à négligence) » (*n*=39) sont les plus représentées. La dimension financière est en revanche presque absente (*n*=1), alors que celle des droits est un peu plus fréquemment nommée (*n*=10). Les aspects physiques de la bientraitance sont étonnamment peu mentionnés (*n*=5). Cette dimension est-elle moins valorisée par les professionnels ?

Il est également intéressant de constater que les items relatifs au fait d'être bientraitant (*n*=98) sont bien plus nombreux que ceux qui se rapportent au fait d'être bien traité (*n*=26). Nous pensons que cet écart s'explique par le fait que les participants se sont positionnés en fonction de leur rôle professionnel plutôt que comme individus – et ont donc convoqué des représentations spécifiques. Ce constat reflète leur conception de la relation qui les lie aux résidents âgés : celle d'une relation d'aide, par définition asymétrique, qui laisse peu de place à la réciprocité.

Ce positionnement expliquerait pourquoi la dimension relationnelle de la maltraitance n'apparaît que peu dans les représentations des professionnels. Cette observation fournit également des indications sur leur perception des responsabilités respectives dans le phénomène de la maltraitance, qui rejoint par là la représentation souvent dominante d'une pauvre personne âgée face à un soignant tout-puissant.

Cette remarque nous amène à considérer qu'il serait judicieux de mener des actions préventives rassemblant des personnes âgées et des aidants, afin de travailler sur la notion de réciprocité. Cette démarche pourrait être menée à travers des ateliers-débats, des « cafés-bientraitance » ou des forums ouverts par exemple. Il serait également constructif de l'intégrer dans les formations initiales et continues des filières de la santé, du travail social, de la psychologie, etc.

• Contrairement à ce que nous avons observé concernant les facteurs explicatifs de la maltraitance, la dimension interpersonnelle des facteurs de bientraitance est relativement fréquemment nommée (*n*=32). Les facteurs individuels sont clairement les plus cités (*n*=53) et concernent exclusivement les aidants. Les facteurs contextuels (*n*=28), quant à eux, sont nettement moins mentionnés, contrairement à ce que nous avons noté concernant la maltraitance.

Ces résultats nous font postuler que les professionnels se conçoivent comme initiateurs de la bientraitance, même si cette bientraitance se matérialise ensuite dans le cadre d'une relation interpersonnelle dans laquelle la personne âgée joue également un rôle. À nouveau, la place de la réciprocité dans la relation nous semble être à questionner. Mais les professionnels se sont peut-être plus positionnés ici en tant qu'individus que face au terme « maltraitance ». Selon nous, cette réaction se comprend en regard du fait que parler de bientraitance est plus valorisant pour eux et les met moins en danger : ils mettent donc plus en avant leurs qualités et leurs ressources personnelles. Face à la notion de maltraitance, il est certainement plus confortable de s'effacer derrière un rôle professionnel et des contraintes contextuelles. Une telle stratégie s'apparenterait alors à un mécanisme de défense.

Du point de vue de la prévention, ces données soulignent la nécessité de reconnaître et de valoriser les compétences et la volonté de bientraitance des aidants, et ce dans toutes les actions de prévention. Cette démarche nous semble indispensable pour créer une relation de confiance propice au dialogue, ainsi que des conditions favorisant le questionnement et l'analyse des pratiques. Cette remarque s'applique autant aux actions de formation et d'information qu'aux mesures d'intervention. Elle rejoint par ailleurs les conclusions tirées de nos expériences de terrain dans le domaine de la prévention.

Conclusion

La maltraitance et la bientraitance des personnes âgées suscitent de nombreuses représentations chez les professionnels d'établissements médico-sociaux. D'un point de vue préventif, la faible apparition des aspects financiers et liés aux droits – autant en ce qui concerne les actes de maltraitance que les attitudes bientraitantes – donne des indications essentielles quant aux messages prioritaires à transmettre lors d'actions de sensibilisation. De même, la relative absence de la dimension relationnelle parmi les facteurs explicatifs de la maltraitance nous interroge quant à la place et à la responsabilité des différents partenaires dans ce type de relation. Nous pensons que ces résultats soulignent la nécessité d'aborder cette problématique en termes de processus, afin de rendre plus visibles les cercles vicieux qui se développent dans certaines situations, mais aussi de valoriser les cercles vertueux qui peuvent être initiés par la mobilisation des ressources et compétences. Cette approche permet à notre sens de lutter contre les sentiments d'impuissance souvent à l'origine de la violence et de favoriser le développement d'une position d'acteur chez les professionnels, tout en évitant les pièges du jugement et de la stigmatisation.

RÉFÉRENCES

Abric, J.-C. (1987), *Coopération, compétition et représentations sociales*, Cousset, Del Val.

Abric, J.-C. (1989), « L'étude expérimentale des représentations sociales », in D. Jodelet, dir., *Les Représentations sociales*, Paris, PUF, p. 205-223.

Abric, J.-C. et Moscovici, S., dir., (1988), *Psychologie sociale*, Paris, PUF.

Barras, C. (2005), « Les Violences vertueuses », in H. Desmet et J.-P. Pourtois, dir., *Culture et bientraitance*, Bruxelles, De Boeck, p. 157-172.

Baker, A.A. (1975), « Granny-battering », *Modern Geriatrics*, n° 5, p. 20-24.

Burston, G.R. (1975), « Granny battering », *British Medical Journal*, n° 3, p. 592.

Cario, R. (2003), Victimisation des aîné(e)s et aide aux victimes. In Institut national d'aide aux victimes et de Médiation (INAVEM), dir., *La Victimisation des aîné(e)s. Négligences et maltraitances à l'égard des personnes âgées*, Paris, L'Harmattan, p. 22-45.

Conseil de l'Europe (1987), *La Violence au sein de la famille. Mesures dans le domaine social*, Actes du colloque, Strasbourg.

Cyrulnik, B. (2005), « La Bientraitance contextualisée », in H. Desmet et J.-P. Pourtois, dir., *Culture et bientraitance*, Bruxelles, De Boeck, p. 25-36.

De Rosa, V.M.P. et Thériault, J.-Y., dir. (1988), *Développement, coopération et intervention sociale : discours et pratiques*, Ottawa, Les Presses de l'Université d'Ottawa.

Desmet, H. et Pourtois, J.-P., dir. (2005), *Culture et bientraitance*, Bruxelles, De Boeck.

Moscovici, S. (1961), *La Psychanalyse, son image et son public*, Paris, PUF.

Moscovici, S. (1976), *Social influence and social change*, Londres, Academic Press.

Moscovici, S. et Hewstone, M. (1984), « De la science au sens commun », in S. Moscovici, dir., *Psychologie sociale*, Paris, PUF.

Organisation des Nations Unies (2002), *Abuse of older persons*, ONU.

Organisation mondiale de la santé (2002), *Rapport sur la violence et la santé*, Genève, OMS.

Roulet, D. (2002), *Comprendre la maltraitance des personnes âgées pour mieux la prévenir*, Actualités psychologiques, Cahiers de l'Institut de Psychologie, 3, Université de Lausanne.

Roulet, D. (2004a), *Prévention de la maltraitance des personnes âgées. Recherche-action réalisée dans quelques établissements médico-sociaux vaudois*. Unité de recherche et d'intervention en gérontologie (UNIGER), Université de Lausanne. Rapport remis au Service de la santé publique en mars 2004. (disponible en version pdf sur www.uniger.ch).

Roulet, D. (2004b), « Processus de la maltraitance des personnes âgées et communication : quelles pistes pour la prévention ? Du côté des jeunes chercheurs », *Actualités Psychologiques*, 17, Université de Lausanne.

Roulet Schwab, D. (thèse de doctorat en psychologie en cours), *Processus de maltraitance des personnes âgées : entre facteurs de risque et ressources, quelle prévention ? Analyse systémique de situations d'aide et de soins à domicile à risque d'épuisement et de dérapages*, thèse réalisée sous la direction d'Eliane Christen-Gueissaz, Université de Lausanne.

Sabatier, C. (2005), « La Socialisation familiale dans une perspective interculturelle », in H. Desmet et J.-P. Pourtois, dir., *Culture et bientraitance*, Bruxelles, De Boeck, p. 37-60.

Conclusion

Comment conclure sans réduire la complexité des questionnements développés jusqu'ici sur ce qui contribue ou fait obstacle au sentiment de bien-être des personnes âgées accueillies en milieu d'hébergement collectif ? Plutôt que de résumer les contenus des différents chapitres, nous préférons pointer un processus qui nous paraît fédérer bien des thèmes de réflexion sur l'optimisation de l'accompagnement. Il s'agit du *processus de réappropriation*[1] ; dynamique par essence, ce processus n'est jamais vraiment achevé et nous paraît porteur de sens même pour des résidents qui vivent depuis plusieurs années en institution.

Dans cet ouvrage, il a souvent été question du passage du domicile à l'institution, des ruptures majeures qu'il implique, de ses répercussions identitaires pour la personne âgée. Le cumul des pertes que cette transition symbolise et constitue concrètement représente une désappropriation sur bien des plans : temporels, spatiaux, sociaux et psychologiques. Ainsi, les réflexions et les observations des auteurs peuvent être interprétées comme des propositions théoriques et pragmatiques pour soutenir la personne âgée dans ses efforts pour se familiariser cognitivement, affectivement, socialement avec des pans d'une réalité quotidienne inédite, rarement choisie. Ce processus de réappropriation prend du temps et passe nécessairement par un travail de deuil, qui en suit d'autres (la personne âgée a déjà été confrontée à une dégradation progressive de sa santé, souvent à la perte de son conjoint, etc.).

Dans ses aléas et ses potentialités, ce processus[2] peut donc se lire en écho des ruptures inhérentes au changement de vie de la personne âgée devant intégrer un milieu d'hébergement collectif. Il se décline en plusieurs dimensions, étroitement intriquées :

- réappropriation temporelle : par exemple, d'un nouveau rythme, d'une organisation différente de la journée, de nouvelles (in)activités, et plus

1. Nous préférons le terme de « réappropriation » à celui d'« appropriation », dans le sens où ce processus succède à une « désappropriation ».
2. Nous postulons que le résident atteint d'une démence sénile (maladie d'Alzheimer ou autre pathologie affectant l'état de conscience) s'inscrit aussi dans ce processus de réappropriation, même si c'est dans des modalités infimes, exprimées dans la confusion ou exclusivement par un comportement non verbal.

profondément d'une dernière étape de vie, dont l'avènement est signifié par l'entrée en institution ;
- réappropriation spatiale au sens large : d'un nouvel environnement à la fois géographique et physique, d'un nouvel environnement social et d'un nouvel espace privé ;
- enfin, réappropriation de soi : adaptation à une confrontation plus vive à sa propre mort, transformation de l'image de soi, etc.

Nous allons repérer quelques exemples de ce processus de réappropriation. Nous espérons que les accompagnants de résidents âgés poursuivront la réflexion et développeront de nouvelles pistes pour des applications pratiques.

Dans le premier chapitre, Sophie Besson évoque l'importance de l'activité comme réalisation à la fois temporelle, en tant qu'élan vers l'avenir, et spatiale, en tant que possibilité d'« expansion » de l'être. Dans le sens plus restreint qui nous occupe ici, nous pouvons interpréter l'activité comme un moyen de rendre siens le temps et l'espace. Ainsi, dans la situation de Mme A. présentée par Sophie Besson, le plaisir propre à l'autodétermination et à la liberté liées à la marche à l'aide d'un déambulateur (stratégie préférée à la dépendance liée à la chaise roulante) témoigne d'une réappropriation spatiotemporelle, qui contribue au sentiment de bien-être de l'intéressée. Une répercussion positive sur son image d'elle-même en découle : se montrer aux autres et à soi comme maître de ses déplacements change la donne.

L'état de conscience particulier lié au plein engagement dans l'activité (le *flow*) engendre également un sentiment d'épanouissement personnel et de réalisation de soi (Brigitte Zellner Keller, chapitre 6). Dans l'activité langagière, le plaisir de s'exprimer, de communiquer – mais aussi de rester maître (propriétaire) de son discours[1] entendu comme parole en acte (qui se déroule dans le temps et se réalise dans un contexte spatial d'interaction) – participe au sentiment de bien-être du locuteur. En prolongement de ces observations, une réflexion sur le décalage entre rythme des résidents âgés et rythme des professionnels serait porteuse d'enseignement. Bien des professionnels (ou des proches) sont déjà conscients de ce décalage, mais – « chassons le naturel, il revient au galop » – une attitude d'écoute patiente et respectueuse du rythme de l'autre demande un effort chaque jour renouvelé. La réappropriation de l'espace et du

1. Sans être interrompu, « aidé » par un interlocuteur trop pressé, par exemple dans une interaction entre une personne âgée et un accompagnant plus jeune.

temps de parole, l'investissement possible dans une interaction porteuse de sens (à la fois social et psychologique) est à ce prix.

Olivier Schnegg (chapitre 4) tout comme Évelyne Singy (chapitre 5) donnent, eux, de l'importance à la reconnaissance du rôle des proches et du lien entre eux et le résident pour faciliter l'adaptation de ce dernier à sa nouvelle étape de vie. Cette reconnaissance est essentielle à plusieurs points de vue, mais en tous les cas elle facilite la fonction médiatrice des proches dans le travail de réappropriation du résident. Plus largement, toutes les mesures qui visent à préserver une continuité d'espace-temps physique et psychosocial entre la vie d'avant (à domicile) et la vie présente (en institution) limitent le sentiment de perte et favorisent le transfert d'investissement affectif et symbolique sur de nouveaux objets, de nouvelles relations, dans le « ici et maintenant ».

Sylvie Freudiger (chapitre 2) analyse l'importance de l'espace privé ; elle s'attache en outre à la signification de l'« habiter », qui dépasse les aspects matériel et fonctionnel du logement. Habiter un lieu, c'est l'investir physiquement, mais aussi intellectuellement, affectivement, socialement ; en d'autres termes, c'est en devenir symboliquement le « propriétaire ». Ce lieu fonctionne dès lors comme un prolongement de soi, un étayage identitaire au même titre que d'autres objets investis de manière privilégiée.

Le processus de réappropriation renvoie à la question du contrôle et aux différentes modalités de réalisation du sentiment d'identité (Éliane Christen-Gueissaz, chapitre 3). L'absence de contrôle (ou le sentiment d'absence de contrôle), la perturbation prolongée du sentiment d'identité dans ses multiples dimensions sont à la fois signe et source de l'échec du processus de réappropriation. La perte de l'estime de soi, du sens et de l'envie de vivre est à la clé. Nous en avons un malheureux exemple chez la résidente citée en exergue dudit chapitre ; ses propos témoignent d'une désappropriation maximale, même le « Je » a disparu : *« On demande rien quand on voit qu'on est insignifiant. On dit plus rien. »*

Comment les professionnels (ou les proches) peuvent-ils contribuer à éviter une situation aussi dramatique, comment peuvent-ils aider le résident âgé à progresser dans une démarche de réappropriation, indispensable à son sentiment d'identité et à son bien-être ? Il est souvent question de telles modalités d'accompagnement dans cet ouvrage, que ce soit implicitement ou explicitement, mais Delphine Roulet Schwab (chapitre 7) s'est intéressée plus précisément aux représentations des professionnels : comment décrivent-ils, pensent-ils, interprètent-ils la maltraitance et la bientraitance ? Plus spécifiquement, que disent-ils des attitudes qui empêchent le résident d'être acteur dans la situation, donc de se réapproprier une parcelle de pouvoir et de contrôle ? Leurs expressions sont les suivantes : *« abus de pouvoir »*, *« imposer »*, *« obliger »*, *« dominer »*, etc. Quant à leurs représentations de la bientraitance relatives à la facilitation du processus de réappropriation du résident âgé, elles se traduisent par : *« être à l'écoute »*, *« prendre le temps »*, *« patience »*, *« disponibilité »*, *« s'adapter aux habitudes de la personne, à son rythme »* ; ou *« informer »*, *« décider avec la personne concernée »*, *« établir un projet avec la personne »*.

Dans les chapitres 4 et 5, d'autres signes nous viennent des professionnels quant à leur souci d'accompagner le résident dans ses efforts de réappropriation. Ainsi, par exemple, la reconnaissance des habitudes et de la culture professionnelles d'un ancien pasteur ou d'une ancienne gérante de vestiaire chez Évelyne Singy, ou tout le soin apporté à l'organisation et aux contenus de l'entretien d'accueil chez Olivier Schnegg.

Comme annoncé plus haut, nous ne souhaitions pas réduire la richesse et l'ouverture de la réflexion des auteurs de cet ouvrage, mais plutôt nous en inspirer pour prolonger le questionnement. Ce bref essai sur le processus de réappropriation montre qu'il s'agit d'un vecteur essentiel de compréhension du résident âgé, des enjeux identitaires et de sens de son adaptation à la vie en institution, donc des facteurs favorables à son sentiment de bien-être. Ce processus résulte d'un travail psychique de deuil et de réinvestissements cognitifs, affectifs, voire spirituels. Il relève d'une élaboration subjective, mais il est largement facilité ou entravé par le contexte, d'autant plus dans une situation de dépendance au quotidien à l'égard des soignants. Ainsi, au-delà des réponses professionnelles et institutionnelles sécuritaires et socio-sanitaires aux besoins des résidents âgés, il apparaît essentiel que les accompagnants favorisent et soutiennent leur processus de réappropriation, « voie royale » pour accéder à un sentiment de bien-être.

Les auteurs

Sophie Besson, psychologue diplômée, est conseillère aux études à la Faculté des sciences sociales et politiques, Université de Lausanne, et doctorante à l'Institut de Psychologie, dans la même Faculté.

Éliane Christen-Gueissaz est professeure de gérontologie psychosociale à l'Institut de Psychologie, Faculté des sciences sociales et politiques, Université de Lausanne. Elle a par ailleurs une expérience de formatrice et d'intervenante auprès d'équipes de professionnels des milieux médico-sociaux (soins à domicile et établissements médico-sociaux).

Sylvie Freudiger, psychologue diplômée, est assistante à l'Institut de Psychologie (gérontologie psychosociale), Faculté des sciences sociales et politiques, Université de Lausanne. Elle est également animatrice de groupes d'analyse des pratiques professionnelles en établissement médico-social (EMS), et intervenante-formatrice (formation d'accompagnateur en psychiatrie de l'âge avancé).

Delphine Roulet Schwab, psychologue, diplômée en psychosociologie clinique et doctorante en psychologie, est professeure à la Haute École de la Santé La Source, Lausanne.

Olivier Schnegg, détenteur d'un diplôme supérieur en travail social et d'un master en soins palliatifs et certificat d'études supérieures spécialisées en psychologie du vieillissement, est directeur de la maison de retraite Home Salem, Fondation Eben-Hézer, Saint-Légier (Suisse) (jusqu'à fin janvier 2008).

Évelyne Singy est infirmière-chef de coordination, et responsable des ressources humaines à la Fondation La Venoge, Penthalaz (Suisse).

Brigitte Zellner Keller, docteur ès Lettres, est psycholinguiste, maître-assistante à l'Institut de Psychologie (gérontologie psychosociale), Faculté des sciences sociales et politiques, Université de Lausanne, et travaille en formation continue en stratégies cognitives et comportementales de la relation thérapeutique.

louisjean
IMPRIMEUR

59, Av. Émile Didier
05003 Gap Cedex
Tél. 04 92 53 17 00
Dépôt légal : 304
Novembre 2010
Imprimé en France

IMPRIM'VERT
2010

Toutes les encres et les vernis utilisés sont certifiés d'origine végétale.
Les eaux de mouillage des machines, les plaques, les produits
de développement et les chutes de papier sont recyclés.

Imprimerie certifiée IMPRIM'VERT.